U0275580

上海辭書出版社圖書館藏中醫稿抄本叢刊

段逸山◎主編

第二册

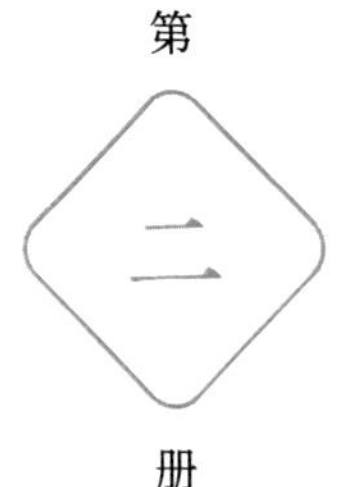

吴氏彙纂

傷寒雜記

上海辭書出版社

吴氏彙纂

吴氏彙纂

《吴氏彙纂》不分卷，清謄清稿本，二册。清吴菊友著。吴氏號谷甕子，清乾隆年間人，生平不詳。檢安徽望江縣城北四十五里許毛安嶺下有吴氏宗祠（今祠已不存），大殿上有題爲吴菊友所作對聯兩副，或即是其人。是書有吴氏乾隆四十六年（一七八一）所作自序一篇，有目録，無跋。據其序，可知此書著成時間，另可知吴氏雖非醫者，而『濟世之心殷殷欲動』，故『録《彙纂》一册，以啓愚盲』。是書原封面闕損，高二十八點二厘米、寬十七點二厘米。所用稿紙版心署『錦帶草堂』，版框高二十點四厘米、寬十四厘米，左右雙邊，白口，雙魚尾，每半葉十行。抄寫字迹工整，偶有朱批。據卷端『菊友谷甕子手訂』字樣，或可判定爲吴氏著成後的謄清稿本。書中『弦』『眩』缺筆，『玄參』作『元參』。是書迭經多人收藏，流傳有緒，除扉頁『新安茉楣氏藏』題款外，尚有收藏者所鈐『王氏穎秋』『蕉雨軒藏書印』『夢華館主人印』『中華書局圖書館藏書』等藏書印，以及『繞屋梅花』『覗此奇物遺我情』等閑章。惜茉楣氏、王穎秋等均無考，而以『蕉雨軒』名室者甚多，亦無法判定所屬。『夢華館主人印』或是清末錢塘藏書名家何元錫所留。何氏（一七六六—一八二九），字敬祉，號夢華，又號蜨隱。藏書八萬卷，多善本，藏書處即名夢華館。

此書第一部分爲『醫藥總要』；第二部分是『内科』疾病的論述，分『風證』『寒證』『暑證』『濕證』『燥證』『火證』『鬱證』；第三部分是『幼科』；第四部分是『女科』；第五部分是『外證（外科）』；第六部分是『藥性考』。詳是書内容，按病證分爲一百多個專題，每證下輯録醫論及治療醫方等，共載醫方四百餘首，内容十分豐富。具體説來，該書雖可謂『大成』，但由儒生編成，于醫學理論有發揮處并不多，而是更偏于入門性質，其前半部分均爲醫學基礎知識和辨證方法概述，如『骨脉連貫』『經脉起終』『十二時氣血流注』『人中名義』『五運』『六氣』『南北政』『七診』『九候』『四時脉』等。内容多是由其他醫書中抄來，也有部分來源于醫書之外的著作，如『骨脉連貫』即來源于《洗冤録・驗骨》。後半部分具體論述『虚證』『目證』『耳證』『眩暈』『中風』『痢證』等八十八種病證的病因病機、症候主治和治則方藥等。以『火證』爲例，是書從五臟火、骨蒸、狂、癇、煩、躁、無名火等歸納火證的主要症狀，論述産生此類症狀的原因，不過其後僅列『清火湯』一方，療『一切火』，方後附藥物加減原則等。

是書所載内容完備，論述清晰，簡明扼要，雖不能比肩于李梴《醫學入門》、程鍾齡《醫學心悟》等醫學著作，但亦不失爲一部重要的梯徑之作。作者吴菊友心懷濟世，在自序中痛斥庸醫害人性命，謂『本係不死之證，招庸醫以戕賊之，致藥益進則病益深』，故而編録是書，以啓愚蒙，以授後學，其心尤貴。

（于業禮）

目録

新安茶楣氏藏

序

為人子者不可以不知醫然不窮經無以參精微之蘊守成書未由徹神妙之方自在神而明之方不愧乎明醫蓋自羲軒傳醫者卒不能以無死可知死生有命非人力所能矯強也第以平日六氣所感受病難以遽痊必辨其所感何氣入於何臟何腑明其經絡而望聞問切設方療之而可愈若證犯不治而欲藉醫以挽回造化恐羲軒再世亦謝不敏矣所可惜者本係不死之證招庸醫以戕賊之致藥益進而病益深送往泉路醫者飄然而逝若為漠不相關為可痛余本不敢為醫而濟世之心殷殷欲動錄采纂一冊以啟愚蒙俾得稍濟生靈亦余心

之素願也於是乎書

時

乾隆四十有六年歲在辛丑仲冬月　穀旦

蜀友谷襲子書

吳氏彙纂

蜀友谷甕子手訂

醫家目錄

醫葯撮要

骨脉連貫

人身三百六十五節男子、骨白女子骨黑

天靈頭頂骨男子三叉縫女子十字縫

山角骨即頭頂兩旁稜骨

睛明骨即眼眶骨

鼻梁骨

唇口

玉堂即上含在口內上腭其竅即頏顙

囟門骨頂骨跳動處

凌雲左天賢、正中、額骨及右天貴穴兩眉上、骨

面頰骨

中血堂鼻內頞下脆骨空虛處

扶桑骨兩額角旁近太陽肉內凹處

地閣骨兩牙車相交之骨即下頦、巴骨

中華書局圖書館藏書

耳蔽 即耳門

玉梁骨 即耳門骨

頰車骨 即下牙床骨

壽台骨 在耳後接耳之玉樓骨

髃子骨 橫卧兩肩前缺盆外

脇骨 脇下小肋骨名季脇

蔽心骨

背脊骨 一條居中共廿一節

尻骨 各四孔末節名尾閭

臑骨 肩下肘上之骨

耳郭 即耳[illegible]

兩鉤骨 名曲頰即上頰之合鉗

後山骨 即頭後枕骨

天柱骨 頭後頸骨第三節

胸骨

岐骨

鳬骨 即胸下邊脇

腰骨 在脊骨十四十五十六椎閒

髃骨 肩胛骨臼端之上棱骨也

肘骨 交接處名鵝鼻骨

臂骨自肘至腕有正輔二根在下形長大連肘尖

五指骨即錘骨

髁骨即胯骨髖骨

髀骨即大揵骨接大腿骨

小腿骨骨二根即胻骨臁脛骨

跗骨即足趺足背骨腳面

足後跟骨

牙有廿四廿八三十二三十六

心骨一片如錢大

肩井及左右飯匙骨各一片

掌骨即腕骨壅骨虎骨大小六枚其上並接臂輔

竹節骨即各指次節

環跳即髀樞又名机

膝蓋骨即連骸名臏骨

踝骨即胻骨在內名內踝俗名合骨在外名外踝名核骨

足趾骨即次趾骨核骨竅骨

髑髏骨男子自項及耳腦後共八片婦人只有六片

胸前骨三條

項及脊骨至腰二十四骶骨

左脇骨男八條長四條短

右脇骨婦人一邊十四條

腰骨各一

手足骨各二 股 髀骨 婦人無

足膝頭有額骨

手掌脚板各五 縫

手大拇指各二節餘並三節
脚并第五指各二節

尾蛆骨如猪腰子仰
在骨節下

二便竅各一

男子綴脊節凹兩邊有尖瓣稜角周布八竅

婦人綴脊節平直周布六竅

經脉起終

手太陽小腸經脉	起小指端
足太陽膀胱經脉	起目內眥　終足小指
手陽明大腸經脉	起次大指端　髭眉髮居
足陽明胃部經脉	上行頭鼻鬢唇　下行足大指
手少陽三焦經脉	起無名指　鬢所屬
足少陽膽部經脉	起目銳眥　終次小指　鬢所屬
手太陰肺部經脉	起中焦　終大指端
足太陰脾部經脉	起足大指端　上行走腹
手少陰心部經脉	起心中　終小指端

氣血流注時

足少陰腎部經脉　起足小指繫所屬
手厥陰心包經脉　起胸中　絡中指
足厥陰肝部經脉　起足大指叢毛之際

十二時氣血流注

丑時注肝原由於肺始於中焦　寅時注肺　卯時注大腸　辰時注胃
巳時注脾　午時注心　未時注小腸　申時注膀胱
酉時注腎　戌時注心包　亥時注三焦　子時注胆
逢其時候脉失其部當有种病在其經
三陽胆為一陽胃為弍陽結則為消　胱為三陽萬陽
三陰肝為一陰腎為二陰　脾為三陰為水　一陰一陽肝胆結為喉痹

人中名義

鼻準以下為人中。分陰陽竅之界。上皆兩竅。下皆一竅。應膀胱子戶。又上為天庭。下為地角。中為人中。以配三才。

五運

甲己歲土運。喜溫煖

乙庚歲金運。喜清平

丙辛歲水運。喜熱

丁壬歲木運。怕燥喜和

戊癸歲火運。喜寒涼

六氣

肝主心客氣　大寒至驚蟄末

心主脾客氣　春分至立夏末

胆經主三焦客　小滿至小暑末

脾經主大腸客　大暑至白露末

大腸主膀胱客　秋分至立冬末

膀胱主肝經客　小雪至小寒末

南北政

甲己年南政司天

子午年　兩寸不應　寅申年　左尺不應

辰戌年　右尺不應

卯酉年　兩尺不應　巳亥年　右寸不應

丑未年　左寸不應

乙庚丙辛丁壬戊癸年北政司天

子午年　兩尺不應　寅申年　右寸不應

辰戌年　左寸不應

卯酉年　兩寸不應　丑未年　右尺不應

巳亥年　五天不應

司天在泉主病　司天主上半年　在泉主下半年

子午歲　少陰心君火司天也熱淫　陽明大腸燥金在泉也燥淫

卯酉歲　陽明大腸燥金司天也燥淫　少陰心君火在泉也熱淫

寅申歲　少陽胆相火司天也火淫　厥陰肝風木在泉也風淫

巳亥歲　厥陰肝風木司天也風淫　少陽胆相火在泉也火淫

辰戌歲　太陽膀胱寒水司天也寒淫　太陰脾濕土在泉也濕淫

丑未歲　太陰脾濕土司天也濕淫　太陽膀胱寒水在泉也寒淫

臟府所司

直、行、曰、經、旁、支、曰、絡、絡有十五、十、二、經、有、絡、陰任陽督又、二、絡

而、脾、又、有、一、大、絡陰營臟陽自

午心為君主主顴額臉神明出為多氣少血

寅肺為宰輔主皮毛及右頰昇唇中治節出為多氣少血

丑肝官謀慮主左頰眉稜上下性急而動少氣多血病必犯脾

子胆主決斷清淨之府。多血少氣

戌心包主喜笑三焦為表少氣多血

辰胃巳脾識五味多氣多血多氣少血

酉腎主閉藏容精多氣少血

亥 命門主三焦元氣

卯 大腸主糟粕 多氣多血

未 小腸別水穀 少氣多血

申 膀胱藏津液 少氣多血

督 附膀胱　　任 附脾肝腎

帶 系藏附絡絡

心上膈下爲肓　　心上膈下之脂爲膏

胸膈 心脾間爲膈　　耳下垂珠爲膛

肉少爲臞 音渠　　曲脚爲膕 音國

臂節爲肘　　脊骨爲膂

腹爲肚　髀幹爲股

胃脘爲胜音皮上聲　脇脂爲膂

臂上一節爲肱　足肚爲腨音善

腰左右虛肉處爲膁音怯

五藏有腧音恕

○脚脉穴

衝陽胃脉　在脚面上五寸骨間動脉上去陷谷三寸○此脉不○衰○胃○氣○猶○在○雖○危○尚○可○生○脉○西○中○又○急○弦○急○木剋土爲賊邪死○

太谿腎脉　在脚面後兩旁圓骨上動脉陷中○此○脉○一○不○衰○腎○水○未○絶○雖○危○尚○可○生○

太衝脉肝　在足大指本節後二寸陷中　此脉女人之本不衰尚

可望生

○對藏穴

魄戶　對肺俞魄藏　　魂門　對肝俞魂藏

神堂　對心俞神藏　　意舍　對脾俞意藏

志室　對腎俞志藏

奇經八脉主病也奇零

任　起臍下四寸穴當臍中而上寸口丸丸　主疝瘕帶下

衝　起風府穴即血海如八脇以此爲本下俠臍旁而上屬肝　主氣逆裏急

督　起少腹骨中循背而行身後繫溺孔陰器　主頭重高搖

脊強癲癇并陽蹻爲病

帶　横圍於腰約束諸脉　主帶下臍痛精失

陰蹻主陰　起跟中大骨下照海穴循內踝上行身之左右陽急而癲

陽蹻主陽　起跟中膀胱經申脉穴循外踝下陷中在尾閭後二節上行身之左右陰急癲癇而瘛

陰維主裏　在頂前一寸三分起於諸陰之交由內踝上行於營

主心痛胸脇刺痛

陽維注表　在項後一寸三分起於諸陽之會由外踝上行於衛

主寒熱目眩僵仆

上海辭書出版社圖書館藏中醫稿抄本叢刊

五海

胃水穀海　腦髓海　衝血海　命門精海　丹田氣海在臍下寸五分　丹田在臍下二寸

關元在臍下三寸

七診

浮中沉上下左右七法　及獨大獨小獨寒獨熱獨遲獨疾獨陷下

九候

每部　三浮按　三中按　三沉按

脈部位

左部屬血　手為心配膻中即心包絡　三焦為表

五海　七診　九候　脈部位

衝脉關為肝配中焦膈　胆為表

太谿尺為腎配腹膀胱　下焦小腸為表

右部屬氣

寸為肺配胸中　大腸為表

關為脾配衝陽胃　中焦胃為表

太谿尺為腎配大陽腹　膀胱為表

肺為尺澤　肝為太衝　心為神門　胃為衝陽　腎為太谿　土[illegible]

絕者不治

上海辭書出版社圖書館藏中醫稿抄本叢刊

脉法不同

陽極似陰　必伏遲而重按滑數鼓指

陰極似陽　必躁疾不鼓指而身反熱

南人脉　多軟弱　强寔者先天足也

北人脉　多强實　軟弱者膏粱之體或界係南產

室女尼姑脉　多濡弱　善開懷者而有冲和

長人短人脉　下指宜疏密

性緩性急脉　四五至爲平

少壯老人脉　多大多虛　若虛細必夭促　若沉寔必期頤

醉後飲後脉　多數多洪

肥人脉　多浮洪

瘦人脉　多沉數

小兒脉　多七至　貧病帶寒　亦遲緩

虛損脉　必急數　不可涼

陰虛脉　必浮而無力　不可散　若關格異常　尤不可汗

陽虛脉　必沉緊　若陽盛　尤不可攻

伏脉不見　必痛極難開　不可補

祟脉左右不一　必乍大乍小　乍數乍遲

遲滑脉　因傷寒初退　不可溫

反關脉　移於外絡

從證不從脈

浮爲表宜汗　若浮大心下硬有熱屬藏也亟宜下

沉爲裡宜下　若少陰始病反發熱脈沉又宜微汗

促爲陽宜凉　若厥冷則係虛脫又宜溫

遲爲陰宜溫　若胃脈如此而不惡寒反濈濈汗出又宜[illegible]下

從脈不從證

表宜汗　若發熱頭痛脈反沉體疼當救裡

裡宜下　若日晡發熱胃脈浮虛又宜汗

身痛宜汗　若尺中遲宜調營汗之則耗血

結胸宜下　若脈浮大宜治表下之則死

二十八脉

浮 在皮毛

数 一息六至

虚 浮大遲耎尋按不見

短 澁小首尾俱沉中按獨得

緊 如絞索勁而有力

弦 輕虛而滑端直以長

濡 細耎只見於浮按之即空

細 指下如絲但不糢糊

促 徐疾不常時忽一止

沉 在筋骨

滑 流利如走盤珠

實 三候有力長大而堅

洪 大而滿指

緩 往來四至和勻

革 弦大而急浮取即得

弱 細小只見於沉舉則無而按始得

伏 推筋著骨乃得

結 遲滞而緩忽一止

遲 一息三至

澁 遲細而短

長 如長竿

微 似有若無

芤 浮沉俱有中按閉空

牢 沉大弦實浮中二按了不可得

散 浮亂在表中候漸空按之則絕

動 兼滑數中間突起且硬而搖

代 歇止不還久而復止

疾七八至必死

分量數

四分二里半名一銖　二十四銖名一兩　二分半名一字

一升即二合半

十劑

宣　通　補　瀉　輕　重　滑　澀　燥　濕

四時脉

春　宜微弦而長　忌輕虛而浮

夏　宜洪大而散　忌沉石而濇

四季　宜和緩　忌弦

秋　宜輕浮　忌洪大而數

冬　宜沉石而濡　忌和緩

上海辭書出版社圖書館藏中醫稿抄本叢刊

虛證

補法

○肺經脈虛大

熱傷元氣○氣短倦怠也○有火○口渴多汗○乾嗽而氣喘或咳○

脈右寸洪數或虛○

阿膠生脈散

阿膠冲烊 人參 麥冬 五味子蜜炙 天冬 杏仁去皮尖研 紫菀

粘子研炒 生甘草

氣虛舌麻○加烏藥 火○加馬兜鈴 生地 知母 鱉甲 地骨皮 熟地 貝母

水虧○加元參 龜甲 車前子

肺氣虛而虧脫血分必虧宜重補氣兼以養血

脉右寸爽關弦　左寸數關爽

參歸湯

人參　當歸酒炒　川芎　炙黃芪　加升麻三分。八珍湯可用

。心經虛小腸

心虛因思慮過度。心血不足。怔忡健忘。心口多汗。大便溏秘。以

舌生瘡。

脉左寸數而無力

天王補心丹

生地四兩酒洗　人參　元參炒　丹參炒　茯苓　桔梗　遠志肉

棗仁炒 柏子仁炒去油 天冬炒 麥冬炒 當歸酒洗 五味子炒各五錢

蜜炙各一兩 蜜丸 硃砂衣 臨臥燈心湯下

一方有甘草

一方有石菖蒲 無五味子

癇證加川連 名天王補心丸

○脾絡屬胃絡

脾絡因思慮過度 驚悸盜汗 發熱體倦 食少不眠 并不能攝血

致血妄行 及婦經帶

脈右虛弱在關或洪數

歸脾湯

人參 白朮炒土 茯神 棗仁炒 龍眼肉各二錢 炙黃芪一錢五分

當歸（酒洗） 遠志肉（各一錢） 木香 炙甘草（各五分）

加生薑 大棗

本方去白朮、木香，加茯苓、川芎、柏仁、肉桂，即養心湯。龍眼肉，加半夏麴、五味子。

脾胃虛弱，飲食不消，或吐或瀉，脾藏失所資稟，勢亦虛羸日甚。

脈右關兩弱

參苓白朮散

人參 白朮（土炒） 白茯苓 陳皮 砂仁（去衣研炒） 山藥（炒） 蓮肉（去心炒） 扁豆（炒） 苡仁（炒） 桔梗 炙甘草

末，三錢，安長棗湯或米飲下。

八仙糕 治仝上

蓮肉四兩 白茯苓 山藥（炒） 芡實（炒） 扁豆（炒） 苡仁（炒）各二兩

上海辭書出版社圖書館藏中醫稿抄本叢刊

麦芽炒一兩　砂仁炒去殻五錢　加白米 冬[illegible]子各五錢為末和白糖調服

一方有查肉無麦芽

資生丸　治仝上

製白朮炒　扁豆炒　蓮肉去心　山藥炒　麦芽炒　芡實炒　茯苓乳拌

焦查肉各一兩五錢　神麯炒　橘紅各二兩　苡仁炒三兩　人參　桔梗

藿香　炙甘草各五錢　川連姜汁炒　澤瀉炒　白蔻仁各二錢　和蜜丸每丸二錢晨姜湯下一丸

三白湯　脾虛泄瀉神方

製白朮炒　白芍炒　白茯苓　炙甘草　加生姜大棗

補中益氣湯　胃脾虛而泄瀉　脈洪大[illegible]加　方見諸證

肺脾肝氣血兩虧，時脹懶言。脈右寸關左弦，軟，右弱。

八珍湯

人參　白朮製炒　茯苓　熟地砂仁拌炒　當歸土炒　白芍酒炒　川芎

炙甘草　加生姜、大棗

六味地黃湯　肝腎真陰虧損，精血枯竭，自汗盜汗，耳鳴聾，失血失音，喉痛牙疼，方見失音、消渴。脈左關兩尺虛軟。

尺弱加附子、肉桂。　尺旺加川柏、知母。

脾腎虛脹加製附子、肉桂、牛膝酒浸、車前子炒。

滋腎丸　見便閉

目昏去桂。　膀胱虛熱，尚用川柏。

上海辭書出版社圖書館藏中醫稿抄本叢刊

尺脈洪大。加熟地 龜甲

腎經氣虛弱羸瘦。夢遺泄精。目視不明。陽脫見鬼。陰脫目盲。精極之證。

脈兩尺數矣

龜鹿二仙膏

鹿角十斤鋸淺 桑火熬膏 龜版五斤製 仝上 枸杞子二斤 人參三兩 和入上藥 熬膏

每晨酒服三錢

脾胃虛弱而成鼓脹。 脈右關矣。

中滿分消湯

人參 吳茱萸泡 茯苓 益智仁炒研 青皮醋炒 澤瀉

胃經虛而氣滯壅膈。 脈右關矣澀。

寬中解結湯

人參　藿梗　白蔻仁炒研　橘紅　檳榔切　枳實炒　伏姜皮

白蒺藜炒　代赭石醋煅　杏仁去皮尖炒

加枇杷葉　節沖　糖餳餅　甘采汁

目證

目為血氣之宗。心生血，靜而主神，其脉挾目系、胞絡，皆為瞳子。相火代心行令，主百脉而榮於目，神光虛則必昏暗。為主。肝為目之主而開竅於目，主風，能觸火而目亦病。為之運動其間，以其能藏血也。脾統血，為諸陰之首，藏府之精氣皆稟受於脾胃而上貫於目。脾虛則五藏之精氣皆失所司矣，遂不能歸明於目。故目必得血而能視，以脾為第一要領。血熱則目赤，肝熱則多淚，熱微則痒，熱甚則痛。若不理脾胃以養血，止知補，非其治也。

目為肝竅，藏府之精氣注焉。精之窠為眼，骨之精為瞳子，筋之精為黑眼，血之精為絡，氣之精為白睛，肉之精為約束，裹擷筋骨氣血之精而與脉并為系，上屬於腦，後出於項中。肝脉連目系，三焦膽脉絡目外小眥。肝主風，心主火，風火搖動則瞳子散大。

水不制火則清和之氣乖亂而精液隨之走散故視物不清宜服肝腎六味地黃湯丸若無心脾氣虛血弱致心火熾而肝實瞳子散大視物不清亦宜滋陰 菟絲子 枸杞子 生熟地 車前子 遠志 天冬肉 柏子仁

目外向面者爲外眥在內近鼻者爲內眥上爲外眥下爲內眥

陽勝必夜惡火光

赤腫必晝不能視

風熱傷於血分必作實赤腫攻注而痛此肝陽與膀胱虛也宜消風養血 羌活 薄荷 荊芥 防風 生大黃 當歸 川芎 白芍 白蒺藜 甘草

胃肝風毒上攻暴作赤腫目痛難開隱澀眵淚脈要有力者宜攻之散之 大黃 羌活 防風 薄荷 枳殼 當歸 川芎 梔子 甘草

能遠視不能近視無水也當補腎 生地 車前子 甘菊 枸杞 天冬肉 蜜丸

能近視不能遠視。無火也。當補心。菖蒲 柏仁 人參 茯神 遠志 枣仁 硃砂 蜜丸

肝血目痛筋脉疼。必冷淚不止。怕日羞明。夜則痛甚。白珠屬陽必晝痛。黑珠屬陰必夜痛。宜補陰虛。夏香散

目赤流淚。或痛或癢。晝不能視。夜惡燈光。宜滋潤之。此肺熱也。宜用車前子 梔子 蟬退 大生地 夏枯草

內障宜消之。夜明砂 兔矢 當歸 地栗汁 蟬退 木賊草 瞿麦

五輪

白睛為氣輪。屬肺

青睛為風輪。屬肝。內包膏汁。涵養瞳神

目角眥大小為血輪。屬心 心包

兩脾為肉輪。屬脾 脾包 四輪

瞳人為水輪。屬腎 膏

有神膏。神水。神光。真血。真氣。真精。

脉　數爲熱。遲爲寒。浮爲風。沉爲裡寒。

夏香散　肝陰虛目痛。

夏枯草五錢　香附一兩鹽炒　甘草三錢　臘茶一錢

滋陰養氣湯　心胆肝腎氣虛血弱內障。瞳子散大。視物不清。脉沉遲

熟地　生地　人參　天冬　五味子蜜炙　當歸酒炒　枳殼炒

甘菊　遠志　茯神　菖蒲　車前子炒　炙甘草

加地骨皮　枸杞子

可加蔓荊子　白蒺藜　白芍　兎絲子　柏子仁　棗仁

耳證

耳屬小腸聽宮穴，為心腎之竅，得血而能聽也。能聽又屬之肺。內證不足，精血少，肝胆之經熱有餘，脹痛也。外證風熱而膿瘡，陽氣實熱午前瘡，陰氣虛熱午後瘡。新聾多熱，少陽陽明；舊聾多虛，少陰腎氣不足。少壯非瘀即火，肝腎熱也；老人陰虛陽實火盛，宜清火滋陰。中年聾證，非氣虛血耗，即精竭腎虛，間有肝火風熱，胃火必聾。兩耳胆火聾左，怒火聾右。腎氣實熱上冲於耳，津液壅滯，化為稠膿，或為清汁，久則成聾。相火上炎，必夢遺鳴聾。

厥聾：陰陽諸經逢有交併，則臟氣入於耳，必眩運而為厥逆。

風聾：耳為宗脈所附，脈虛而風邪乘經氣，痞而不通，必見頭痛。

勞聾：勞傷氣血，淫慾耗精，瘦悴力疲，昏憒而鳴。然此不足之證，必兼虛怯。

耳證

暴聾 耳閉，有涕流，風熱搏之結硬，氣核塞耳

耳鳴 心通竅於耳，陽氣上甚而躁則鳴，或因痰火氣升，或脾胃濕熱，或怒動肝火，或腎虛

氣閉 但聾不鳴，有痰火，有怒傷肝，氣有一時卒中，有久病氣虛

耳腫痛 胆氣不舒，三火鬱內，沆清水，或入膿血，身寒熱；耳內口渴沸響，此風火燥乾胆汁之候，本因肝

風火壅上焦，忽作大痛，或脹或膿，縱慾氣沉濕熱相承而腫痛，宜平肝疏氣，凡慾火鬱心，非聾即痛

耳臭 先天火毒攻冲，臭水流到成瘡

耳衄 耳中出血，吹龍骨末即止

停耳 濕熱出黃膿

膿耳 出紅膿

纏耳 出白膿

囊耳 出青膿

沍耳 乾臭

脉 風必尺浮，熱必尺洪大，虛必尺濇微，痰火耳鳴兩寸洪大，腎火左尺洪盛，腎虛兩尺濡濇或細而微，相火炎尺必洪數

清神散　重聽流膿水停耳中也。先以綿杖[?]攪[?]去，吹入耳中。

甘菊花　天虫炒，各一兩　羌活　防風　荊芥　木通　香附

川芎　石菖蒲　甘草各二錢

末。每服三錢，食後臨卧茶清下。

少陽加柴胡、青蒿。流膿血而聾，用生地、當[?]加[?]牡蠣、芍、梔子、麥冬、薄荷。

補陰滋腎丸　虛火鳴聾。

石菖蒲要品　川柏鹽酒炒　知母鹽水炒　生地　龜甲炙　肉[?]桂少許

末，蜜丸。每五錢，鹽湯下。

[illegible]

鼻證

鼻爲肺竅。胃脉環鼻上行爲命之竅，腦爲元神之府。門胃虛則食聞而臭，或塞因寒久鬱成熱而出濁涕，皆火熱也。胃虛者虛寒也。

鼻乾上焦熱。鼻癢熱盛生風。鼻瘡痰火也。鼻痛陽明風熱。鼻齆谷結虛熱，嚏濃涕稠粘。

鼻鼽頭痛清涕。鼻瘜肺結熱。鼻皶胃氣血熱，或臟有虫。鼻衄肺熱鬱胃或口耳皆致出血。

鼻淵腦寃熱必鼻痛涕臭膿，寒必鼻不痛涕清不臭。虛鼻瘡血熱也。

鼻贅胃濕熱蒸肺三焦，火上炎而生瘜肉。鼻痔鼻下兩傍瘡濕癢汁所流處亦成瘡。

鼻赤血熱入肺，惟酒客或痰火人有之。鼻崩因走馬牙疳，或損傷結毒。

脉傷風右寸浮緩，伏火俱右寸浮而數。

消風散　傷風

羌活 蘇葉 薄荷 荆芥 防風 粘子 陳皮

桔梗 甘草

肺胃風寒凝滯○以致不聞香臭○加川芎 細辛 白芷○冲麝三厘

加葱白 生姜

通聖散 鼻塞

桑白皮蜜炙 荆芥 防風 薄荷 粘子 橘紅 桔梗

甘草

加生姜 葱白

無汗加淡豉 蘇葉

痰○加旋覆花 前胡 白芥子 蘇子

咳嗽○加杏仁

涼胆湯　具渫瘡耳散　詳火部

黑山梔　連翹心　夏枯草　青菊葉　苦丁茶　石膏

天冬　知母　龜板　酥炙黃芩　甘草

加荷梗

生地飲　具衄

生地　熟地　地骨皮　黃芩　黑山梔　桑白皮蜜炙

丹皮　元參　生甘草　衄不止加生大黃　羚羊角

羚犀一黃湯　具衄

羚羊角　烏犀尖　貝母　天冬　川連　麥冬肉

知母　黃芩　炙甘草

酒白昔　鼻赤

桑白皮蜜炙　地骨皮　川連　甘草　黑山梔　黄芩

加薄荷天冬　酒炙加葛根　痰盛加貝母枳子

瀉肺散　鼻齄

瀉肺　黑山梔　薄荷　黄芩　甘草　加生地元參

口證　附唇

口爲脾竅，肺寒熱則口腥，虛而煩熱則辛辣，心熱則苦，肝移熱於胆，口亦苦，脾熱則口甜，肝溫熱則口酸，腎熱則口醎，胃虛熱則口淡，胃火食鬱則口臭，風熱則澁，血虛則麻。脾主涎，口病多因脾熱，涎及於筋脈，亦貫肢體。胃冷則涎溢，以益智仁攝之。脾冷則虛而不能收攝。若因脾熱反盛，必作渴飲湯，誤認痰而逐之，必致津枯，肢搐病重，急溫補脾胃。若舌縱涎出，此爲實熱，必作渴飲冷，宜瀉胃火。脾虛則口撮疼痛，必兼面青，大忌青遮口角。

口瘡　白者肺熱，赤者心熱。

口糜　心、脾蘊熱，或膀胱移熱於小腸。

鵝口　初生滿口白屑，胎熱也。

唇爲脾華，衝任脈叺而絡唇，大腸脈環唇口而交人中，胃脈環唇口而交承漿。病因脾胃，風則動，寒則縮。

唇燥則乾，熱則裂，氣鬱則瘡，血少則白，脾冷則黑，敗則焦，安則有虛寒則噤動不止，火熱則紅，脾有濕則黃，唇冷則臟將先斷。

治宜清理。

繭唇 唇口腫起白皮皺裂，宜養血調脾。

噃唇 又名緊唇，撮口不能開，飲食難進，不知治者死。

脉 洪數心熱 右寸浮數肺熱 右關沉弦緊脾胃蘊熱，若沉和平虛

左關弦數而虛膽虛 左關洪寔肝熱 又寸浮數 右關洪

數且沉寔口瘡

薄荷黃芩湯 肺口苦辣

南薄荷 嫩黃芩 桑白皮 黑山梔 甘草梢 知母

導赤散 心肝口苦

生地 木通 甘草梢 川連 山梔 龍膽草

葛根苡仁湯　胆口甜

葛根　苡仁　川連　前胡　黄芩　枳殼炒黑　山梔

木通　生甘草　加石膏

龍胆湯　肝口酸

龍胆草酒炒　黄芩　藿梗　山梔　大黄　川連　生地

木通　前胡　甘草　加薄荷　車前子　丹皮　羚羊角

滋腎養陰湯　腎口鹹

知母鹽水炒　川柏鹽水炒　生地　淮山藥炒　丹皮　白茯苓

澤瀉　炙甘草用一星元灸

益智六黄湯　胃口臭

薏苡仁　石膏　大黃　黃芩　葛根　前胡　知母

生甘草　再以香薷濃煎合漱或用硃砂薄荷丸服

白蔻湯胃虛熱口淡

白蔻仁炒研　葛根　蘆根　藿梗　甘草

清熱湯心脾口瘡

川連　連翹　山梔　薄荷　黃芩　大黃　石膏

甘草　加燈心竹葉

柴柏地骨湯心脾膀胱小腸口糜

柴胡　川柏蜜炙　地骨皮　大黃　連翹　生地　木通

生甘草

清熱瀉脾湯 鵝口

山梔炒 石膏煅 川連炒姜 生地 黄芩 赤茯苓 生甘草

加燈心

和滯黄連湯 唇腫或際或爛

香附 蓟子研炒 枳殼炒 瓜蔞仁研炒 查肉炒 石膏 生大黄

藿香 川連 甘草

加枳椇 犀角

舌證 心脾經主之

舌爲心竅。心肝脉俱系本舌，脾脉絡舌，系舌旁，出舌下，舌乃心苗。氣血虚則麻縱，胃熱則黑

里。濕痰則腫脹，亦有心脾火毒而血壅，舌腫滿口，堅硬疼痛，必針舌出血數滴方懸。蓄熱則又上

血。心火則生瘡，脾熱則乾澁，胃熱則舌本強直，肝熱則舌卷

而縮，風熱也。或舌木而硬，又心肺熱則舌強，熱甚必燥如鋸。頻甚必舌卷而魚囊縮死，而咽門聲啞。

燥熱則舌辣，脾熱則舌乾焦，心熱則舌[illegible]裂而惡火光。

熱甚則舌衄不止。心脾熱則舌苔粗[illegible]唇燥，宜[illegible]

三焦熱則苔燥咽乾。中風痰則舌卷。[illegible]不強，傷七情

則舌腫[illegible]及心經，口舌生瘡，陰火上炎也。燥黑有芒刺，裡熱極

也。急舌根肉起泡，心腎不交也。[illegible]

吳氏彙纂 舌證

三十

赤腫　脾熱極也

青黑　脾寒極也

黃胎　亦六日血虛者

黃胎　有刺點赤點黃而斷黑熱表入飲於內也

白胎　寒邪在表多為失血白滑邪在半表半裏

赤紫胎　陽熱也

黑滑胎　或黑而紫身不熱口不渴或舌青胎滑陰寒也冬忌黑滴

重舌　心熱壅於三焦血氣俱盛附於舌根重生壅出如舌而短小也

木舌　心脾熱壅上冲舌腫滿口漸脹大

弄舌　舌微露即收精血衰而津液少也雖因心脾熱大忌寒涼

吐舌　舌良久不收心脾熱也作渴飲熱胃虛熱也食少作渴大便不實脾胃虛弱也無口角流涎頰腫風熱也

重腭　牙根腫如水泡生頰裡及上腭者針破髮灰黃柏竹瀝點

重齗　狀如重腭生齒齗　治仝重腭

齧舌　少陰氣至也

齧頰　少陽氣至也

齧唇　陽明氣至也

脈　右關沉實洪數，木舌重舌；心脉洪大，舌强有苔；肺脉浮滑，舌瘖。

黄連解毒湯　舌衄，及舌上如簪孔血出。

川連炒　川柏炒　黄芩炒　黑山梔　外用槐花炒研末摻。或單服亦可。

當歸連翹湯　重舌，及唇口瘡。

歸尾　連翹　白芷各三錢　煨大黄　甘草各一錢　煎服。

外以蒲黄末、川柏末合摻。

連翹飲　弄舌，木舌亦用。

連翹　川連　石膏　黄芩　花粉　山梔　生甘草

吐舌，加乾葛、木通、燈心、生地。木舌，以蒲黄末摻之。

舌長過寸，及喉痺舌出，冰片摻。舌裂唇腫，桑白皮汁塗。

吴氏彙纂　舌診

喉風于大加蛾一不救即死冰片一分火硝硼砂各二胆礬青黛五分二天虫一分末吹之

咽以納食
喉以納氣

咽喉證

心脉挾咽門，咽以納食；腎脉循喉嚨，喉以納氣。咽喉之與會厭，下上名吸門。會厭上會管咽喉，上司開闔，火炎則痛。

咽痛 是心火，亦有寒包熱。

喉腥 是肺火，痰滯元氣虛，則相火隨起，而喉等異病作矣。

瘡腫 熱毒蘊積，胸膈間發生風痰，壅滯不散，甚至吐噀。不通，宜先去風痰，後解熱毒。咽燥喉乾，切忌發汗。

陰虛 虛火游行無制，客於咽喉，急用人參煎呷。若用清降，立死。

風熱 在肝胆左腮青，赤在肺右腮赤，在小腸則額青；赤多驚，在脾胃則鼻黃，在腎則頦，舌腫而齒乾。

肉蛾 肺與脾火為風寒壅遏，卒至水漿不入，語不通，死在須臾。或發腫，痰涎稠滑相衝逆，服藥難堪。雙者形如筋頭，兩個在喉關兩旁，易治；單者形亦同，一個在咽喉關旁，或左或右，難治。生關上可治，關下難醫；生咽喉中尤難治，急先針破之。

懸癰 熱毒冲咽喉，上腭生瘡，不能食，不速治者死。

喉痹 不和心痰火風心火爲主肝爲一陰三焦爲一陽一陰一陽結謂喉痹風火相煽鬱結咽喉不利而成痹二陰

火鬱勝則熱甚痛寒閉於外熱鬱於內也惡寒宜表以提其氣升以助其陽如不惡寒脈濇是又當用

寒劑下之酸劑收之若痰結以用吐法

走馬喉痹 即喉疽殺人風毒之氣結於[illegible]咽喉血氣相搏而結腫成毒即熱入於[illegible]死急者

患處以藥湯其痰探其吐發散在[illegible]大法[illegible]後主腫脹故熱客上焦而咽喉腫脹[illegible]右陰謚下虛喉火

痹多走馬喉風即鎖喉風此熱甚生風不和治風火急變忌暴發暴死

蝦蟆瘟 天行時疫咽痛項腫證甚凶惡十不救一二

喉癬 喉內先癢色暗木紅或白點紫裂疼痛時吐臭痰此風火薰喉間蒸濕生蟲或癢或疼面紅耳熱不可忍

脈 右關上陰陽實喉痹壯熱惡寒不和治者死 寸沉浮爲陰陽宜浮洪上溢

若微而伏不和治 浮大重按濇虛火也陰虛之故宜[illegible]人參

甘桔湯　咽喉痛加味用之瘡腫

荊芥穗三錢　薄荷一錢　元參一錢　梔子三錢炒研　黃芩一錢五分

知母　貝母　桔梗各錢二　炙甘草一錢

喉痺加連翹竹葉　喉痰加旋覆花天虫　腫痛加犀角山豆根射干

梔子利喉飲　肉蛾

梔子研　元參　黃芩　犀角　木通　薄荷　前胡

貝母　夏枯草　桔梗　甘草　加[illegible]冲杜牛膝汁服

懸癰加射干大黃

菖蒲牛膝湯　喉痺之脉洪數見　先以鹽白礬含嚥吐涎效

石菖蒲　杜牛膝　山荳根　白蒺藜炒去刺　紫花地丁

咽喉證

木賊草 梔子 貝母 射干 桔梗 甘草 連翹

元參 加馬蘭頭 葱管 龍冲 冰片三厘

鼠粘湯 喉癬

生地 川貝 元參 梔子 花粉 射干 連翹

白天虫 薄荷 甘草

加苦竹葉

齒談　兩旁曰牙　當中曰齒

齒乃腎之標，骨之餘也。腎主骨，髓虛則髓脈不充，腎氣不能上榮，齒必遲。

齒堅，精完。　齒豁，腎衰。　齒動，虛熱。　齒長，髓溢。　齒遲，腎虛。

齒癢，血虛。　齒紫，火熱。　齒黑，蝕食。　齒木，濕熱。　齒鋸，腎虛火。

齒動，陽明風熱上攻，搖而腫痛。　齒痛，胃火也。　齒縫酸痛，風邪也。　齩牙，髓溢。

心經正門上四牙　川連　麥冬　　腎經正門下四牙　川柏　知母

胆經左畫上三牙　龍胆草　羌活　　肝經左畫下三牙　柴胡　山梔

大腸右畫上三牙　大黃　枳殼　　肺經右畫下三牙　黃芩　桔梗

上左右胃經所屬二牙　白芷　川芎　　下左右脾經所屬二牙　白朮　白芍

胃經又屬上齒，齒動惡熱飲而喜寒。　大腸又屬下齒，齒動惡寒飲而喜熱。

擦音雜黃色而臭

凡牙床腫痛動搖，或黑臭脫落，及牙宣、牙挺、牙齒、牙痛、牙癰、穿牙疳、骨槽風、走馬牙疳，皆陽明胃濕火熱毒蘊結也，宜滌陽明濕熱，東垣則固喜寒。凡傷胃氣者喜熱惡寒，傷胃血者喜寒惡熱。若老人腎虛，宜補腎固齒。

脉 右關寸洪數或弦，陽明風熱。尺洪大而虛，相火上炎，必腎虛齒動疏豁。

消風散 風熱痛

秦艽 薄荷 荊芥 黄芩各一錢 羌活 白芷各七分

川連五分 石膏三錢 加細辛三分 水煎，飽後服

再以生白蒺藜末及姜汁浸香附末，同青鹽擦之

元參生地湯 牙痛神方

上海辭書出版社圖書館藏中醫稿抄本叢刊

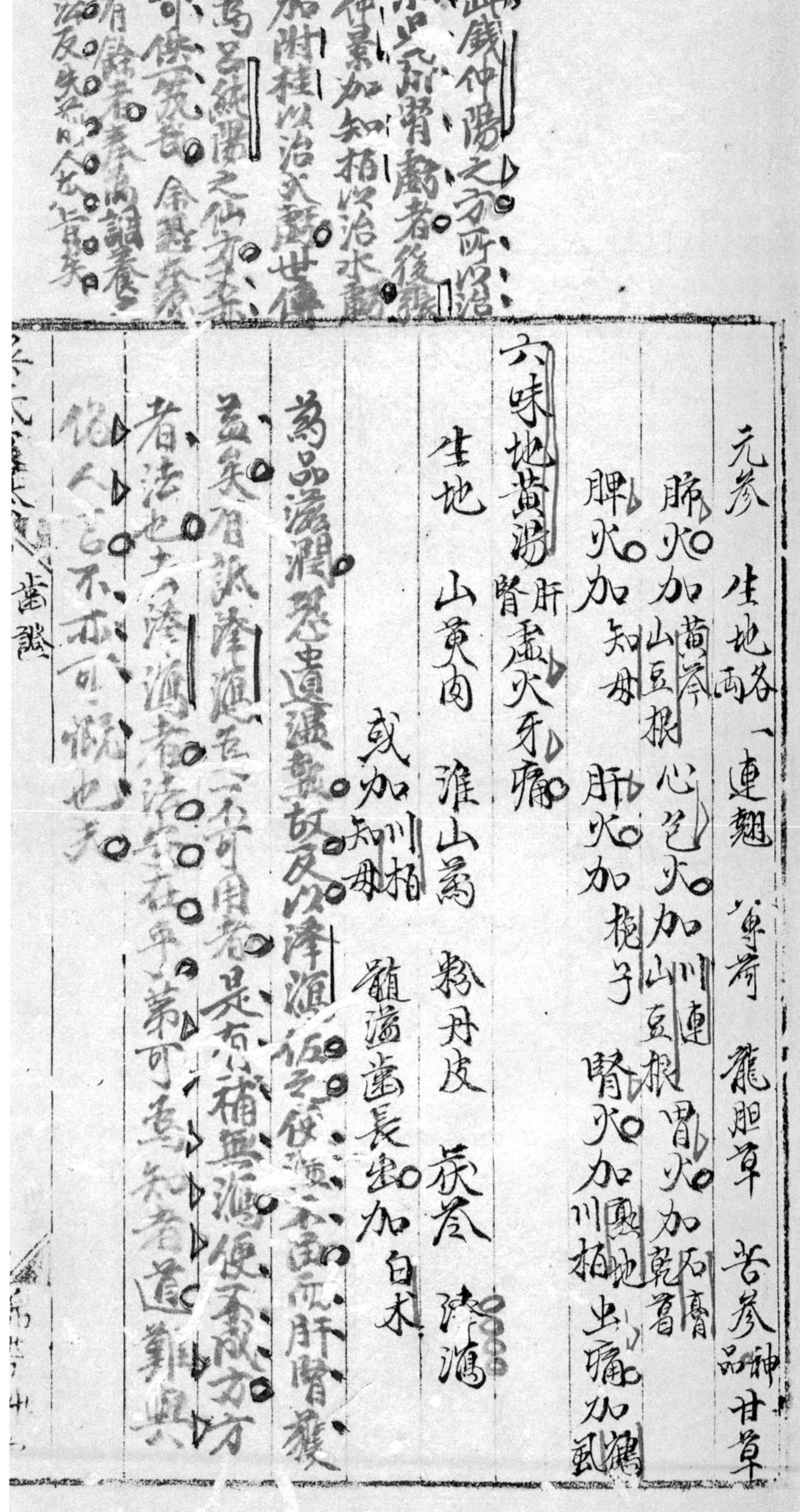

此錢仲陽之方，所以治小兒腎虧者。後張仲景加知柏以治水虧，加附桂以治火虧。世傳為呂純陽之仙方，柔可傑哉。余甚係綠有餘者，奉為調養法，反失知今人宗矣。

元參 生地各一兩 連翹 薄荷 龍胆草 苦參 神品甘草

肺火加黃芩、山豆根 心包火加川連、山豆根 胃火加石膏、乾葛

脾火加知母 肝火加梔子 腎火加川柏、熟地 虫痛加鶴虱

六味地黃湯 肝腎虛火牙痛

生地 山萸肉 淮山藥 粉丹皮 茯苓 澤瀉

或加知母、川柏 髓溢齒長虫加白朮

藥品滋潤，恐遺濕熱，故反以澤瀉泄之，使邪不留而肝腎獲益矣。有謂澤瀉不可用者，是有補無瀉，便不成方者法也。大約澤瀉者，法全在乎第可為知者道，難與俗人言，不亦可慨也夫。

吳氏彙纂 齒識

吳氏醫案

錢塘吳

發頤證

頷下爲頤屬陽明胃經頸項係胃膽小腸經大相關此證因傷寒發汗未透寒邪流入經絡結於太陽經者十有八九或項膊或腋背或腿膝生兩顴骨者多肺胃脾大腸經所司是在耳後一寸三分此毒發內攻而死

宜連翹消毒散

脉右寸關尺見洪數而弦

連翹敗毒散　初腫

羌活　獨活　荆芥　防風　川芎　赤芍　歸尾

紅花　蘇木　花粉　元參　牛子　連翹　桔梗

甘草　水酒各半鍾

[illegible]

又，大便加大黄　寒熱交作加柴胡黄芩、川連

消食加銀花

上海辭書出版社圖書館藏中醫稿抄本叢刊

頭面痛

三陽之脉皆上於頭面走陽明胃經直上頭巔　頭項屬膀胱太陽　額角屬膽少陽　太陽屬脾太陰　巔頂屬腎少陰　目系屬肝厥陰　眉稜腦骨亦屬肝也火熱氣甚者多有之所謂風者亦肝火熱盛生風也

厥陰與督脉會於巔少陰因風溫而足寒氣逆太陰因濕溫而頭痛多痰　總因肝經風火逆上作痛致清陽不升也

正頭痛邪在表也必憎寒壯熱鼻塞痰盛頭暈目眩　偏頭痛少陽相火也右痛居多爲氣虛痰熱左痛多血虛風火　頭痛連齒而厥是風寒中於骨髓也非白附子治之不可　腦痛爲肝虛血熱或溢風熱痰　頭重係脾濕熱　眩痛係胆痰　頭搖

因氣血虛而風火犯上也。

頭風者，乍作而痛，作止不常。因肝鬱熱，外寒束之。依部位治。

風痛必抽掣惡風。熱痛必煩心惡熱。濕痛必頭重而天陰轉甚。

痰痛必昏重而欲吐不休。寒痛絀急惡寒戰慄。氣虛痛必惡勞動，其脈大。

血虛痛必善驚惕，其脈芤。臭毒痛必惡氣，香附炒末常服。惡氣乘虛而入也。

凡外感必痛不止。火盛必甚痛。降火清痰，春宜吐，秋宜下。

頭眩暈 目黑頭旋，肝胆風陽上冒也。甚則有昏厥跌仆，種種可虞。有夾痰、夾火、夾風、交

氣血下虛所致。氣虛因溼怒過度，髓氣不歸其元，血虛因吐衄崩漏，肝不攝血，致血妄行，血亦

有因乎中氣虛者。治有在胃、在胆、在肝之別。其原重於肝風。

脉 宜浮滑，忌短濇。凡頭痛脈必弦。眩暈左數熱也。

上海辭書出版社圖書館藏中醫稿抄本叢刊

左芤流死血也　緩而浮大有汗項强不止風也　右寔痰積也　滑大痰厥也　虛大久病也

脉緊無汗筋攣掣痛寒也　浮虛煩悶暑也　脉細見吐逆沉重濕也

痰迷牙關閉遺尿康死證也

眩暈之原本於肝風眩是目黑暈是頭旋肝胆風陽上冒甚則有昏厥跌仆之虞有夾痰夾火夾風及外感或氣虛淫慾過度胃氣不歸其元血虛吐衄崩漏肝不攝血致血妄行中虛下虛之分　治有在胃在胆在肝之別

陽氣內動則頭眩逆滿氣衝寒邪入厥之搏於腦若體虛

頭面痛　眩暈

之人，外感內傷皆有之。肥人宜燥濕消痰，脈必沉滑；瘦人宜滋陰降火，脈必弦數。面黃憔悴，氣虛生痰也，脈必伏。亦有水氣上干，其頭而眩暈者。

頭重如山，濕氣在頭也。頭搖者，風火相煽也。

秦藁湯 春冬頭痛，風寒、吊痰，脈弦滑或浮緊。

秦艽 藁本 防風 薄荷 荊芥 羌活 前胡

牛子炒研 橘紅 桔梗 甘草

風加天麻，寒加蘇葉、淡豉、葱白、生姜，痰加蔓荊子、半夏、蒽子、白芥子、蔔子。

肝加吳萸、甘菊、柴胡，腎加細辛。

芩連湯 夏秋頭痛，暑濕、燥火，脈洪數或浮濡者，沉寔，暑濕居多。

黄芩 川連 知母 麦冬 生地 元参 石膏

梔子 滑石 木通 甘草梢

暑○加青蒿 葛根 濕○加茵陳 瞿麦 茅朮 燥○加天冬 白蜜 火○加大黄 蘆根

胆○加龍胆草 肝○加夏枯草

羌獨藁防湯 太陽痛連腦兩額角○督脉為病○脊强而厥○寒聲

本經○ 脉絡膀胱 必浮緊惡風寒○ 絡小腸 必沉緩體重腹

痛○

羌活 引薄荷 獨活 藁本酒炒 防風酒炒 川芎 引甘草

加生姜 葱白

葛根葱白湯 陽明頭痛發熱自汗○頭如破○痛連目眥齒頰○或鼻

寒熱惡寒日夜具在○ 脈表證必浮緊長大 裡證必洪

自汗口渴○

葛根 石膏 白芍 白芷 引 甘草 加葱白

白虎湯 裡證發熱惡熱而渴○

石膏 知母 甘草 粳米 加蘆根

小柴胡湯 少陽痛膽經脈弦○ 兩角眉稜骨痛連耳根寒熱往來○

柴胡 黃芩 半夏 甘草 加生姜

金沸草散 太陰痛肺經脈緩有痰頭重○

旋覆花 前胡 荊芥 半夏 赤茯苓 炙甘草

加生姜大棗

蔓荊子湯　太陰痛脾絡有痰頭重脈緩或沉體重腹痛為痰癖

蔓荊子腦鳴必用　川芎　半夏　蒼朮炒　製南星　甘草

導赤加味湯　少陰痛心經裡虛熱脈細數

生地　木通　連翹　山梔仁　甘草梢

麻黃附子細辛湯　少陰痛腎絡足寒氣逆為寒厥脈沉細

麻黃　附子　細辛　羌活　川芎　獨活　甘草

吳茱萸湯　厥陰痛肝絡項痛吐涎沫厥冷肢冷痛引目系脈沉伏

羌活　柴胡　藁本　吳茱萸　蔓荊子　川芎　當歸

紅花　細辛　人參　川連　川柏　黃芩　甘草

加桂枝　大棗

龍胆薄荷湯　厥陰痛，心肝怯，直犯清道，脉弦而浮。

龍胆草　薄荷　丹皮　山梔　連翹　黄芩　甘草

生地　茯苓

升氣和中湯　氣虛痛，耳鳴，九竅不利，先不熱而後身熱，脾胃虛也。脉右関軟弱。

人參　白朮　黄芪蜜炙　當歸酒炒　川芎　白芍炒　陳皮

柴胡　甘草　加生姜、大棗

加味四物湯　血虛頭痛，日午後自魚尾上攻在眉尖後髮際處痛。脉芤而濇。

川芎　生地　白芍酒炒　當歸　蔓荊子　黄芩酒炒　甘草

水酒各半盞

調中益氣湯 氣血虛而頭痛最效

黄芪炙 當歸各一錢 人参 川芎 蒼朮炒 炙甘草各六分

柴胡四分 蔓荊子三分 陳皮 細辛 川柏酒炒各二分

半夏麻朮湯 脾痰厥頭痛如裂，眼黑頭旋，惡心煩悶，吐清水，目不敢開，如在風雲中，脉弦滑

半夏 天麻 白朮 川柏炒 陳皮 麦芽炒 川芎

人参 黄芪炙 蒼朮炒 茯苓 澤瀉 神麯炒 乾姜

羌活附子湯 腦風冬犯寒，腦痛及齒痛

羌活 附子炮 蒼朮炒各五分 麻黄蜜炒 黄芪各三分 防風 白芷

天虫净炒 川柏各七分 甘草二分

大川芎湯 首風新沐感風 旋暈昏眩 偏正頭痛

川芎四錢 天麻一錢

清空膏 胱胆 正偏頭痛 左屬風火血虛 右屬痰火氣虛 年久及風濕熱上壅頭目

及腦苦痛不止

羌活 防風 柴胡 川芎 黄芩 川連 生甘草

末 每服三錢茶調如膏 白湯送下

少陰腎頭痛加細辛 太陰脾痰厥頭痛脈緩去羌防芎甘加半夏

陽明胃頭痛專用白虎湯加白芷

偏痛服之不效減羌防芎一半倍柴胡

川芎茶調散　胱胆胃　正偏頭痛

川芎　荊芥　薄荷　羌活　防風　藁本　蔓荊子

石膏　白芷　甘菊　天虫炒淨　炙甘草

痰加白芥子蘇子　萹子枳殼　加生姜末清茶下

頭風膏

左痛貼右太陽穴　右痛貼左太陽穴

草麻肉一粒　白芸香一錢　塩少許　合研攤布上貼

芎菊散　風眩頭暈

川芎　甘菊　天虫炒淨　羌活　防風　蟬脫　天麻

荊芥　旋覆花　草決明　赤芍炒二錢　虛加鉤藤肉　淮牛膝

痰加前胡茯苓蘇子礞石　無火加竹瀝姜汁　山梔[illegible]酒浸　加[illegible]葛根

六味地黃湯 肝腎氣虛血虧而頭暈用以滋陰路也

熟地八錢 山萸肉 淮山藥各四錢炒 丹皮 白茯苓 澤瀉 各三錢

消風去熱湯 風熱頭眩

甘菊 天麻 茵陳 澤瀉

頭眩方

槿木花子炒三錢 末 沙糖拌勻酒服

風痛

深久頭痛名頭風，必害眼，病在於肝，逢春肝氣旺，則邪害空竅。

新痛屬寒，宜辛溫；久痛屬熱，宜清涼。未有不因乎痰者。

正頭風　必滿頭痛甚，則項強身體拘急。有氣虛　升氣和中湯　血虛　加味四物湯　[illegible]

菊花散　石膏散　邪風　川芎茶調散　痰厥　三生丸　腎厥　筋攣骨重，少氣噦噫，腹滿時驚，不嗜臥，咳嗽煩冤，氣逆上行，由腎氣和足而冷著也，用玉真丸。又有肝陰久耗，內風目旋

厥陽無一息之寧，痛擊已極者，宜臨柏息風以陽加減六味湯。　頭重

為濕氣。　頭搖為風火，因氣血虛而火犯上也。火鬱必喜暖畏光，面赤口渴。

偏頭風　少陽證也，風濕火鬱為多，便秘則下。左多血虛，朝輕夕重，屬風熱與火；右多氣

虛，朝重夕輕，屬痰滯與熱。

偏正頭風痛　風中於腦，作止無時，有氣虛、血虛、外感、內傷之分。

雷頭風　腦痛如破，腦響如雷。內鬱痰火，外束風熱，痛起核，或赤腫，或寒熱拘急。

先探吐，攻下，後清痰降火，荊防敗毒散、並清震湯。

頭巖　頭上腫起，并及頤耳。此失表所致。

大雷風頭瘟　即大天行，溫熱邪毒感於肺，口鼻傳入心胃大腸。

先從鼻腫，次及目，次又及耳，至頭上，怒腦後結塊則止，不散必出膿而愈。陰勝憎寒，陽勝壯熱，流於百節，一身盡痛，上行頭面，腫大如斗，甚則潰裂出膿。不宜速攻，內寔熱盛，大黃下之。

頸項強痛　風熱客於三陽，肝火旺則肝血虛，而筋燥，頸項為之強急。

或腰背反張，或肢攣拳。左屬血，右屬痰。痰熱客太陽經，或致頸項等處結核。

上海辭書出版社圖書館藏中醫稿抄本叢刊

挫枕轉項强痛腎虛水不生肝筋也

脉左浮洪風熱右沉滑氣痰舉弦按堅腎虛强而數寔項强也右脉甚

沉遲弦細婦人項筋强痛

升氣和中湯 氣虛

人参 黄芪 白术 當歸 白芍 川芎 陳皮

柴胡 蔓荊子 炙甘草

加味四物湯 血虛

生地 白芍 川芎 當歸 黄芩酒炒 蔓荊子炒

加細辛三分

菊花散 疼痛

風熱

甘菊 旋覆花 羌活 防風 蔓荊子 石膏 枳殼
炙甘草 加生姜五片

石膏散 風熱頭疼
石膏 白芷 川芎 末。每四錢，茶清下。

川芎茶調散 見頭痛

三生丸 痰厥頭痛
生南星 生半夏 生白附子等分 末。姜汁丸，細。每四十丸，食後姜湯下。

玉真丸 腎厥頭痛
生硫黃二兩 生硝石 石膏 半夏各一兩 姜汁糊丸。每四十粒，清晨姜湯或米飲下。

荆防敗毒散　雷頭風

荊芥　防風　羌活　獨活　柴胡　前胡　川芎

枳殼炒　茯苓　桔梗　甘草

加生姜三片　薄荷少許

口乾舌燥加黄芩　脚氣加大黄蒼术　壅瘡加天虫蟬退

清震湯　治仝上

蒼术三錢　升麻一分　荷葉一張

二黄湯　大頭風

黄芩　川連　生甘草　酒齄加引絲藥　未退加梔子大黄

點頭散　治仝上

風癧

香附四兩炒　川芎一兩炒　末每二錢食後茶清下

導痰泄熱湯　項強痛挫枕

羌活　半夏　橘紅　黃芩　紅花　茯苓　甘草

木瓜

肩證

肩屬肺、病。脾屬小腸經、病。夏金受病。至秋金旺。則肺氣盛。而肩。爲之痛。氣必逆。或因汗出氣虛。肺寒自病、而肩痛。或因腎邪逆上而痛。

脉　浮洪爲風。數爲熱。遲爲寒。

防風湯　風寒。

羌活　獨活　藁本　防風　荊芥　川芎　甘草

加生姜　桔梗　當歸

加葱白　姜黄

濕。加蒼朮　茯苓　熱。加黄芩　川連　痰。加烏藥　橘紅

手證

大拇指屬肺。手心熱屬心包絡。亦手太陰肺主。食指屬大腸。小指掌心屬心。小指端手外側屬小腸。無名指手背屬三焦。虎口穴及兩指岐骨間屬大腸。　前廉屬陽明。後廉屬太陽。外廉屬少陽。內廉屬厥陰。內前廉屬太陰。內後廉屬少陰。足經同

手酸痛寒熱。陽明濕也。腫痛脾濕也。

手蹬不展。肝氣怯。致筋脉攣縮。兩手伸展無加。

脉　細弱。或乱大。左血虛也。　細數。或洪盛。兩尺陰虛有火也。　沉弱。或大虛。陽虛也。　濡細。或數。濕熱也。　沉濡。或伏。濕氣也。　沉滑。或弦疾也。　小弱。或血氣虛也。　弦數。肝乘胃也。以上足經同

舒指湯

羌活　防風　桂枝　當歸　木瓜　苡仁炒　萆薢

茯苓　白蒺藜炒　甘草

加生姜　秦艽

臂證

臂爲風寒濕所搏，或飲液流入，或因提挈重物，皆致臂痛。有腫有不腫者。臂痛須按六道經絡：臂臑前廉痛屬陽明，用葛根、白芷；後廉痛屬太陽，用藁本、羌活；外廉痛屬少陽，用柴胡、前胡；內廉痛屬厥陰，用柴胡、青皮；內前廉痛屬太陰，用升麻、白芷、蔥白；內後廉屬少陰，用細辛、獨活。

臂痛總宜責之陽明胃經。陽明爲經絡之長。十二分內外之因，虛寔之別，氣分血分，或通或補而治之。痛不能舉，脾家伏痰也。

婦人多由於肝虛，風寒客於血脉經絡，致筋不營而乾痛。

脉　左弦，照左臂痛。右弦，照右臂痛。沉滑爲痰。

婦　肝脉細，肝虛風寒入筋也。脾脉沉細，脾氣滯也。

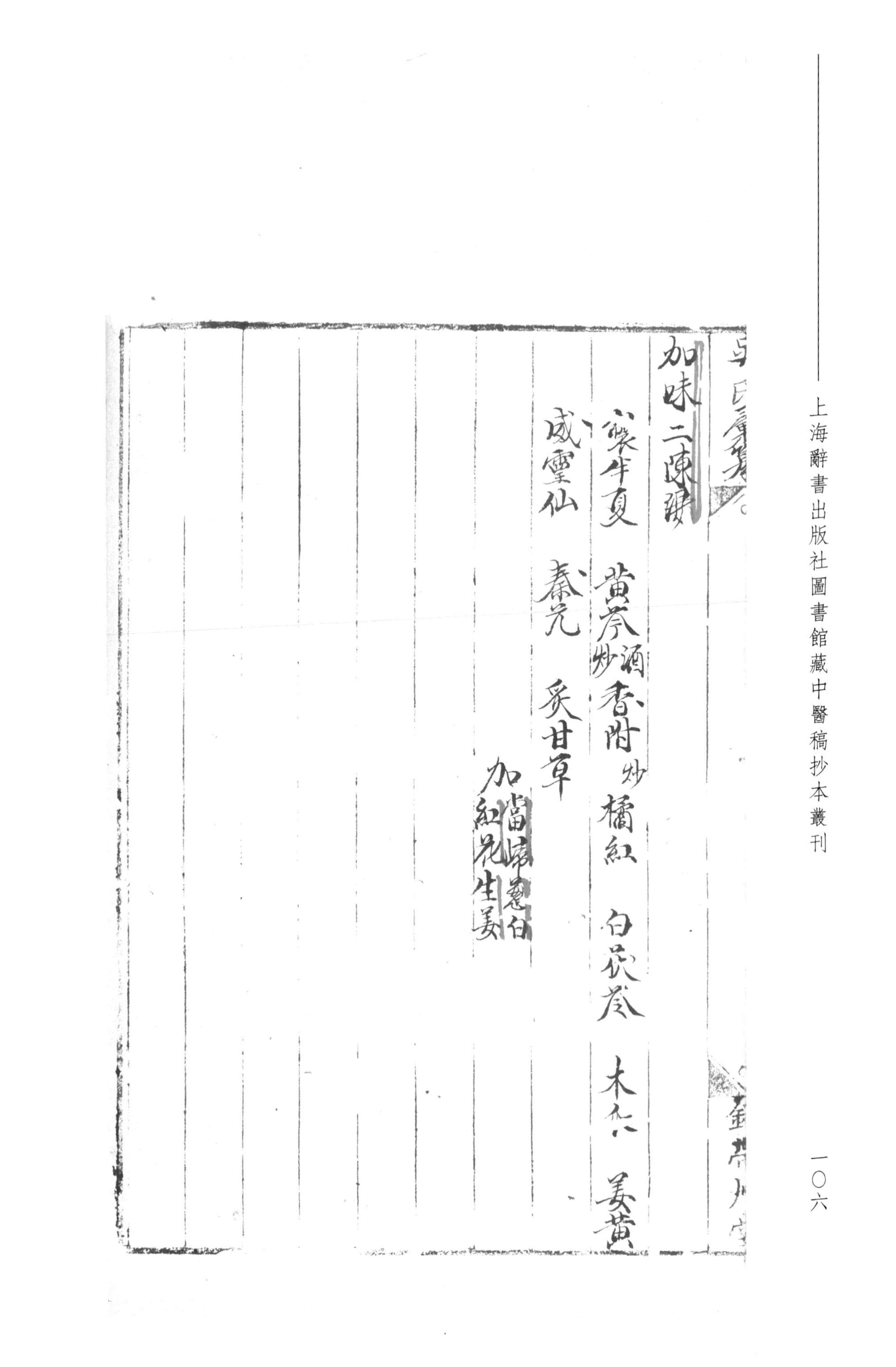

加味二陳湯

製半夏　黄芩酒炒　香附炒　橘紅　白茯苓　木瓜　姜黄

威靈仙　秦艽　炙甘草

加當歸　葱白　紅花　生姜

上海辭書出版社圖書館藏中醫稿抄本叢刊

胸證 肝為主病

胸痛因陽氣虛而陰邪中之陰寒之氣逆而上衝橫格中焦遂有高起痛嘔不可觸近之證 心陽被寒陰乘之冷熱相激則痛 或寒陰之邪乘於脾飲食不消則痛而嘔 若火鬱上焦必胸膈刺痛 水氣必短氣 痰必痛徹背 心腹滿氣不通

痛引背脇肝虛也痛不得轉側喜太息所寔也兩臂不舉舌本燥喜太息胸痛不得轉側食則吐而出汗肝寒也但欲飲熱常欲蹈壁捺其胸肝着也 春痛引背兩脇有脹滿之氣此所虛也 痛連脇脇支滿胸背肩胛兩臂內多痛此歲火太過若脉洪數宜清火 痛連大小腹腎虛也宜溫補腎

胸證

連脇肋腹○臍外皆痛○胆病也○

脉濇而短數○若大為痛久○弦○為食也○痛○沉遲○為寒○細緊而伏○極痛○

數疾○為火○沉結○為氣滯○痰忽沉滑○或弦○關沉濇或芤○為瘀○

當歸定痛湯

當歸酒炒　桂枝　甠白芍醋炒　炙甘草　藿梗　砂仁炒研

加蔥白生姜煎○沖水糖飴糖

火○去當歸桂枝加川連黄芩川楝　食○加山查蔔子枳寔麦芽

氣滯○加杏仁枳殼　痰○加栢子

瘀○加桃仁紅花元胡澤蘭牛膝赤芍

背證 係督脉病

背為陽明之府。陽明有虧。不能束筋骨利機關。即背為之曲。若痛連腰而脊强者。太陽經寒濕風濕也。兄見拘急若失血背痛虛在陽明之絡。宜填補陽明。 亦有因風寒汗出而背痛者。風熱束肺也。若因寒熱氣不足以息。而背痛小便遺失者。宜大補。 亦有濕熱相搏。背沉重而痛者。 亦有積氣當背一片冷痛者。 亦有痰飲流注者。 亦有腎氣挾脊逆上者。川椒小茴塩 亦有素虛元氣上逆者。宜溫補

脉 必沉澀

順氣湯 寒濕痰

蘇葉 當歸 烏藥 防風 木香 枳殼麸炒 檳榔

吉梗 甘草炙 加生姜 杏仁 大棗 羌活

首烏枸杞丸 失血肩痛背痛

製首烏 枸杞子 歸身 柏仁炒去油研 刺蒺藜炒 蒲花炭

三角胡麻 桂枝 元胡炒 生香附 棗仁炒 白芍炒

炙甘草 末蜜丸 清晨開水下三錢

風熱束肺 加黃芩 痰飲加膽星 木香

久坐脊背疼 加黃芪 八珍湯

九種痛　尚有寒氣痛

胃脘痛

此肝陽犯胃也陽明乃十二經脉之長作痛之因甚多因怒動肝上支兩脇膈咽不通者十居八九不可攻辛香燥熱之劑若犯胃必痛引足大指是病久則成鬱鬱則蒸熱熱則生火非山梔仁爲熱藥向導不可然必佐以姜汁多用川芎以開之初起在經主氣久痛入絡主血宿行之脉絡自痹治不外理氣和血初起食寒物而痛辛溫以散之病久鬱熱宜甘涼清利之藥食則痛甚實證宜攻食則痛緩虛證宜補不痛而吐糞翻耽也

寒痛　手足逆冷忽大痛

火痛　口乾溲時痛時止

痰痛　惡心吐酸清水胸中脹滿而痛

食痛　必噯腐嘔吐心下痛手不可近

瘀痛　口中腥臭日輕夜重定而不移

氣鬱　胸中脹痛

吳氏彙纂　胃脘證　五一

虫痛 頰痛吐沫面上白點唇紅偏嗜一物 虛痛 必可按而動悸

肝氣 必煩渴逆嘔左脇氣升而痛 食痛 當心痛上支兩脇而急飲食不下膈咽不通吐出乃止

腎逆 寒氣上沖於胃 胃滯 或寒或怒或虫心口一點痛

脾痛 脇下痛如刀刮 膈痛 痛橫滿胸因積冷痰氣

脉

寒 沈遲或伏 火 左數右寸關洪數而疾 痰 十六有寔右緊寔

食 右寸關滑有力 沈 痰 左濇而滑或芤 氣鬱 沈伏或結或弦

虫 初起乍大乍小病久必弦大 虛 陽數陰弦

和中湯 寒 神效

桂枝 香附炒 白蔻仁研 查肉炒 白芍炒 炮姜 炙甘草

煎沖飴糖 冰糖

上海辭書出版社圖書館藏中醫稿抄本叢刊

金鈴湯　火痛

川楝肉炒　元胡索醋炒　黑山梔　淡豆豉炒　川連　橘紅

半夏　生甘草　加竹茹石膏　蘆根　翻肚常用麝香代赭石磁石

二陳湯　痰痛

製半夏　橘紅　香附童便浸　砂仁炒研　山梔仁炒　白茯苓

炙甘草　枳實炒　加白螄殼煅灰

保和湯　食痛

蔔子炒　查肉炒　麥芽炒　神麯炒　枳實炒　藿香　橘紅

桃仁湯　瘀痛　前方加砂仁

桃仁炒研　大黃　桂枝　五靈脂炒　赤芍炒　蒲黃炒　木通

紅花 元胡醋炒 甘草 煎○沖米醋三匙

香附湯 氣滯痛○并婦人血氣刺痛

製香附 荔核煆灰 元胡醋炒 白蔻仁炒研 木通 砂仁炒研

吳萸炒 甘草 加葱管

使君湯 虫痛○

使君肉炒 白蕪荑和麵炒黃 檳榔切 川楝肉炒 加烏梅

香砂六君湯 虛痛○

香附炒 砂仁炒研 人參 白朮炒 茯苓 半夏 橘紅

炙甘草 加生薑大棗

脇痛

脇爲肝胆之部，傷寒多在胆，雜證多在肝經。肝胆之氣橫行，則兩脇痛。左脇痛，邪來肝也。或脇下有塊作痛，夜甚者，爲死血，即肝積，名肥氣，所血蓄也。宜活血行氣。右脇痛，肝來肺也。若肺積即食積，名息賁，脇下有塊作痛飽悶，咳嗽，右脇引痛，喘急發熱，痰結也，宜消食行痰。因嗽而痛也，宜疎肝風。

氣滞：左右必氣滿而脹痛，宜用人參。

肝寔：滿悶怕按，煩躁多怒。

腎虛：隱隱微痛，連及腰胯空軟，喜按。

肺傷：脇痛咳嗽腥，白沫面赤吐痰。

濕熱：兩脇攣急，腰腿疼痛，不能轉側。

火鬱：時作時止，暴發痛甚。

肝虛：耳目昏瞶，爪枯舌卷。

肝熱：手足煩不得安臥。

肝傷：脇下支滿，目眩，前後下血。

食積：脇下有[illegible]

少陽絡脇痛不得息，欬而汗出。太陽絡挾脊急，引脇而痛。

厥陰脉乃脇下痛，引入少腹。痰積痰氣流注左脇，與血相搏，左右流動有聲。

寒脇痛風冷之氣客於腸胃，傷包絡也。○因怒所傷多，亦有因虛甚者。

脉關弦而沉滑。鬱○沉澀。怒○細緊或弦弦澀者順，洪大者逆。肝火○左關獨弦，實數甚。

食○右關沉滑。氣○沉伏或弦。瘀○短澀或芤。痰○沉弦而滑。脇下滿○陰維沉大而實，或如貫珠。

絞急脇下如刀刺○狀如飛屍○不治。

肺癰危證○胸右近脇一點刺痛，內熱咳嗽者。乾脇痛危證○脇下常有一塊，痛不止，酒色也。

枳芎加味散　左脇○

川芎　枳實麩炒各三錢　青皮醋炒　炙甘草各二錢　加生薑　大棗

推氣散　右脇○

片姜黄 枳壳麸炒 桂心各五钱 炙甘草三钱 末 每二钱 生姜汤下

旋覆花汤 叶氏 肝络凝瘀胁痛

旋覆花 红花 归尾 桃仁研 柏子仁研炒 葱白

加香附 川楝肉 青蒿 橘叶 夏枯草

胁痛 身痛

吳氏彙[illegible]

身痛 骨痛

六經皆有之。風寒濕及痰留滯關節也。無處不到。故無處不痛。

身拘急。但不能轉側。陽證也。身如被杖而沉重。陰證也。

有傷食也。寔。有病後也。虛。有汗後也。虛。有下後也。虛。有濕熱。寔。飲酒人也。寔。

腎寒溢則骨痛。外感必一身盡痛。寔。表。陽虛陰盛內寒。必身骨盡痛。

脉 寒必緊 陰毒沉緊 傷寒汗後弦遲 濕沉關節必緩

氣血虛。非弦小即豁大。

補陽湯 助陽 勞倦身骨俱痛。

人參 炙黃芪 附子炮 肉桂 秦艽 白朮炒 當歸酒炒

茯苓　炙甘草　加生姜　大棗

滋陰湯　陰虧勞倦身骨俱痛

川芎　當歸酒洗　熟地　白芍炒　知母鹽水炒　杜仲鹽水拌炒斷絲

牛膝酒浸　肉桂　鱉甲酒醋和炙　元胡醋炒　赤芍　炙甘草

胸與大腹痛

陰寒之氣上冲。橫格中焦。遂有胸高痛嘔。不可觸近之證。寒入心脾。必不食痛嘔。火鬱上焦。必胸膈刺痛。

腹痛手不可按為實。按之痛止為虛。脘胆無腹痛證有寒凝火鬱氣血營虛。如夏秋暑濕痧穢。有蓄血食滯癥瘕蛔蟯內疝。及偏好成積。或在三陰。或在腸胃。瘦人多實熱。肥人多痰濕氣虛。

臍上痛為脾。當臍痛為腎。少腹痛為肝。及衝任大小腸。大腹痛。脾有外邪食積也。溺澁疼而不吐。冷也。痛在瀉後。有滯也。午後痛。陰陽不和也。火鬱大腸下和腹痛。

脈弦急。或兼沉遲。寒也。數。痰火也。沉結或伏。積滯。占關

沉滑或弦。為痰　氣口沉寒緊盛。積食　脈沉滑弦為痰

藿香正氣湯　寒痛。

藿香　蘇葉　香附炒　砂仁炒去衣研　□□　□汁炒去□皮

杏仁　生甘草　加生姜淡頭　蔥白

木香順氣湯　冷痛。

木香　橘紅　枳殼炒　砂仁炒研　香附炒　青皮炒　厚朴炒各一錢

甘草五分　肉桂三分　加生姜　丁香　川椒

芍藥甘草湯　肝木乘脾腹痛。

白芍炒四錢　甘草炙二錢

梔連湯　火痛。

川連薑汁炒 山梔炒黑 黄芩炒 赤芍炒 橘紅 茯苓 甘草

加生薑三片

滋養湯 胃絡虛不能。小腹肝横如管升上。即痛。冥證也。

生地汁 大黄 麦冬 當歸 查肉 川牛膝 桑枝

青皮醋炒 木通 橘核炒 加葱管

吳萸湯 素禀風冷。乘氣停滯。腹肋刺痛

吳茱萸泡 當歸酒炒 防風 炮薑 桔梗 熟地砂仁拌炒

炙甘草

桃仁桂枝湯 葉氏 瘀痛。

桃仁 桂枝 韭白 元胡醋炒 歸尾酒炒 赤芍酒炒 紅花

橘皮 木通 甘草 加葱白一梗 加牛膝二錢 或用[illegible]散

四君子湯 虛痛。

人參 白术炒 茯苓 炙甘草 加砂仁 加黑棗

保和散 證見停食痛。

三子旋覆湯 證見痰飲痛。

燥濕湯 證見濕腹中急痛。

使君丸 證見蟲出痛。

少腹痛

痛引心胃爲寒。遠臍屬腎。多痰積熱。次臍下少腹痛屬肝。多寒與痰。當臍硬而痛有形。燥糞也。婦人多有是證。忽大痛而喘。人中黑。

脉緊細小而遲。急而堅大而痰。

威靈當歸湯

威靈仙　當歸酒炒　赤芍醋炒　元胡醋炒　牛膝酒浸　沒藥烘去油　木香

桂心　甘草梢　酒煎。

痰加滑石　寒加生姜蔥白　燥糞加大黄枳殼　痛加檳榔丁香

通靈失笑散　痰。

蒲黄半生半炒　五靈脂半生半炒　木通　赤芍炒　紅花　酒煎。或加桃仁

腰痛

腰爲腎府，外爲膀胱，內爲腎。腎氣虛則痛。爲衝任督帶之要會。失志傷腎，鬱怒傷肝，憂思傷脾，皆致腰痛。此三陰經。更有風痹、風寒濕着而成，有勞傷，有墜傷，有氣滯，必重。有閃挫，舉動即痛。若腎肝伏熱，必便赤。

女人腎氣虛弱，外感內傷，皆有腰痛。大忌如被杖人中黑。

脉必沉弦。腎虛必大。濕沉弦而濇。痰必滑或伏。氣滯必沉。

女科湯　氣滯閃挫。

當歸　元胡　醋炒　桂心　川斷　杜仲　薑水炒　斷絲　杉樹　炒　山查

便溏加兔絲子、白朮。勞傷加補骨脂、[illegible]。血瘀加川芎。

腎虛加牛膝、烏藥。濕加白朮、萆薢。痰加蘇子、[illegible]。

手足腿痛

手心包絡屬心肺主之 大指次指大腸主之 小指掌後突骨手心心主之

小指端外側昇手小腸主之 掌後兩筋橫紋陷中掌心中指小指及小指之次指心包主之

小指無名指背昇手三焦主之 虎口穴及兩指歧骨間大腸主之

大拇指肺主之 食指大腸主之 中指心包主之 無名指三焦主之 小指心主之

足骨足面及大指中指胃主之 大指及後圓骨旁足跟足骨脾主之

足肚足骨旁足外側赤白際小足指外側膀胱主之

足心足小指足內踝骨足後跟及足底腎主之 足大指上廉肝主之

足大小次指及大指本節膽主之 足後跟骨昇足外踝上

大指肝脾次指小次指胆小指胃 小指腎 足跟膀胱胆

手足前廉陽明、後廉太陽、外廉少陽、內廉厥陰、內前廉太陰、內後廉少陰。

手足酸痛寒熱　陽明胃濕也。

手足腫痛　太陰脾濕也。

足下熱痛　虛火也。

足跟痛　三陰虛熱也。足跟乃督脈發源之地，足少陰腎經所過也。

手蹼不展　肝氣怯弱也。致筋脈攣縮，兩手伸展無力。

腳蹼不展　腎氣不足也。氣血未榮，腳指攣縮無力，莫能伸也。

脈　血虛，細弱或左芤大。陰虛有火，細數或兩尺洪盛。陽虛，沉遲或虛大。

濕熱，濡細兼數。濕氣，沉濡或伏。痰，沉滑或弦。氣血虛，右寸關小。

肝陽犯胃 [illegible]

五痺湯見痺證　手痛

八珍湯見虛證　足跟痛

苓柏湯　足濕熱痛

茯苓　川柏　苡仁　羌活　防風　甘草梢

姜桂苓术湯　胃脈不司束足腿痛

乾姜　肉桂　茯苓　白术　木瓜　枸杞子炒　杜仲

生虎脛骨酥　淮牛膝　白蒺藜炒去刺　甘草

左腿痛加當歸　松節　狗脊　右腿痛加地龍

川楝杏仁湯　肝陽犯胃

川楝肉　杏仁去皮尖炒研　元胡醋炒　青皮醋炒　歸尾　橘紅

足腿痛

黑山梔　焦查肉　甘草

薏仁丸　拳手不能伸展。

薏仁浸去皮研　當歸炒　秦艽　防風　枣仁炒　羌活　荊芥

末和蜜丸。芡實大，每服二粒。麝香湯下之。

海桐皮散　足膝不展。

海桐皮　丹皮　萸肉　熟地　當歸酒浸　木瓜　牛膝酒浸

各一兩　補骨脂五錢　末和。每一錢，葱白湯下。　或加五加皮　杜仲

上海辭書出版社圖書館藏中醫稿抄本叢刊

風證

風為諸邪之首，六氣乘真氣虛而入，先傷肺皮毛氣分，以其寒清涕，咳嗽頭疼，無汗惡寒宜發汗，汗出惡寒宜解肌。

感冒　微熱惡寒冷，感冒也，脈寸浮必。惡風寒，身熱有汗，丁足背溫，脊項強，噴嚏，咳貪睡。

傷風證　呵欠頓悶，口中氣熱，便清不渴，傷風也，脈浮大而緩。

散表湯　春冬用，兼治傷寒

羌活　藁本　秦艽　荊芥　薄荷　防風　杏仁

橘紅　甘草　加生薑、葱白，酒煎

自汗肢冷，加桂枝、黄芩。無汗加當歸、紫蘇葉

血虛頭痛，加當歸、川芎。身疼加威靈仙

滿悶加桔梗枳殼青皮　無寒無汗加淡豉乾姜
筋攣加木瓜　脉洪無汗加葛根
足冷加獨活　咽痛加桔梗牛子
痰加旋覆花前胡牛子白芥子枳實蘿蔔子　食加枳實蘿蔔子麥芽青皮神麯

痺證

與風證相似，多在陰分，必重着沉痛。風氣勝爲行痺，走注。
寒氣勝爲痛痺。濕氣勝爲着痺，即麻風。不痛不仁爲麻痺。
肝受風寒暑濕爲癱瘓不遂，語言蹇澀，及血虛脚氣。脉大而
濇或束急。

五痺湯

上海辭書出版社圖書館藏中醫稿抄本叢刊

柴胡　犀角　如虛炒紫苑　獨活　牛膝　桂枝

甘草　　加生姜

羌麻四物湯　肝　癱瘓脚氣

生地　當歸　川芎　白芍　羌活　天麻　秦艽

左半身不遂瘀血也加桃仁紅花竹瀝姜汁　腿臂有紅點加地龍没藥乳香

發汗過多成痓加防風去羌麻白芍

血虛心腹疞痛加乾姜去羌麻生地

衝任虛損經淋漓下血去羌麻加阿膠艾葉

子宮虛冷加艾葉製香附醋糊丸去羌麻　骨蒸加丹皮地骨去羌麻

虛寒經不調加阿膠去羌麻

醫　中氣

順風匀氣散 肝氣痺，狀若中風，偏枯半身不遂，口眼歪斜

白朮二錢 烏藥一錢 人參五分 天麻五分 白芷五分 蘇葉

木瓜 青皮醋炒 沉香汁 炙甘草各三分 加生薑

濕痺加夏枯草

桂枝五物湯 脾肝血痺，身體不仁，狀若風痺

桂枝 炙黃芪 白芍酒炒醋拌 生薑 大棗

○中氣

氣厥逆而涎潮昏塞，身冷如冰，牙關緊閉，因憂怒厥仆

清熱順氣湯

川連 知母 黃芩 胆星 香附 貝母 天虫炒淨

烏藥 全虫淨 加生姜 竹茹

○中風

痰隨風火上湧口眼歪斜厥逆身温不省人事犯肝經者十居七八 大忌鼻鼾口開手撒眼合遺尿吐沫直視髮直頭搖面赤汗綴等證 脉伏或虚

星香牽正湯 肝 牙関緊閉先以烏梅擦開牙根 卒死無脉以温熨斗熨兩臂下 初宜順氣開痰久宜活血 大忌破氣瀉氣及活血以動營血 口眼歪斜以

生蟬尾血 左歪點右嘴丫 右歪點左嘴丫 正即拭淨

胆星八錢 木香二錢 天虫三錢焙炒 全虫七枚洗淨 炮附子三分 行經

生化湯 三焦 中風邪氣作實 勿用 加麝香三厘 煎冲石菖蒲汁 竹瀝姜汁

生化湯 三焦 中風邪氣作痛二便不通用之

羌活　天麻　天黄　厚朴姜汁炒　枳實麩炒

舌强。以醋和含噙之。

。疫證須過一十七日不妨。大忌汗不出。或出不至足。下利腹痛厥逆。汗出脉無力。

疫乃天時不正之氣。沿家傳染。變態不一。多在兵旱之後。膀胱胆三經受病。幸而不死。人必疲乏。脉浮洪。或弦數。堅强急。十二日死。真疾八日死。細强。時大不鼓。十七日死。

救疫湯　無病卒死。必閉塞一臟。以此預防之。

藿香　薄荷　荆芥　連翹　甘草梢　生姜

葱。沖麝一匙

瘟疫敗毒散

羌活　獨活　荆芥　防風　前胡　薄荷　茯苓

枳壳炒 梔子研 黄芩 元参 山梔炒 川連 桔梗

甘草生 生姜 虛加人参

脚氣加大黄 蒼朮 便秘加大黄

膚癢加蟬退 心火加蓮蕊 連翹 燈心

腎火加川柏 胆火加柴胡

咽喉加天虫 風痰加半夏 陳皮

普濟消毒飲 大頭瘟

川連酒炒 黄芩酒炒各五錢 柴胡 吉梗各二錢 橘紅 板藍根

元参 連翹 馬勃 梔子 薄荷 生甘草各一錢 天虫

七分 升麻三分

寒證 表實故能濇血

宜汗 太陽陽明合病喘而胸滿 陽明病脉浮無汗而喘 陰盛陽虛 脉浮緊身痛 三陽證

忌汗 太陽發熱惡寒熱多寒少名無陽證 陽盛陰虛 尺脉遲 咽燥喉乾 咳而失小便 有表而下利者 淋 衄 瘡 少陰脉沉細數或厥 脉動數微弱 脉沉遲 已汗後病不去 腹中上下左右有動氣

宜下 陽盛陰虛反三陰 發汗不解腹滿痛 脉滑而數 下利三部脉平按之心下鞕 傷寒六七日目中不了了睛不和無表裏證大便難身微熱 陽明發汗多內亡津液而乾燥 少陰病二三日即口燥咽乾 [illegible]潤及自利清水色純青心中必痛而口中燥 厥陰舌卷囊縮 循衣摸床撮空

忌下 氣虛陽脫 太陽病表證未解 脉浮大惡寒嘔 喘 太陽陽明合病喘而胸滿 少陰病陽虛尺弱澀 脉數 惡飲 頭痛目黃 虛家 陽微 諸四逆厥

寒證

寒為陰邪。必濇血無汗。無渫。有渫有汗，為傷風。隨發熱而肢微厥。

表虛必惡寒有汗。宜解肌。表實必惡寒無汗。宜發散。

感寒　身覺微寒，或發熱而無汗。　脈浮而濇。

冒寒　身冷栗起，無汗，漸發熱而肢疼。　脈浮緊而遲。

傷寒　三陽經必手足熱而無汗。三陰經必肢冷腹痛身疼。　脈沉微而細，欲絕，陰也。　脈浮緊洪弦，陽也。

中寒　必驟見三陰象。　脈沉遲無力，或無。

葱豉湯　膀胱感寒。

葱白一握　連鬚　淡豉三兩　生姜五片　脈浮無汗，加葛根。

太陽

蘇葉桂枝湯　膀胱冒寒汗法

蘇葉　桂枝　荆芥　防風　當歸　淡豉　杏仁
橘紅　甘草　加葱白頭　生姜　冲酒五匙

○太陽膀胱經傷寒，以發熱惡寒頭痛脊項强便清不渴而
手足温和，或自汗惡風鼻鳴，或無汗而喘。
此表之表證。脉浮而緩，風兼寒也；或浮數，風寒皆熱。

蘇桂葱豉湯　汗法

蘇葉喘者忌　桂枝陽盛自汗者忌　秦艽　薄荷　荆芥　防風
淡豆豉　當歸酒炒　杏仁　橘紅　甘草
加生姜　葱白頭　冲酒五匙

頭痛甚〇加川芎藁本　無汗〇加乾姜

脇痛〇加青皮炒枳殼炒　痰〇加前胡蘇子

咽痛〇加桔梗　脉洪陽明無汗〇加葛根黄芩

〇太陽膀胱經　既見前表證〇又見口渴尿赤〇

此熱入膀胱府表之裡證〇　脉浮而數

桂枝二苓湯　清裡法〇

桂枝　赤茯苓　猪苓　澤瀉　滑石　甘草梢

〇太陽膀胱經　發汗多〇致叉手冒心〇心下悸欲得按〇

此熱入膀胱府裡之裡證〇　脉數

桂枝甘草湯　和裡法〇

桂枝　大棗　甘草

○太陽膀胱經　汗後臍下悸，欲作奔豚，心虛而腎氣動也。

此熱傷膀胱府裡之裡證。　脉左寸尺虛數

桂苓甘草湯　和裡法

桂枝　茯苓　甘草　大棗　甘爛水（以勺揚水萬遍滾）

○太陽膀胱陽明胃經合病表證　汗後身熱不退，心下結痛，煩躁懊憹

不得眠，或痰在膈中。　脉浮數或洪滑

梔豉葱白湯　吐法

梔子十四枚　淡豉五合　葱白十四枚　遍冲紅糖一塊，熱服。

○太陽膀胱陽明胃經合病裡證　頭目眼眶痛，鼻乾不眠，惡寒無汗，將患

陽明

熱也。脉微带浮洪象。

葛根解肌湯　鬆肌法。

葛根　防風　荆芥　白芷　淡豉　川芎　桔梗

甘草　加生姜　葱白

自下利。加蘇葉　白芍　黄芩　桂枝　大枣

○太陽膀胱陽明胃經合病半裏表證　太陽表未解。誤下而利不止。喘而汗出。兼陽明裏熱氣逆。　脉浮而洪

葛根黄連黄芩湯　和解法。

葛根　黄連炒　黄芩炒　炙甘草　加生姜　大枣

○陽明胃經府表證　頭疼身痛發熱。惡寒無汗。口渴目痛鼻

乾不得眠。及陽明發斑欲出不出。　脈浮緊而微洪。

羌防葛根湯　汗法。

羌活　防風　葛根　荊芥　川芎　淡豉　桔梗

甘草　加生姜

頭痛加白芷　腹痛加白芍

斑不透加紫草茸

○陽明胃經　身熱，口渴，背惡寒，自汗，氣逆，或日晡潮熱。

此熱漸入裡，陽明府表之裡證。　脈長洪大有力。　若浮滑表熱裡寒也。浮大而三陽合病也。

白虎湯　清裡法。

上海辭書出版社圖書館藏中醫稿抄本叢刊

石膏 知母 黄芩 甘草 加葛根竹葉粳米

○陽明胃經 陽邪入裡。胃實便鞕。潮熱讝語。自汗出。不惡寒。痞滿燥實堅全見而喘。此陽明府裡證 脉沉數實而有力

當歸潤腸湯 導法隨後。以此先潤之。亦導與下前之一法也

油當歸炒 松子仁研 栢子仁炒研 生地汁 生葛汁

加烏藥

蜜餞導法

生蜜 煎稠捻成錠子。浸冷水內稍冷取起 漸送入肛門內。潤之結糞自下

○陽明大腸經 陽明胃 身痛口渴煩躁不眠。喘而便鞕。燥實痞滿堅

全見自汗譫語，舌苔黃燥，腹痛如狂，熱沖乾嘔，此陽熱爍陰，陰陷入厥陰，宜急下以存津。腹不滿痛，切不可下。

此陽明裏之裏證。脈數而有力，或沉數而實。

小承氣湯 下法

大黃 厚朴炒，姜汁 枳實麩炒

腹滿痛極，加桂枝、白芍。多嘔，加前胡。

斑黃熱結，加柴胡、黃芩、石膏，再入鐵漿水冲。如狂，加桃仁、桂心、大腹皮、木通煎，冲鹽少許。

胃陽呃，加橘皮、竹茹、代赭石。

○陽明胃經 汗吐下解後，心下痞鞕，噫氣不除，胃氣弱也。 脈右

和法

代赭旋覆湯　和法　并治反胃噎食氣逆不降神方

代赭石一兩　旋覆花三兩　半夏五錢　甘草三錢

或加橘皮竹茹　本方加人參一錢　生姜五錢　大棗六枚

陽明胃經　陽明汗出不解。陽邪入裡。熱結胃府。心下痞鞕。

○少陽胆經　煩渴譫語。腹滿便秘。又見少陽往來寒熱。嘔而下利。

脉洪數而弦。或沉實。亦有譫語便秘。潮熱而喘。痞滿不通。

見脇痛耳聾。嘔而口苦。脉弦數。並宜解表攻裡。

大柴胡湯　雙解法。

柴胡　半夏　大黃酒浸　枳實炒　黃芩炒　白芍炒　厚朴姜汁炒

茯苓　橘紅　甘草　加生姜　大棗

寒證

○陽明胃經　既疾熱不眠。又胃虛煩而驚悸。口苦嘔涎。

少陽膽經　脈弦而滑。

溫膽湯　和法。

製半夏　刮橘紅　枳實炒　白茯苓　甘草　竹茹

加生姜　大棗

心虛加人參　棗仁　心内煩熱加麦冬　川連

口燥舌乾去半夏加麦冬　花粉　五味子　表熱未清加柴胡

内虛大便自利去枳實加白术　内實心煩加黑山梔

○少陽膽經　往來寒熱。胸脇痞滿。默默不欲食。心煩喜嘔。

苦耳聾。腹中脇下痞。或渴欲　悸利　小便不利。　又或傷寒五

少陽○

六日頭汗出，微惡寒，足冷，心下滿，不欲食，大便難。

此半表證（脉弦，如二法；爲陽微結）

和法。（未入少陽而用柴胡，爲引賊入門；既入少陽而和用柴胡，邪必藉入。）

小柴胡湯

柴胡　半夏　黄芩　人參　甘草　加生姜　大棗

咳嗽，去人參、姜、棗，加乾姜、五味子。　嘔逆，加竹茹、橘紅。

脇痛，加白芍、青皮。　大便不通，加竹茹、枳實。

煩而不嘔，去人參、半夏，加瓜蔞仁。　渴，加花粉，去半夏。

不渴外微熱，去人參，加桂枝。　虛煩，加竹葉、粳米。

痰多，加瓜蔞仁（炒）、貝母、枳子。　發黄，加山梔、茵陳。

頭痛，加川芎。

吳氏彙纂　寒證

少陽胆證 脇下硬作結胸，熱之則痛。

此半裡證 脈浮而滑

小陷胸湯 下法

川連 半夏 枳實炒 栝蔞仁炒研細 重酌用

太陽膀胱太陰脾合證 膀胱誤下，致腹滿痛，便秘大實痛，口燥咽乾

轉屬脾陰 脈沉數而實

桂枝大黃湯 溫下法

桂枝 大黃酒浸炒 白芍炒 炙甘草 加生姜 大棗

陽明胃太陰脾合證 手足温，太陰當發黃，反小便利而不能發黃，至七八

大便鞕者，陽明胃實也。 脈洪實有力

枳實導滯湯 裡證 消導法

大黄　枳實麸炒　黄芩酒炒　神麯炒　茯苓　澤瀉

陽明胃太陰脾合證　腹滿。脉浮。太陰汗。多。微惡寒。陽明　脉遲。尚惡太陽

當歸桂枝湯 表證 汗法。

當歸　桂枝　白芍酒炒　木通　乾姜　炙甘草

裡證腹痛脉沉。倍白芍和之　腹痛甚。去芍加大黄下之

。陽明胃太陰脾合證　氣血不和。腹中作痛。肝木乘脾。或誤表發熱。

脚攣吐逆。　脉沉而遲

加味建中湯 裡證 溫法。

肉桂枝　白芍炒　炙甘草　生姜　大棗

煎冲飴糖五錢

脉緩傷水加茯苓　脉沉傷血加知母黄芪八分

脉濇傷血加當歸　脉弦傷氣加白芍

脉遲傷寒加乾姜

○陽明胃太陰脾合證　傷寒病時熱盛多服冷藥冷水熱勢已止胃虚寒而冷氣發便有噫嘔噦聞食覺臭而不下食服以

雷鳴瀉利　脉右關虚數

蘆根湯　和法

蘆根三兩　竹茹一升　生姜二兩　粳米六合

○陽明胃太陰脾合證　腹中急痛一三日以悸而煩心中厥理虚有寒

上海辭書出版社圖書館藏中醫稿抄本叢刊

脉陽濇陰弦

小建中湯重出　溫法。
桂枝　白芍炒　炙甘草　生姜　大棗　煎。沖飴糖五六匙

陽明胃太陰脾合證　陰陽氣血不和。肝木乘脾腹痛。　脉左濇弦右

芍藥甘草湯　和法。
白芍炒　炙甘草各四兩　或寒濕腹痛。加肉桂姜炙

陽明胃少陰腎合證　陽明寒。食穀欲嘔。得湯反劇者此上焦有熱。又
見少陰吐利。手足厥冷。煩躁欲死。[illegible]乾嘔吐涎頭痛厥陰也　脉沉數而弦

吴茱萸湯　溫法。

寒證

太陰

吳茱萸湯（泡淡）人參 生姜 大棗

陽明少陰合證 呃在中下二焦。聲頻頻短小。中焦也。聲長長。下焦。冷痰阻氣滯。

有血瘀。有火鬱。有胃熱失下。有汗吐下大虛。有大下胃虛。

陰火上衝。 脈右關尺數而滑。

丁香柿蒂湯 溫法。

丁香 柿蒂各二錢 人參一錢 生姜五片

太陰脾經 惡寒腹滿汗多。此半表證。 脈浮。

當歸桂枝湯、溫法。方查前頁

太陰脾經 寒多、多嘔吐、利腹痛。糞清不滑。或下利清穀。

踡不形。身痛甚。或欲吐、拘急。[illegible]不惡風。或結胸吐蚘。此

上海辭書出版社圖書館藏中醫稿抄本叢刊

裡證也。脉沉[illegible]加

加味理中湯　溫法。

白朮陳壁土炒　木香　炮姜　肉桂　人參　白芍炒　炙甘草

踡卧沉重利不止。加附子　加生姜　大棗。沖飴糖

腹痛去甘草

嘔吐。加半夏　姜汁　臍下動氣。倍肉桂

悸。加茯苓　陰黄。加茵陳

寒結胸。加枳實　無汗陰。加大棗　去甘草

無脉陰。加附子　茯苓　脉不出。加葱汁　猪膽汁　童便

太陰少陰厥陰合證　脉虛腎氣虛衰外風入之。厥逆上攻頭重而眩

吳氏彙篇

難於食，不知味。此理詮。　脉右關尺虛軟

白术附子湯　溫法

白术二兩　甘草一兩　炮附子一枚

○太陰脾厥陰肝合證　脾虛肝寔，痛瀉不止。水瀉、腹不痛，濕也；痛甚而瀉，瀉而痛減，食積也。瀉水腹痛腸鳴，痛一陣，瀉一陣，火也；或瀉或不瀉，或多或少者，痰也；完穀不化者，氣虛也。此詮。

脉左關弦，右關免

防風术芍湯　溫燥法

白术土炒三兩　白芍炒二兩　陳皮錫炒一兩五　防風一兩　甘草三錢

久瀉加升麻三分

少陰

○少陰腎經　初起一二日兩理證見象。此為表證。　脉沉數

麻黃附子甘草湯 微汗法

麻黃三分炒 防己七分 炙甘草五分

○少陰腎經 陽邪入裡，四逆不溫，欬悸腹痛，自利下重，溺閉。傳經之熱，此表之裡證，所以不甚

四逆散 清熱法

柴胡 白芍炒 枳實炒 炙甘草

欬加五味子、乾姜 悸加桂枝 小便不利加茯苓

腹痛加附子 泄利下重加薤白

○少陰腎經 水氣腹痛，自下利，小便不利，或疼、或咳或嘔。若不須分獨陰、六經亦戴陽多不治 此裡證 脈微而遲

真武湯　溫法

炮附子一枚　製白朮炒二兩　土炒白芍　炒白茯苓　生姜各三兩

水寒相搏而咳，加五味子、細辛、乾姜。小便利，去茯苓。

下利，去白芍，加乾姜。嘔吐，去附子，倍生姜。

嘔，加生姜。腹痛，倍白芍，加[illegible]寔。

咽痛，加桔梗。下利脈微，加葱白、童便、猪胆汁。

少陰腎經　下後胃陽虛，陰火上衝，作呃聲長大。此温裡。

脈右關軟弱，左關帶數。

丁香柿蒂湯　溫法

丁香　柿蒂各一錢　人參　製半夏　橘紅　茯苓　甘草

厥陰

○少陰腎經 面赤身熱，不煩，手足躁，飲水不入口，陰盛格陽也

加生脈

戴陽證 脈沉而微

益元湯 溫散法

炮附子 乾姜 艾葉 人參 麦冬 五味子 葱、川連

知母 甘草 加姜棗、葱白煎，冲童便冷服

○厥陰肝經 下利，厥逆，唾膿血，表邪縮入，此表證也

脈沉而遲

麻黃湯 汗法

麻黃 桂枝 杏仁 甘草

寒證

○厥陰所注 血脈不和，手足厥寒，以陽氣外虛，陰血內弱。此為裡證。若手衣撮空譫語摸床，多不救。脈細欲絕。

當歸四逆湯 溫法。

當歸 桂枝 白芍炒 木通 炙甘草 大棗

素有寒，加吳萸、生薑、酒煎。

○厥陰所終 唇青指甲青，口吐涎沫，撮空，陰縮，又或外熱乘肺，元氣虛衰，叉手冒心，尋衣摸床，譫語昏沉，不省人事，名撮空證。此裡之裡證。脈寸口虛數，右寸虛數。小承氣湯。

升陽散火湯 溫散法。

人參 白朮土炒 茯苓 橘紅 麥冬 當歸 白芍炒

黄芩　柴胡　炙甘草　加生姜　大枣

〇傷寒三陰經　身冷，腹痛，下利清穀，惡寒不渴，不惡風，四肢厥冷，或反不惡寒，面赤煩躁，內熱躁也，外熱裡本寒，而外似熱，欲坐井中，口渴欲飲水，或乾嘔咽痛。

或兼吐利，臍下少腹痛。　食痛，痛甚則利，利後痛減。　寒痛，痛甚脹滿，不可按，閉結難堪。　寒腹痛，痛無增減。

脈沉微細小，脈欲絕。證　自利不多，身涼脈靜者順；[illegible]熱脈大者逆。

加味建中湯　溫散法

生附子　桂枝　白芍炒　乾姜炮　[illegible]　炙甘草　大枣

加蔥白煎，冲[illegible]數匙

面赤格陽於上，加葱九；利止脈不出，加人參

吳氏彙[編]

○中寒三陰經　寒中於裏，陽氣不足。邪不在陽，和痛無身熱頭痛表證；邪縮於裏，故惡寒戰慄，四肢厥冷。寒中脾而腹痛吐瀉，口中不渴；寒中腎而引衣自蓋，踡臥沉重；寒中肝而指甲唇青，口吐涎沫而厥。脉沉遲

無加　或無

回陽救急湯　溫救法

人參　炮附子　乾姜　肉桂炙五分　白朮　茯苓各一錢

半夏　陳皮各七分　五味子九粒蜜炙

加生姜三片煎，冲麝三厘服。

無脉加豬胆汁。　泄瀉加升麻、黃芪。

嘔吐加姜汁　吐涎沫加鹽炒吳萸

。傷寒兩感治不識

第一日太陽頭痛項强。少陰口乾煩渴。姑用五苓散

第二日陽明身熱譫語。太陰腹滿不欲食。姑用大柴胡湯

第三日少陽脇痛耳聾。厥陰舌卷囊縮。姑用大承氣湯

兩解湯　葉氏姑救法

羌活　獨活　葛根　柴胡　前胡　乾姜　肉桂

當歸　吳萸　炙甘草　加人參

。太陽風濕相搏則發腫。炮附子　白朮　桂枝　甘草

、脈數汗出不止則發顫。羌活　獨活　荊芥　防風　白芷　連翹　花粉　川芎　歸尾　紅花　蘇木　吉梗　半夏　甘草

吳氏彙集

○喉不慧言不出○飲食反多○此非寒證服黃芩湯之證

○目不明○裡熱水涸也○承氣湯下之

○竹木聲走鑿○肺胃虛也○參苓白朮散說下者丸○

傷寒狐惑證 蟲食肛處狐○必下唇有瘡咽乾○苦參湯洗之○

蟲食咽喉為惑○上唇有瘡聲啞○遇仙丹治之○

遇仙丹 狐惑生者○少○

雞心檳榔 黑丑頭末各四兩 木香五錢 大黃二兩

末丸○大人三錢 小兒一錢 空心砂糖湯下○

傷寒百合證 八常脈○似寒非寒似熱非熱○欲食不食○欲卧不

卧○欲行不行○飲食臭○口苦小便赤○為入脚吐利○如有

神祟身形似和。沉於陰分者，以陽藥治；見於陽分者，以陰藥治。

百合湯

百合擘，七枚 生地汁一升 煎服。見大便如黑漆，可加服。

汗後，以知母三兩易生地，井水煎二汁服。

吐後，照方以雞子黃一枚易去生地，井水煎二汁服。

下後，以代赭石、滑石煎二汁，百合服。

傷寒勞復證

二病後，血氣未平，餘熱未盡，早作勤動，熱氣復作經脈而成勞。勞於氣者，四君湯；勞於血者，四物湯；勞於脾者，參苓白朮散。

梔豉枳實湯

梔子六枚 淡豉一升 枳實炒，三枚 溫服取汗。食復加大黃。

麥冬湯　氣欲絕急救之

人參另煎沖服一錢　麥冬二兩　炙甘草三兩　粳米半合煮湯入藥

加　鮮竹葉十五片　大棗五枚

傷寒女勞復　瘥後交接婦人卵縮入腹現種種惡象九死一生

脈離絕者不治

當歸四逆湯　加吳萸附子急治回陽

雄鼠矢湯　始投之

雄鼠矢兩頭尖者十四粒　梔子十四枚　麥冬三錢　熟地炒三錢　枳殼炒三

枚　末

加連鬚葱白一莖　香豉三十粒　生薑二錢

傷寒後越經證　病不在表身無寒熱漸神昏不語或睡中獨

論心火上逼肺也。目赤口乾。邪熱入裡也。不飲水與粥則嘔。不眠，力怯形如醉人。邪熱在陰也。　脉浮數重按有力

導赤各半湯　和法。

川連　黄芩　犀角　知母　山梔　滑石　麦冬　人參　茯神　甘草　加燈心　姜枣煎。

疝氣證　肝家受寒。痛引睾丸。宗筋收束。　脉緊

山查荔核湯　溫法。

山查炭　小茴炒　荔核煨　木香　木瓜　枳壳炒　梔子炒　吴茱萸泡　末。和長流水煎。空心服。

可加川楝肉炒　元胡醋　橘核炒。治心疝下

吳氏彙纂　寒證　格證

痼冷證　陽氣衰弱，胃脾虛寒，致種種寒疾。　脉沉遲。

振陽湯　治腰足清冷如冰。

人參　炮附子　炮姜　丁香　木香　沉香　元胡索

肉果麵煨　包　白术炒　茯苓　炙甘草　山萸肉

濃煎，空心服。

○格證

脾肝甚寒之氣，吐逆不入，腎陽衰敗。　脉左右搏大四倍，或細沉。

六味湯　早服。此陽盛隔脾腎之寒所格也。

六味　車前子炒研　牛膝酒炒　肉桂引。

黃連湯　晚服。

上海辭書出版社圖書館藏中醫稿抄本叢刊

脾腎虛寒泄瀉

四神丸

補骨脂（酒浸一宿炒）四兩

吴茱萸（鹽湯泡）一兩

肉果（麵包煨）二兩

五味子（炒）三兩

大棗百枚　生薑八兩（切片）

以水同煮去薑

取棗肉丸（梧子大）每服二錢　臨卧鹽湯下

人參（人乳拌蒸）　川連（吴茱萸汁炒）　炮姜各一錢五分　桂枝一錢　製半夏一錢五分

加大棗

○諸痛證

皆風寒也　並宜溫散　脈痛甚必伏

歸芍甘草湯　效如神

當歸（酒炒）　白芍（酒炒）　香附（醋炒）　查肉（炒）　炙甘草

煎沖砂糖服

頭痛加羌活　藁本

胃痛加白蔻仁　姜黄

心腹痛加丹參　木通

腹痛加桂枝

少腹痛加砂仁　荔枝核　元胡索

喉痛加元參　射干　粘子　去歸芍　香附

肢痛加秦艽 桂枝 桑枝 木瓜　　脇痛加青皮炒 只殼炒

肩背痛加威靈仙 秦艽　　氣痛加旋覆花 牛夕 代赭石 沉香

疝痛加荔核 小茴 川楝 木瓜　　痞癖痛加三稜 蓬朮 陳皮 牛膝 葱白

。食臭證

胃脾虚寒也，宜溫之。　　脈右關遲軟

薏仁湯

白薏仁炒研 白朮土炒 茯苓 白芍炒 炙甘草 生姜重用

虚熱嘔也，加蘆根 竹茹 粳米百粒

暑證

暑爲陽邪，先入心而傷氣，初病即渴，頭痛，口乾，面垢，自汗，喘逆，泄瀉，身熱少氣而倦怠。暑毒入心，必發熱大渴，溺閉，四冷，連。

冒暑因納涼而反受暑氣，頭昏目眩而懶，脈虛而
傷暑頭痛面垢，潮熱自汗，吐衄，懶倦不收，數細

中暑神昏不知人事，脈虛或
伏暑獨熱不寒，瘧痺，脈伏

暑風必手足搐搦，狀若驚風，脈必數
暑厥必手足逆冷，耳聾暈昏，脈必伏

中熱頭痛壯熱，脈洪
大渴引飲，盛

中暍身冷如冰，脈遲而
陰暑之證，細

霍亂因暑濕而熱極，卒腹痛而吐瀉，風寒，脈伏，忌大忌米
著濕傷脾胃，必轉筋，亦有乾霍亂者，脈澁，氣

注夏暑傷元氣，肺脾軟而
虛羸懶飲食，脈弱

一方無川連人參茯苓甘草

一方無川連加人參白朮茯苓橘紅黃芪木瓜炙甘草

清暑湯

葛根 青蒿 川連 薄荷 黃芩 麦冬 藿梗

石膏 甘草 加蘆根 荷梗 井水煎

熱傷元氣加人參五味 嘔加羚羊角 川楝肉 鈎藤勾

香薷飲 肺心 感冒兼脾胃濕

香薷一錢五分 并去濕 厚朴一錢姜汁炒 扁豆炒一錢 川連五分姜汁炒

煎冷服 熱服發瀉

一方無川連 無扁豆

六一散 肺膀胱 中暑濕

滑石六錢 粉甘草一錢 井水冲服

二香散 肺脾肝 霍亂轉筋

香薷　藿香　木瓜　牛膝　檳榔　甘草

滾冲石菖蒲汁

生脉散　肺脱　注夏傷暑

人參　麦冬　五味子　蜜丸

陰陽水　肺脱　中熱

井水　百沸湯　和服

[illegible]藿湯　中暍

乾姜　藿梗　木瓜　杏仁　薄桂　甘草　井水煎

○瘧證

胆肝受邪　先寒後熱　獨熱不寒名癉瘧　陰氣虛而偏於陰也　先熱後寒

陰氣虛而併於陽也。寒熱間作。陰陽交爭也。不外風寒暑濕瘀食。必先腰脊痠疼。胱虛面白或黃。唇青髮豎。眼花浮腫毫毛凜慄。欠伸鼓頷。胃虛頭痛渴欲飲冷。膽虛外邪乘於半表半裡之在少陽所主之界。入與陰爭。陽勝則熱。出與陽爭。陰勝則寒。春必惡風。少陽怯也。夏必多汗。少陽熱也。秋必寒甚。太陽風也。冬必寒徵。陽不爭也。瘧已復發。宜大補脾胃。陰虛人久瘧。邪陷中焦。結為瘧母也。邪淺一日一發。邪深間日一發。

。三陰脾肝腎瘧　陰經受病。中氣虛極。營衛俱虧。大忌汗下。已提至陽分。俟汗出至膝臏內方住。宜珍湯。移早則邪達於陽移晏則邪陷於陰。無汗要有汗則止。有汗至無汗則已。　腎經子午卯酉日作。

肝經寅申巳亥日作。脾經丑未辰戌日作。

脉　中暑。虛。伏暑。雍瘧。虛而細。瘧。脉見弦。

截邪湯　主方。

青蒿。鈎藤。薄荷。前胡。知母。貝母。淡豉。

木瓜。甘草。澤瀉。為主。加生姜陳茶。

風。加防風。寒。加桂枝當歸葱白酒。

暑。加荷梗蘆根。熱。知石膏黄芩。

濕。加蒼朮滑石大腹皮。痰。加旋覆花蔔子白芥子蘇子。

食。加神麯蔔子查肉麥芽。非時瘧。加蘇子柴胡黄芩。

頭痛。加羌活防風。撮空。加羚羊角。

久不止。加肯角、鱉甲、當歸、秦艽、臘茶并炒蒼耳子，再以斑蝥一枚去嘴足合大棗肉一粒研。清晨同萬應膏貼眉心。午後揭去。起一水泡，挑穿出水。其邪拔盡。

溫經建中湯　三陰瘧

桂枝　白芍炒　炮姜　炙甘草

加生姜、大棗，煎汁，飴糖一塊，一服。

濕證

濕爲陰邪，害皮肉筋脉，必身重，身痛，頭空，腫滿泄瀉，股節拘二下

疼痛，有汗。濕溫，濕兒。

痢疾

濕熱傳於大腸，腹痛裡急後重，痢前不如，其毒難鬆。脾陽不和是也，大忌噤口惡食。

痢後不吃，其虛兄極。

羌防二苓湯

羌活　防風　荊芥炒　赤苓　猪苓　枳實炒　桔梗二分

滑石　甘草　加生姜、陳茶葢沖，煉蜜三匙。

禁口痢，加石菖蒲、元蓮肉。痢久，加炒黑地榆、炒槐花、炒茅术、藁芥、橘紅。

暑，加青蒿、藿梗、薄荷、川香。痢止，以人參、白术補之。

濕證　痢　中濕　六氣

勝濕湯　秋燥

羌活　薄荷　防風　荊芥　查肉　赤茯苓　枳實炒

滑石　甘草　藿梗　加生大黃香薷煎冲水糖熟蜜下加糯米百粒

餘加同前　秋冬痢腹痛加肉桂　痢證大忌熟地

○中濕

喎邪不遂　舌强語澁　昏不知人　脉表見浮大裡見沉寔或數緊動滑

滲濕湯　行水法　在表在上汗之在裡在下滲之

香薷　茯苓　猪苓　澤瀉　紫蘇　木通　甘草梢

薄荷

○水氣

惡風自汗出。無大熱。不渴。一身悉腫。脉浮

加味五皮飲

五加皮　地骨皮　茯苓皮　大腹皮　生姜皮

加桑白皮 陳橘皮　水溢高原。肢體皆腫。加麥冬五十枚 糯米五十粒 姜炒。

身重腹痛。加炮姜 白术　腫甚。加冬葵子 檳榔 木瓜 蛾黄芩 紫草茸

風水。加麻黄 防己　頭痛。加羌活 獨活 蔓荊子 防風 防己 藁本

脾濕。加白术 茅术 防風 防己　寒濕。加附子 漢防己　脹水。加麻黄 石膏

○蠱脹

脐。脊。大盃。肚腹脹大。四肢浮腫。喘急痰盛。小便不利。大便溏黄。

脉右關尺虛細。

吴氏彙纂　水氣　蠱脹

加減腎氣丸 兼治下消

六味 炮附子 肉桂 牛膝酒浸 車前子炒

蜜丸 日以黑大豆汁送下三五錢

○脚氣

氣傷血必先痛後腫 血傷氣必先腫後痛 濕脚氣必筋脉弛長腫痛 乾脚氣必蹇縮枯細不腫而乾痛 脉必沉而寬

紫蘇飲 神方 治而痛

紫蘇 牛膝 防已 木瓜 木通 檳榔 羚羊一錢

甘草梢 加烏藥 薏苡仁

乾加當歸 芎 芩 生地 犀角 夏枯草

溼加川柏 威靈仙 蒼术 澤瀉 滑石 茵陳 苦參 羌活 獨活

熱加石膏 犀角　痰加姜汁 竹瀝

便秘加桃仁 紅花　氣秘加人參 茯苓

血虛加四物 羌活 明天麻　小便赤澀加車前子 瞿麦

〇腿濕毒 火并流

脾濕下流，歸於腿而腫爛。或時有紅點，流易不常。脉[illegible]

三妙散

製蒼术二两 炒　川柏一两 酒炒　淮牛膝三两 炒　加木瓜二两 清服。

流火，當用杜牛膝汁一两，木通一两，煎，冲酒服。

〇蟲證 濕熱所致者

因濕而成，似癬，嚼類有白點起。脉同濕證，或數而作小

腳氣　腿濕毒　虫證

使君丸每末以所好之藥拌炒

使君肉焙二兩　南星薑汁製炒　檳榔炒各一兩　苡仁炒三兩　蒼术炒一兩

和加烏梅肉二兩搗同蜜丸初一至十五蟲頭向上每以川椒湯送下一丸

蚘厥依烏梅　蠱蟲加龍眼以

蠏蟲加紫蘇　勞蟲加鰻魚骨

蟹瘕加蝦　寸白蟲加蔓荊子榧子

狐惑蝕上部者用半夏甘草瀉服

狐惑蝕下部者用苦參湯洗再用雄黃熏之可

消渴有蟲者用新苦楝根白皮切焙入麝二分同煎取蟲空心服

斑蝥一個日縳以磨虫自出
日擦十餘次虫自斷

。諸癬證

由脾經濕熱肺氣風毒所致。有因濕有因虫，如錢如荷葉，或長或歪。濕而肌數。

塗抹法　神效。治乾癬、濕癬、頑癬、牛皮馬皮癬、風癬、奶癬、刀癬、狗皮癬。鮮皂莢揩尤效。

土槿皮三錢切　斑蝥四個　檳榔四個切　苦參三錢　木鱉子四個切

浸燒酒內七日，逢一時拂，醋煎以葉揩。

又方　并治黄板瘡。

雄黄　白礬　吴茱萸炒　白芷　包豬油內，燒滴油塗之。

再以苦參湯洗，生姜合嫩小枝秋搗時揩。

。腎肉

氣之餘血滯而成以苔蘚花時指

發黃證

陽明胃經傷於寒但頭汗出腹滿口渴二便不利因濕停熱而遏其發黃致諸症有熱上薰目而黃發於外亦然因於勞

裡實小便黃赤不利宜利小便之或下

表實無汗宜汗之或吐之

濕在經日晡發熱鼻塞

黃在裡身不痛

濕在臟濡泄而小便其腹或脹滿

陽黃色如橘明而熱勝

濕在表一身盡痛

濕在關節身痛

黃汗身如橙色汗如柏汁小便清是無熱也

陰黃色晦濕勝而便溏

上海辭書出版社圖書館藏中醫稿抄本叢刊

脉沉宽湿热发黄　沉迟阴黄　细数虚劳

茵陈汤胃阳黄

茵陈　大黄酒浸　栀子炒　急黄者服加雀糞汤立愈

附子乾姜汤胃脾阴黄

茵陈　附子炮　乾姜　甘草炙

小建中汤胃脾虚劳发黄　小便自利

桂枝　白芍炒　炙甘草　生姜　大枣　煎冲饴糖

○裡急後重醫

因熱脾濕大便閉塞　裡急後重數至圊而不能便或便而不多

有膿血　脉右關數而濡

升陽除濕防風湯

蒼术二錢 防風二錢 白术炒 茯苓 白芍各一錢

胃寒腸鳴泄瀉。加白蔻仁、半夏、益智仁，加姜棗煎。

○脾癉證

脾熱，口中津液俱甜。脈右關洪數。

蘭草湯

省頭草二兩 煎代茶。

痛瀉證 脾虛故瀉，肝實故痛，此土敗木賊也。水瀉腹不痛，濕也。痛甚而瀉，瀉而痛減，食積也。瀉水腹痛腸鳴，痛一陣瀉一陣，火也。或瀉或不瀉，或多或少，痰也。完穀不化，氣虛也。

防术白芍湯

白术二兩，炒 白芍一兩，炒 陳皮炒，半兩 防風一兩 或丸。久瀉加升麻。

燥證

燥爲枯涸乾劫之指。肺燥則乾咳少痰。下焦燥金而血虛。肌肉銷鑠。

或氣嗽絲久。將成肺痿。乍寒乍熱。唾涕稠粘。喘息氣上居。

焦乾。亦有唾血。漸覺瘦小。小便赤色。名一敗毛聳。此亦成蒸。或

久嗽成肺癰。唾黏成膿。出無多少。亦有大腸燥甚。胃者氣

强寔。小便數而大便難。成脾約者。皆因汗下亡津。或房勞

盃堝。或服餌金石。或濃酒厚味。皆助火所於真陰也。脈澀毛

焦脘落者不治。宜甘寒滋潤之。脈細澀而微。脾約右關浮濇。

外燥皮膚皺揭。內燥津少煩渴。上燥咽焦鼻乾。下燥腸枯便秘。

皮燥。瘙癢焦刀。

潤燥清氣湯　氣燥○

大黃、　黃芩　乾葛　麥冬　山梔炒　青蒿　花粉

木通、　瓜蔞仁　地骨皮　甘草、

加白蜜　蘆根　燥從上焦傷○必咳嗆引飲

肺燥○加桑白皮　　脾燥○加麻仁　　胃燥○加牛乳　蔗汁

腸燥○用小潤腸　　肝燥○加猪脂　　腎燥○加龜甲　元參

風結○加歸尾　蘇子　血結○加桃仁　麻仁　痰○加貝母　苡仁　蔞子　天虫　脈長有力○白虎湯

潤燥滋陰湯　血燥○

生地酒炒　鱉甲炙　龜甲炙　天冬　麥冬　丹皮

青蒿　當歸

加汁鬱 猪脂煎冲 竹瀝

○腸痹證

溼鬱化熱，食進難下，大便不通，不飢少飲，飲而小水難出，中氣喘爭，腸中收痛，肺氣不開降也。脉右寸關數

杏仁瓜蔞湯 枇葉代

杏仁 土瓜蔞皮 枇杷葉炙 鬱金 山梔炒 淡豆豉

紫菀 枳殼少 吳苓 猪苓

○胸痹證

胸陽阻遏，陰氣上逆，必胸背痛而短氣，喘息咳唾，心下滿，寒月因陽氣下降，痰飲食鬱遏熱者。脉關而弦緊

此方創于錢仲陽治小兒後張仲景有八味丸世之傳訛

茯菟丸 白濁 米飲

茯苓 苡仁炒 薤白 枳實炒 桂枝 厚朴炒 白酒

治消渴證

腎消下趨則消水不上騰則渴

上消 舌赤裂 大渴引飲　中消 胃熱善食 而飢骨瘦　下消 腎熱 焦口渴　脈緊數 相搏

導赤散 心 上消

生地 木通 甘草梢 加竹葉

白虎湯 胃 中消

石膏 知母 甘草 葛根 加粳米 糯粉 煎沖牛乳 白蜜

六味地黃湯 肝腎 下消

爲子洞實之仙方不小
可忽也

按此證言明嘉言先生主治在肺總以爲此證當潤肺以養食不必以肺節制也內加補皮衣證石

熟地八錢　山萸八兩　淮山四兩錢各　山丹皮　茯苓　澤瀉各三錢

諸藥以滋氣用澤瀉者所以瀉其濕也古人之用意若此

七黃黑豆湯　三消渴

大黃　黑豆　甘草梢

○離魂證

口中喃喃能知戶外事肝氣游行飛揚上越肺無津液以養肝

脈右寸數左關弦

二冬棗仁湯

天冬　麥冬　棗仁炒研　白芍炒　人參　五味子　鱉甲炙

加青蒿

○脾約證

脾氣燥而約結，不行大腸，而大便堅難以自遂。脈右關浮濇。

麻仁丸

大黃　厚朴炒　枳實炒　麻仁研炒　杏仁研　白芍炒

蜜丸，鹽湯下。

○淋證

小便短數也。膏淋，白如油膏。氣淋，便濇餘瀝。血淋，尿血而痛。石淋，精結成塊。勞淋，遇勞即發。冷淋，寒戰後溲。此證關有。脈左寸尺數。

琥珀散

滑石二錢　琥珀末　川萆薢　赤茯苓　烏藥　益智仁

石菖蒲　木通　月蓄　木香　當歸　黄柏炒　[illegible]

甘草梢五分　末服。膏淋以鹽少許泡湯下。腎虛熱不能主其府。

便閉證

上焦氣閉則渴。下焦血閉不渴。　小便閉胞移熱膀胱也。

便閉熱結大腸也。　脉数

滋腎丸　小便閉。

知母酒炒一两　川柏酒炒二两　肉桂一錢　為末。以蜜丸。每以鹽少許納臍中。

五仁潤腸　大便閉。

麻仁炒　郁李仁　松仁　柏仁炒　杏仁炒　加陳皮[illegible]

脾約證

淋證　便閉　鼓脹

吳氏彙箋

膀受水液為迫而氣不轉行，小腸瘀滯，必臍下急痛、煩悶、汗出，脉細。先用吐法。

腎氣丸

熟地四兩　茯苓三兩，乳拌　山藥微炒　丹皮酒洗　萸肉酒潤　澤瀉酒浸　川牛膝酒浸　車前子微炒　蜜丸。命門火衰，加桂附以化陰。

。厥逆證當入火門

肢因氣血逆而冷也。

熱厥　熱極神昏

寒厥　面青神昏，唇口青黑，踡臥身冷，不渴便利

氣厥　氣急身冷吐沫

痰厥　忽然昏倒

蚘厥　胃中寒冷或熱，忽痛絕

食厥　痰裹食嵌，痰閉不通

尸厥　中邪惡，牙緊口噤，昏不知人

陽厥　身熱而渴

陰厥　身涼而不渴

薄厥　大怒血上，令人暴絕

血厥　汗出多而血少，陽氣上[illegible]不行也

痙厥　氣血偏而肝火上逆

痿厥。陽明絡空，四肢不用，腎虛。氣逆，頭 酒厥。酒醉入房

脉。數。沉數而不洪。寒。微而沉伏。氣。沉。痰。沉滑。蛔。沉細而弦，乍大乍小。

食。脉無。尸。沉，和汗自出，必其一。暑。數或微。陰。沉細而微。血。左關微伏。

血。芤伏。痓。左關弦。痙。左關右關軟而無力。

五苓散 熱厥，戊一散。四逆 理中 治寒厥。氣厥 順氣散

順氣散 氣厥

烏藥 橘紅 白豆仁 藿香 木香 砂仁炒 甘草 末。二錢，淡鹽湯下。

五磨飲 治食上膈，并治噎膈反胃，并治氣阻不大便。

檳榔汁 沉香汁 烏藥汁 木香汁 枳實汁 薑根湯沖服

二陳三子湯　痰厥。

製半夏　刮橘紅　茯苓　前胡　蘇子研炒　白芥子研炒

菔子炒研　炙甘草　加生姜汁竹瀝

烏梅湯　蚘厥。

烏梅肉　川楝肉　川連　使君肉　煎沖醋一匙

保和散　食厥。先以熱水調鹽，指探吐

枳實炒　查肉炒　麥芽炒　神曲炒　橘紅　厚朴姜汁炒　青皮醋炒

菔子炒　藿梗　木香　焦飯巴　末。三錢開水下

追魂湯　尸厥。

麻黃去節　杏仁去皮尖　炙甘草　煎沖生姜汁童便灌下。

承氣白虎湯　陽明

大黄　石膏　厚朴炒　枳實炒　黄芩　知母　甘草

椒附通陽湯　葉氏　陰厥即腎厥

川椒　炮附子　淡乾薑　半夏　茯苓　生姜　葱

玉燭散　腎厥　四物　熱結　血分

大黄　桃仁炒研　歸尾　生地　川芎　赤芍　甘草

蒲黄湯　煎厥　怒氣傷肝之煩厥　陰也　名曰煩

蒲黄炒一兩　生地　熟地各五錢　天冬肉　麥冬肉各三錢　元參

鱉甲炙　活磁石煅　阿膠蛤粉炒烊化　木衣　當歸　馬料豆衣

加酒煎　沖羚羊角汁　另沖人參

白薇返魂湯　血厥

白薇　當歸　川芎　赤芍　人參　蘇葉　炙甘草

痙厥湯　痙

阿膠　九孔石决明醋炙　熟地炒　生白芍　遠志炒　石菖蒲

酒厥治法

葛花　雞距子一　煎同生姜汁灌之

止厥膏　痿厥

活鱉甲　阿膠　方諸水　鮮生地　天冬　青黛

元參

○虛爍證

婦傷勞後，肌熱面赤，煩渴引飲，肝脾血虛也，身熱。脉大而虛，若大而長。

也，係白虎湯證矣。若血寒也，身涼。

當歸補血湯

炙黃芪一兩　當歸二錢酒炒　空心服。

虛勞

火證

氣有餘便是火，係邪也。相火起於肝腎，虛火由於勞損，實火生於亢害。燥火本乎血虛，濕火因乎濕熱，鬱火必緣遏抑。　手少陽三焦火，必爲消渴，傳入手厥陰心包絡爲相火。心包相火與三焦相火爲表裏，若不傳入，不過爲相火之虛位而已。心主亂則二火僉然從之。　脉洪而數，若沉數爲火鬱，必外見寒象。

肺火出涕，失音。　心火出汗。　脾火口甜，或苦，出涎。　肝火出淚，泣。　腎火出唾。

骨蒸　骨熱血虛，內燥咳嗽，潮熱往來，寒熱口乾，便溏，脉細數。月經不調，肝脾犯胃則有吐逆，或胃脹等證。

狂　邪入於陽，心熱，則或癲或狂之證起。肝熱。爲癲。心陰不足，必知畏懼，多喜笑而不；肝陽有餘，必多怒人不能制而爲狂。若發暴而痰血塞於心竅而致。　脉左關弦數爲狂，左寸數爲癲。

癇　因驚恐憂怒火盛下心，痰塞心竅，發時卒倒搐掣叫吼，吐涎食頃乃醒。陽癇在表爲府，見身熱，易治；陰癇在裡爲藏，見身涼，而難治。脈：陽癇必浮，陰癇必沉。

煩　心爲熱擾，諸屬於陽也。脈左寸必數。

躁　腎爲邪入，諸屬於陰也。脈兩尺細數。

有無名火，無經絡脈證可辨，致暴病卒死者。

清火湯　一切火

生地　丹皮　黃芩　山梔炒　知母鹽水炒　元參　連翹

地骨皮　澤瀉　甘草梢　加蘆根　竹瀝

中熱，加白芍　木通。　肺，加桑白皮　天冬　麥冬　枇杷葉　白蘞

肺痿，加阿膠　白及。　心，加犀角　川連　木通

头音○加粘子 貝母 漏蘆 杏仁 紫菀 桔梗 肺脹○加薄荷 青蒿 羚羊角

心○加川連 犀角 木通 胃○加大黄 石膏 青黛 射干

胆○肝○加龍胆草 川連 肝腎○加磁石 龟甲

小腸○加木通 龟甲 瞿麦 鱉甲 大腸○加大黄 芥 治目赤○

痰○加柏子 天虫 酒毒○加葛根

吐膿血○加紫菀

○肺痿證

肺氣虛寒或熱傷肺而微熱蒸蒸○人若無力○ 脉右寸虛數

秦艽鱉甲湯 可加麦冬 生地 生藕汁 桑皮汁 白蜜

人參 秦艽 鱉甲炙 地骨皮 紫菀 甘草 加生姜 大枣

吳氏彙纂 火證 肺痿 喉痹

〇喉痺證 及喉

一〇陰少陰心君火脈 一〇陽少陽胆相火經結而成。足少陰腎循喉嚨火發而能作痛 脈左三部數

菖蒲牛膝湯 神效

石菖蒲 研 杜牛膝 研 山豆根 研 白蒺藜 炒去刺 牛蒡子 研 貝母

木賊草 紫花地丁 射干 桔梗 甘草 元參

薄荷 紫苑 炒蜜 加馬蘭頭汁。冲水斤 葱管汁冲三匙 再搗勻燉 嚥吐涎

咽喉急閉。冲酒冬青汁服

〇胃蒸證

皮膚蒸熱。洒洒寒熱。日晡尤甚。喘嗽氣急。 脈右寸數

瀉白散 肺火。

桑白皮　地骨皮各一錢　川連七分　甘草二分

加粳米百粒

○其或火炎水竭，真陰銷鑠，致肌骨間蒸蒸而熱。晝熱夜静者，陽氣旺於陽分，治在氣分；晝静夜熱者，陽氣下陷陰中，治在血分；熱入血室也。晝夜俱熱，是重陽無陰也，當急瀉陽，峻補陰。

清骨散

銀柴胡一錢五分　胡連　秦艽　鱉甲童便炙　地骨皮　青蒿　知母各一錢　炙甘草五分

若崗在胃經，見有汗，脉長，石膏井水

加元參　大黄

○其或風陽之邪，在表則表熱，在裡則裡熱，附骨則骨蒸。陰虚則午後壯熱。睡而盜汗。風火相搏則咳嗽。蒸久血枯則肌瘦。

虛火上炎則頰赤。 脈細為虛數為熱

秦艽鱉甲散

炙鱉甲一兩 秦艽 知母 當歸各五錢 柴胡三錢 青蒿二錢

地骨皮一兩 烏梅一個

逍遙散 脈左關弦數

柴胡 當歸酒拌 薄荷 白芍酒炒 白朮土炒 茯苓各一錢 炙甘草

五分 加大黃 地骨皮 秦艽 知母 生鱉甲 童便

怒氣傷肝。加青蒿 梔子 丹皮

○其或勞瘵骨蒸。肺熱咳嗽。百脈空虛。有痰有血。陰火上炎。非

填精潤燥。不能治也。脉左寸関弦細右寸関虚軟

二冬煎

麦冬　天冬　苡仁炒　生地　百合　貝母　桑白皮炙

地骨皮　丹皮　棗仁研炒　五味子蜜炙　枇杷葉蜜炙

煎冲阿膠　童便

。血風勞

去血過多。内熱則循衣摸床。撮空閉目。揚手擲足。錯語失神。

脉弦浮而虚

生地黄連湯

生地　川芎　當歸酒炒　白芍酒炒　防風　山梔炒　黄芩炒

川連　脉寔加大黄

四物二連湯　熱入血室

生地　川芎　當歸　白芍　川連　胡連

加青蒿

。閉證

濇而小便不通肺氣熱甚心火上炎也　脉右寸数左同

薄荷湯

薄荷　桑白皮蜜炙　地骨皮　木通　滑石　檳榔　生地

川連　郁李仁　砂仁炒去衣研　知母　川柏　澤瀉

加胎髮[illegible]煆

○癲癇狂證

癲屬心陰不足，必知畏懼而多喜笑。狂屬心陽亢甚，所以有餘，不知畏懼而多忿怒。脉左寸關數

癇屬火盛干心，痰塞心竅，卒倒而抽掣叫吼，吐涎食頃乃醒。脉喜浮忌沉　此因木鬱而心氣少抑，肺金氣怯不能制肝木，有不語呆瞪之象，且有肝氣之證，治宜舒木滋金兼以開痰自痊。

白金丸　癲狂。

白礬三兩　鬱金七兩　加羚羊角、犀角　薄荷糊丸。

麦冬扶肺湯　癇

麥冬　生地　川連　前胡　知寔　烏藥　青蒿
木通　甘草　加膽星煎冲石菖蒲汁竹瀝姜汁
後去開竅之品加人參五味
辰砂散　治仝上
明辰砂一兩　明乳香　棗仁炒研各五錢　溫酒調末下或薄荷湯
○煩證
內熱曰煩　煩心煩有根之火也　躁如和　有血虛而煩者　證名曰悗　戚
左寸虛數
導赤散加味　煩
生地　川連　木通　甘草梢

上海辭書出版社圖書館藏中醫稿抄本叢刊

參歸打地湯 悅

人參 當歸 川栢 生地

○蹤證

外熱曰蹤，蹤督無根之火也。煩悶不和，必身體動擾，手足撩亂，飲穀衰

入井。脉左尺虛數。

益元湯 見傷寒

○失音證

有肺火盛者，宜瀉肺；有肝腎虛火盛者，宜滋陰。脉右寸數為寔火，左

關尺數為虛火。

鳴金散 肺火

粘子三錢 杏仁 貝母 桑白皮各三錢 紫苑 通草各貳錢

吉更 甘草各七分 蘆 冲白蜜 姜汁

六味地黄湯 肝腎虚火

〇吐衄證 陰虛則君相二火亢甚 溺下血

憂而動血屬肺 驚而動血屬心 思而動血屬脾 怒而動血屬肝

勞而動血屬腎 血行清道出於鼻 血行濁道出於口 吐水內必沉

肺 鼻衄 咳嗽有血 絡受熱傷則血絲從痰咳出

心 舌衄 血汗 虚而有火 驚或因則血上溢 吐水內半浮沉

胃 暴然嘔吐成盆 氣逆 陰虛火動必致咳 血逆氣行 先吐血而後吐痰 淨內動火 先吐痰咳嗽而後吐血

積熱 咳嗽後見血 先吐 喉咳 牙宣 胃熱 肝風 腎虛 吐水內必不散 浮沉

肺痰涎積血湿生熱熱生痰涎因思而血裹之　吐水內沉

肝怒而動血自脇走上嘔而吐出　吐水內沉

腎咯而出血痰中血絲若疙瘩血內有泡點名血瘤咯而乃出重病　吐水沉

脘腎脘虛熱脖脘後委中穴擦之血不止

溺血心熱結於小腸後熱於脬而血滲入脬即搖頭疿火盛而生虛風

血淋忍痛脘尿氣不痛熱甚也心移熱於小腸陰虛血熱

下血肝結風熱邪乘脾受木剋不能攝血滲入大腸先吐後便血咽而吉先便後吐血逆而出以傷臟也

腸風血妄行於下清而色鮮

臟毒挾冷下血積久成瘀濁而色黯

脈痔肛門射如線

糞前血 出大腸 胃經

糞後血 出肺肝 小腸經

脉宜虛小弱，忌洪大寔牢。宜靜而身涼，忌身熱脉浮洪。虛勞吐血，寸必浮遲。

雞蘇湯 肺 如肺痿咯血，用白及末二錢，臨卧糯米湯下。

雞蘇薄荷 黃芪 生地 阿膠 貝母去心 白茅根各一

兩 麦冬肉 吉梗 炙甘草各錢五分 每服七錢五分 加生薑三片煎

犀連大黃湯 肝心

犀角汁 川連 大黃 生地 黃芩 丹皮 白芍

黑山梔 紫菀 生甘草 加蓮肉 占米

統血湯 脾

白朮　苡仁　山藥　麥冬　生地　白芍　貝母

黄芩　川連　知母　川柏　甘草

攝血湯　腎

熟地　參三七　川斛　茯神　淮牛膝　大淡菜

元參　甘草梢　加活磁石　冲童便　火炎咳痰加　咽痛　百合　麥冬　兜鈴　貝母

六味地黄湯　膀胱腎虛熱

加味六一散　膀胱溺血莖頭

滑石六錢　生甘草梢一錢　羚羊角三錢　防風　生地各二錢

瞿麥四錢　加琥珀

加減琥珀散　心腎膀胱血淋併治　三焦五淋

火證　吐血諸血

百五

琥珀末　滑石　側柏葉　生車前子　生藕節　木通

赤苓　萆薢　甘草梢

淡豉牛膝湯 小腸尿血

生地　木通　甘草梢　川連　淡豉　淮牛膝　山梔

滑石　車前子　瞿麥　川柏　加琥珀

地榆棕灰散 大腸下血

地榆炭　槐角　龜甲炙　扁柏　生地　條芩　山梔

黃連　煎冲敗棕灰二錢

香槐散 大腸風

香附炒　槐花炒各一兩　側柏葉杵三錢　黃芩　地榆炒　生地

荆芥炭　甘草　連翹　加阿膠鳳凰殼灰 烏梅煎冲 敗棕灰

五倍丸　臟毒

五倍子末　蜜丸小豆大每歲五丸空心米湯送下　加石上六柏葉

理中泄木湯　脉痔

人參　地榆炒　荆芥炭　石榴皮灰　龍眼肉要沸灰品

槐米炒　甘草　煎冲米醋三匙

凉胃湯　糞前血

石膏　生地　丹皮炒　槐米　天虫炒　黑豆衣　銀花

麦冬　石斛　地榆炒　查炭　加冬桑葉

六一散　糞後血

血證神方

滑石六錢 粉甘草一錢

四順清涼飲 吐衄神方 血證不用大黃下法，尚滋補，凡凝聚而後復發，故初起必行，後用滋陰

大黃 當歸 赤芍 甘草 加花蕊石煅 井水煎 沖童便 京墨

厥加羚羊角 犀角

肺加黃芩 枳殼 金銀花 白皮 麥冬

心膽加川連 龍膽

心包絡加丹皮 麥冬

胃加石膏 枳椇 乾葛

脾加生地

肝加條芩 馬蘭頭 青蒿 青皮 柴胡 鱉甲

腎加川柏末 磁石 煅龜甲 穭豆皮 元參

三焦加地骨皮 連翹

大腸加連[illegible]

小腸加赤苓 山梔 木通

膀胱加琥珀 滑石 川柏

牛膝六爾湯 上方二三服後用之

大黄 檳榔 紫草
山梔炒 牛膝 磁石煅
鱉甲炙 元参 炙甘草
加穭豆衣 青蒿 茅根 [illegible]

次牛膝 金石斛 天冬 麦冬 丹皮 熟地砂仁炒
淮山药炒 白茯苓 泽泻 元参
加黑豆衣 蘆根 磁石 血。冲 黄明膠
血虚。加 龟板 血燥。加 人乳
血瘀。加 桃仁 紅花 韭汁 童便 元胡 暴血。加 薄荷 檳榔
血不止。加 蒲黄炒 京墨

調氣和血湯 吐衂升方。
生大黄 當歸 赤芍 炒香附 元胡炒 貢炭 丹皮
炒荆芥 牛膝 紫草 川連 黄芩 連翹 甘草
加藿梗 蘆根 元参 龜板 檳榔 青蒿 萸冲井水取其鹹下也

火證 吐衂諸血 鼻淵 汗
百七

○鼻淵證 見前鼻部

○附錄蒼耳散 肺腎

白芷一兩 薄荷 辛夷各五錢 蒼耳子二錢五分炒 末 食前葱茶湯下

龍胆山梔湯 腦熱滲下濁涕不止

龍胆草 蒼耳子炒 生地 山梔炒 麦冬 黃芩 川芎

甘草

○汗證

汗爲火熱 熱邪乘陰虛出汗汗必熱 熱邪乘陽虛出汗汗必冷 肺脾肬有火則陽虛自汗不止 心腎陰虛火寔氣强則發熱而睡中盜汗 肝腎陰虛乃川發厥自汗 脉浮數陽虛 沉數陰虛

玉屏風散 陽虛自汗

炙黃芪 嫩防風各一兩 白朮炒二兩 末 每服三錢

六一黃芪湯 治仝上

炙黃芪六錢 炙甘草一錢 加占米

黃芪建中湯 肝腎發厥自汗

炙黃芪 白芍炒 熟地 丹皮 茯苓 黑穞豆衣

活磁石醋煅 炙甘草 煎沖飴糖

當歸六黃湯 心腎陰虛發熱盜汗

當歸 生地 熟地 川柏 川連 黃芩等 加黃芪倍用

加浮小麥 占米 穞豆衣 牡蠣

火證 汗、遺溺強中 喘

加味生脉散 肺心 氣虛自汗怔忡

人參 麦冬 五味子 蜜炙茯神 遠志 生棗仁 木通

○遺滑[illegible]中證也 鬱滯

心腎不交之證 火水未濟也 脉左寸尺数

既濟湯 丸服 并可

川連 炒 茯神 川栢 鹽水炒 兎絲子 酒炒 山藥 炒 芡實 炒 牡蠣

蓮鬚 沙苑蒺藜 炒 猪苓 澤瀉 煎冲鹽少許

○喘證

膈有膠固之痰 外有非時之感 寒束於表 陽氣併於膈中 不得泄越 則膈熱而氣逆 咳且粗為實 外感有餘 氣促為喘 脉虛不和足 久病是喘 脉右寸

脈浮或數而有火

定喘湯

白果三十一枚炒黃 麻黃 製半夏 款冬花各三錢 桑白皮蜜炙

蘇子各二錢 杏仁去皮尖 白芥子炒研 黃芩一錢五分 甘草一錢 前胡

枳實炒 沉香各一錢半 加生姜五片 喘不定○加人參代赭石 換枳為湯

○斑證

少陽○三焦○相火也○首尾○忌○汗下○ 脈洪數

傷寒 微紅而稀○也陰毒○ 熱病 色紅而密○也陽毒○

時氣 濕毒○ 或中氣不足○無根之火遊行於外○

胃熱色紅赤○五死五生 胃爛色紫黑○一九死一生 此○胃○熱○失下○或下早○

火證 喘 斑

陽毒透斑湯

犀角 川連 石膏 葛根 山梔炒 元參 粘子

射干 知母 紫草 連翹 黃芩 杏仁 甘草

九香豉 竹葉 蘆根 薄荷 酒冲 藕汁 生蜜

火盛如狂加大生地 川黃

陰毒透斑湯

當歸 甘草一錢五分 炙鱉甲一錢 麻黃 砂仁炒去衣研 川芎

桂枝 藿香各五分 蜀椒炒廿五粒 加生姜二片

大建中湯 無根火

人參 炙黃芪 白芍炒 當歸炒 半夏 黑附子 桂心

炙升麻　　加生姜三片

補中益氣湯　内傷發斑。

黃芪一錢分蜜炙　人參　炙甘草各一錢　白朮土炒　陳皮　白當歸身

各五分　升麻　柴胡各三分　加生姜三片　大棗二枚。

腹痛。加白芍　熱痛。加川連　山梔

防毒退斑湯

生地　丹皮　地骨皮　黃芩　山梔　元參　連翹

澤瀉　木通　桑白皮炒　甘草　川連

加馬料豆　燈心

。疹證

吳氏彙纂　火證　斑　疹

六氣客邪，點粘連稠密曰疹，肺絡血熱也；白淨稀疏曰痧，脾經血熱也。大忌咽痛。初起在表，必頭痛喘急，咳嗽氣粗，嘔惡，宜辛散以發汗。

脉火盛在表必浮洪數，熱盛下焦必沉而大。

宣毒透表湯 透法

荊芥 薄荷 蟬衣 石膏 前胡 粘子 元參

連翹 甘草 加蘆根 葱白 不透加雄鼠矢兩頭尖者五錢

清涼解毒湯 透法

銀花 生地 川連 元參 杏仁 黄芩 連翹

桔梗 甘草 加荷葉嫩心

痘癩變

四五朝倏焦紫而喘急。若七八朝变或忽發癢急扼之。尤醒之必死。

月經癩。以月季酒煎服。尸癩。必目斜舌吐沫。燒紅棗荊芥。

麝香癩。黑暈帶黑而癢。以升麻蒼耳草煎拭。客忤。驚啼不止。面青一時無甚害。

獸癩。發狀時忽泥。以雞冠血冲服。

赤痘

淡紅潤色。似痘而粒顆尖小。風熱入於血分。起勢尖圓一二日即起而呼吸。根脚赤紫黑。心火流肺脾也。

水痘

尖大頭白光亮。內有清水。風熱入於氣分。不得汗而作根脚散

大○痧色淺○頂無痘眼亦心火流肺脾也○

初○升○發○中○解○散○後○斂之○不宜燥溫發毒

凡痘服化毒丹後○即出齒進二黃湯○如有損破○塗貼胭脂膏○

二黃湯

大黃　生地黃　荊芥　梔子炒　青皮炒　赤芍少　血閉炒

木通　甘草　加燈心

胭脂膏　塗眼○

升麻煎汁○浸綿胭脂取紅汁再入雄黃末調匀貼孔內○

○痘圖

部位經絡

肺經　右臉脇右太陰右脇旁　形細圓潤色淡點宜少

心經　方廣角印堂天庭額舌乳房胸膛　形尖細色赤點不碎砂

脾經　年壽人中腮頰手足臍封肚腹手足　形大色微黃點中連串

肝經　左臉脇左太陽左脇旁眼胞眉稜　形尖圓小色青點宜少

腎經　耳後骨顴骨口角承漿耳珠腳背肢指頭　形大色紫點多忌若黑

而光潤名鴉銜穴吉

額顱太陽天庭髮際曉星山根點怕多而出塌

兩手足肘膝為四關此處有變周身[illegible]起

承漿橫抵兩顴，先見先起，先收吉。

頦宜先壯先收。

天庭兩頰看痘定吉凶：最喜紅潤，大忌乾焦，及肢冷腰疼腹痛。

耳後紅紋亂者死。

痘疔必有硬黑，以銀針挑破，擦紫草末，貼胭脂膏。

孕婦不外養血、調氣、清火三法，大忌胎下。

脈浮大而數。

逆證不治，必熱極身紅，氣攻心死。

兩截上下密，鎖中無一點，七日死。

蒙頭：細細聚天庭，網網密似帽。

蓋面：搯面上形，若盔重。

纏蛇：股間搯如蛇形密布。

纏腰　如帶伏腎七十八朝死

鎖口　口角有一點比衆痘穢大板寒冷毒壅九朝死

鎖咽　喉點如蟢窠

攢背　板實壯熱攻不腐爛必死

無根　手足心獨無

披肩　必發熱聲啞死

抱鬢　必死

蠶種　必死

抱鼻　如芝蔴

蛇蟠　牛大中牛和吉

汗腮　兩腮成片

鎖項　環遶咽喉水嗆不食八九朝死

攢胸　當胸一片如蚕種九十朝死

補瓜　獨聚前後心

蝦蟆　各處窠胸腹一粒不見

鱗坐　兩臂僧搭如鱗

蛇皮　似蛇皮無空地

燕窩　攢簇鬃口細窠不成顆粒

三截　頭面煩濃肢體猶洗溫十朝上病周身漿始足

蝎子　中穴旁小毒歸左腋毛邊乳上寸許宜針破

遊蚕　有長短稀密頭面重身上忌長而密大忌此熱

疊錢　簇圓不成點如錢大多則兇攻則膚脂膏

雁行　長曲如雁陣宜急攻之

鼠跡　簇如鼠跡兇攻令相併成泡宜化毒丹猪尾膏

蘇沙　細點如沙一壓無血攢聚於囊必攻鬆如菀寬殼

珠殼　頂平外附一細圈必攻全圓繞住

鳥跡　連串三條頭簇腳開必攻亟如遊天一住

蟹爪　似連串粒細一粒尖稍窩有黑絲攻全通膿成條

鞋底　似蛇皮而不然攻刺入猪尾膏桑虫全膿心淋竄入

蟢窩　較疊錢尤大毒治似以桑虫猪尾膏貼胭脂膏

螺疔　頭大根尖頂黑入肉裡四同拔便放點即見惡證也先挑鬆隨用則治可僥倖

攢籮疔生舌根上如黑豆　火珠疔生耳孔中

燕窩疔生腋下　忘汲疔生兩眼沿

蠶養疔生耳孔內　驪含疔結附竅內

注令疔生兩足心　透肛疔結囊門旁

口內鼎藥和宜　挑餘必挑破

紫疔　紫形似疹目之有因手拔出治攻之

環疔　連環遶臂項非急攻不可

懸釜：毒聚巔頂，發於腦也。　囊腹：毒聚於臍。

抱膝：膝横如餅。　鎖唇：毒攢唇內，聚脾。

蒙鬢：腎毒聚耳後高骨。　蒙毬：毒壅陰陽交會之所。

化毒丹　治前證。

乳香去油　沒藥去油　川貝母　雄黃　赤芍　花粉八　川黃連各一錢　生大黃　炒大黃各錢二　生甘草七分　冰片研　犀黃研　珍珠研，各二分　末。塗。服。

救苦丹　稀痘。此方治痘可服。

麻黃根　羌活　防風　升麻　川柏酒炒　生地　連翹各五分　柴胡　川芎　細辛　藁本　葛根　黃芩酒炒　茅朮各二

分　川連　歸身各三分　蘇木　白朮炒　橘皮　生甘草各一分
炎茱萸五厘　紅花少許

猪尾膏　痘不起

活雄小猪尾尖血滴二一　和冰片三厘　酒少許服

發熱三朝　疎熱透肌湯

紫蘇用冬　荊芥　防風　乾葛　前胡　粘子炒研　杏仁炒

連翹　查肉　木通　桔梗　甘草

加　葱白　毒火盛加大黃急下

熱重加羌活、黄芩　快眼加青皮

茅治吆

熱重用秦艽、火凡作泄則加肝腎必吹牙

上海辭書出版社圖書館藏中醫稿抄本叢刊

羌活　防風　荊芥　葛根　前胡　枳殼炒　地骨皮

梔子　天麻　黄芩　木通　吉梗　甘草

加葱白生姜

春秋加蘇葉　夏加石膏　冬加麻黄

血熱加紫草　吐衂加丹皮　喉痓加元參

見點初朝疎散起拓湯　大熱加秦景　大陽明

羌活　荊芥　防風　葛根　梔子炒研　蟬退　紫草

黄芩　連翹　木通　查肉　桔梗　甘草

加冬瓜蘆根　冬加芫荽子　毒重加大黄下之

二朝去羌活木通加元參丹皮　紫斑加地丁地龍

火證　痘

三朝點不紅活 加紅花 赤芍

必勝湯 報點毒鋒烈

大黃生 粘子研 青皮炒 紅花 桃仁研 生地 赤芍

荊芥 葛根 蟬脫 查肉 元參 木通 紫花地丁

連翹 生甘草 加蘆根 冬尖 煎冲猪尾血

鋸齒而手掣 加羚羊角 犀角

四朝疏氣發越湯 氣泰起脹

荊芥 防風 粘子研 知母 蟬退 丹皮 紫草

地丁 黃芩 元參 連翹 查肉 桔梗 甘草

加蘆根 燈心 如火重加大黃 石膏

朝去防風荊芥蟬退紫草　加根生地山梔木通荊芥羚角針

六朝去木通　加全虫　天寒量加當歸

奪金散　倒靨

經霜搭水紫背荷葉　天虫絲炒去　等末胡荽酒調下

涼膈散　上中二焦火黑陷

大黃　薄荷　黑山梔　黃芩　連翹　甘草　加生蜜竹葉

七朝養血涯頂湯　毒歸陽明不和　此時防血氣虛寒咬牙戰

紫草　黃芩　生地　赤芍　牛蒡子炒研　天虫　角針

花粉　元參　連翹　查肉　羚羊角　甘草　丹皮

火證　痘

加紅棗燈心 咽痛加射干山荳根

八朝忌黄白芍 去梔子丹皮角針花粉 加生芪紅棗白术 隨出隨沒加桑虫

黑陷加生地荊芥 淡白無漿加人參 癢用牙黄散

九朝無漿用雞汗 加苡仁麦冬白术

十朝回漿解毒湯 朱方

生芪 生地 茯苓 山藥炒 苡仁炒 丹皮 銀花

花粉 土貝 連翹 木通 查肉炒 吉梗 甘草

加燈心元參 外感加薄荷

十一朝去芪地藥苡吉梗 加川連地骨皮澤瀉燈心

十二朝去查肉[illegible] 加生地梔子[illegible]

○亡人斜痘

涼血地黃湯　此期絲行不止，火毒熾甚者。

生地　川連　黑山梔　元參　當歸　川芎　白芍

白朮　黃芩　紫草　粘子　丹皮　連翹　甘草

加人參　燈心

魂亂狂妄，尋衣撮空，加龍膽草、生大黃。

八物湯　起漲絲不止，泄瀉，寒戰咬牙，不喘急，腫滿，手足厥冷，內虛，脹而瀉。

人參　黃芪　白朮炒　黃芩　當歸酒洗　白芍酒炒　川芎

甘草　加木香

當歸養心湯　漿時絲來，血入少陰，不能上榮於心，忽口喑不語。

火證痘

人參 麥冬 當歸 生地 甘草

加燈心

○孕婦出痘 不外養血 調氣清心

如聖湯

白朮 黃芩 當歸 砂仁炒研 梔子炒 連翹 羊果藤 桑上

紫草 香附炒 茯苓 黑豆 大腹皮 甘草

初熱加葛根 熱甚心 川連

不起加赤芍 渴加麥冬 花粉 知母

○產後出痘凶

大補湯

人參　白术炒　白茯苓　當歸炒　生地炒　川芎　連翹

粘子炒研　甘草

痰證　眼皮及眼下必灰烟黑色

痰即有形之火，火即無形之痰。氣有餘則為火，液有餘則為痰。

隨火而升降，火引痰而橫行。痰因熱而生者，十居八九。百病多起於痰。脾為生痰之原，不能輸精於肺。

肺為貯痰之器。痰火者，火借氣於五藏，痰借液於五味。

咳必有聲無痰。嗽必有聲有痰。欬必氣逆而有聲。啞

必隨痰出涎沫。陽虛水泛溢而為飲。飲必流於藏府經絡。

肺燥痰必白，忌用二陳。心火痰必黑紫色。脾濕痰必綠色。

肝風痰必青而帶白涎。腎寒痰必清而有黑點。氣痰走注不定，一點如刺，一掌如冰。

火證　痘　痰

痰飲心下冷極腸間有聲　支飲欬逆不卧眼下如蚕

懸飲咳唾引痛　伏飲腸滿嘔吐腰背痛

溢飲身疼無汗　留飲背寒如掌大一塊人渴無力臂疼脇痛引缺盆

驚痰一塊如孕轉跳痛甚　老痰如有物咯不出咽不下　頑痰結必粘

大忌痰色紅綠

惡心無聲無物欲吐嘔噦而不得　舊風不敢見風而惡心不兀欲吐胸中有痰

脉痰必滑或弦數　肺濇為膠固　心洪　脾緩　肝弦　腎沉

飲必沉微弦滑　傷飲必浮而細滑　溢飲必散兼濇　寒飲必弦遲

懸飲必沉弦　留飲必沉且細上焦也　肺飲無弦象

兩關弦大而遲膈有宿痰宜吐

三子旋覆湯 曷治六鬱咳痰気閉

蘇子炒研 白芥子炒研 萊子炒研 旋覆花 前胡 製半夏

刮橘紅 茯苓 甘草

加省頭草 生姜煎冲竹瀝

冷痰加胡椒 款冬 火痰加花粉

喘加瓜蔞仁 厥加膽星 木香

枳礬湯 痰格

枳椇汁 枳實汁 杏仁 前胡 白礬

加仙果七枚 橄欖三枚搗用

舌麻皂角礬擦之

火證 痰

百十九

潤燥化痰湯　燥熱痰○

旋覆花　瓜蔞仁炒研　杏仁去皮尖研　知母鹽水炒　貝母研　香附

黃芩　天冬　茯苓　甘草

加生姜竹茹煎○沖白蜜

咳嗽○加白芥子蘇子　胃熱○加葛根

痰核○鹽灰拌之

蘇子代赭湯　氣痰○

蘇子炒研　代赭石醋煅　前胡　厚朴炒　梹榔汁　枳實汁　沉香汁

烏藥汁　木香汁　加生姜

嗽加桑白皮　白果　款冬花　牛膝

神术散 脾痰飲腹痛

九製蒼术末一斤 脂蔴五錢研 紅棗肉五十枚 煮搗丸

〻鬱證

六情鬱而不舒。氣。血。為之凝滯。 脉 寸沉滑痰 寸沉數熱

寸緊盛食

開鬱湯

鬱金汁 香附炒 陳皮 青皮炒 當歸炒 白芍炒 連翹

甘草

痰加白芥子 枳實 濕加羌活 茯苓 食加查肉 神曲

血加桃仁 紅花 氣加木香 檳榔 寒加吳萸

火證 痰 鬱 停滯

春加防風　夏加黃芩

〇停滯證

脾虛不運，氣不流行，停滯爲積，或作瀉利，或成癥痞，致飲食減少，五藏無所資稟，血氣日虛而危困，故必消以散其積，導以行其氣，升清降濁，而真元復矣。

脉右寸關堅實搏指

平胃散

製蒼朮重　製厚朴　刮橘紅　炙甘草　末，和開水下二錢

脾倦不思食，加人參枳實白朮　傷食，加麥芽神曲查肉蔔子

濕勝溺赤澀，加豬苓茯苓加澤瀉　痰多，加半夏前胡

痞悶加枳殼木香　癥瘕加三稜蓬朮

上海辭書出版社圖書館藏中醫稿抄本叢刊

大便秘加大黄　傷寒頭痛加淡豉葱白

食厥用吐法

保和散　停食腹痛泄瀉

製茅术　製半夏　赤茯苓　橘紅　藿梗　青皮炒

厚朴炒姜汁　乾姜炭　連翹心　木香　荳肉炒　蔔子炒

神麴炒　麦芽炒　枳實炒　焦飯巴　末　開水下二錢

戈氏無連翹心　有草果仁

○痞癖論

痞者内痞悶而外無脹急之形　脾病則胸腹痞滿而脹　若氣鬱滯痰凝結而成塊在左脇　癖者血膜包裹　癖於兩脇旁時作痛因積

吳氏醫案卷

滯而成。左脇下痛名痞，氣如弦；右脇下痛名癖，氣足也。

脉　痞右關弦細而緊，或寸沉關浮而弦。癖脉必沉細。又兩寸必虛。

調營扶胃湯　衛宜大補，不可越代

大熟地二兩，砂仁拌炒　野白术三錢，酒炒　歸身一錢五分，酒炒　枳實炒　烏藥　梹榔各七分，切　鱉甲醋炙　川楝肉各三錢　木瓜二錢　青蒿　炙甘草各一錢　烏梅一個　人參湯沖服　忌[illegible]

○癥瘕證

癥因氣凝血滯，有形可徵，按之堅硬，一定而不移，傷於食名食結；瘕因藏氣結聚，無形而假，按之堅硬，聚散無常，推之則動，傷於血名血結，皆痛在胃脾肝也。此證多見於婦女之

脉弦緊而細

醒脾湯 胃脾癥 脉兩關沉重

人參 白朮 茯苓 藿香 砂仁炒研 歸尾 桃仁

赤芍 川芎 生地炒 三稜煨 蓬朮煨 牛膝 蒺藜炒

澤蘭 元胡炒醋 甘草炙 加省頭草 香附葱

破瘕湯 肝瘕 脉左寸浮數 血枯氣滯

當歸炒 香附炒 丹皮 桂心 元胡炒醋 杜牛膝酒浸 赤芍炒酒

三稜炒醋 蓬朮炒醋 炙甘草 加生薑 葱白 水酒各半煎 每晨常服 大棗湯

痛時以糖餳餅浸燒酒內化開咽

〇積聚證

積者五藏陰氣所積成形堅而不移上下有終始痛不離其部

左爲死血右爲食積痰氣中爲痰飲　脉陰沉而伏

聚者六府陽氣所聚形則推移不定痛無常處　脉陽浮而動

二證脉要實強沉而虛弱忌

枳朮丸

枳實炒二兩　白朮炒四兩　荷葉包燒飯丸

肝積肥氣丸

歸頭　蒼朮炒　鱉甲醋炙　青皮炒　三稜煨　蓬朮煨　枳實炒

大黃炒　桃仁炒去皮尖　木香七一炊　末醋煮米糊丸當歸浸酒送下

心積伏梁丸

人參　白术　茯苓　枳壳炒　厚朴炒　半夏泡　三棱煨
川連　末，神麯糊丸，米飲下

脾積　勝紅丸
香附炒二兩　乾姜　良姜　三棱醋炒　蓬术醋炒　青皮醋炒　陳皮各一
兩　藿梗七錢　末，醋丸，姜湯下

肺積　息賁湯
半夏製　吴茱萸泡　桂心　人參　甜葶藶　桑白皮　甘草
炙，各一錢五分　加生姜五片　大棗三枚

腎積　奔豚湯
甘李根皮炒　當歸　川芎　上遠志肉　砂仁炒去衣研　炙甘草

積聚　幼科

百廿二

各一錢五分 川楝肉炒 小茴炒各一錢 加生姜

醋煮三棱丸 一切積

三棱四兩醋煮爽竹刀切晒 川芎二兩醋煮爽切 大黃五錢醋浸濕紙包煨切 末醋糊丸開水下

散聚湯 一切聚

半夏 檳榔 當歸各七錢五分 川芎一兩 桂心 二兩 司橘紅

杏仁去皮尖麸炒各二兩 吳茱萸湯泡 附子炮 製厚朴 枳殼炒 白茯苓

炙甘草各一兩 每服四錢煎 加生姜三片 便閉加大黃

○幼科

脉看虎口三關紋 紋透食指第一節風關易治 透第二節氣關病治 透第三節命關者死不治

○驚風

木火風相爍熱則生痰必有熱甚大面紅氣熱引飲牙緊目翻搐搦喉間有聲爲陽熱有餘之證宜清痰熱以息風

脉數而浮

定驚湯　重則珠黄散

薄荷　天麻　天虫炒　鈎藤　前胡　蟬退　全虫酒洗

天竺黄　杜牛膝汁打　加蠍心川連煎沖竹瀝薑汁　撮空宜[illegible]地[illegible]湯

○疳證

飲食不節脾胃虧損致面黄肌瘦宜調中氣

脉右關軟弱

肥兒丸

白术土炒 白茯苓 雞內金 生薏仁炒研 廣藿香 陳皮

炙甘草 麥芽炒 穀芽炒 查肉炭

內熱加川連 胡連 青蒿 山梔 地骨皮 有虫加使君肉 白蕪荑

吐證

痰乳膠塞，氣逆上冲，宜疏氣開痰。吐黑水者死，不治。

脉弦滑

定吐湯

薄荷 藿梗 前胡 枳實炒 查肉炒 橘紅 蔔子炒

生姜 竹茹 井水、河水各半煎

瀉證

由飲食無度而致脾虛久不治成慢脾風俗云慢驚宜補中利水

脉大關弦急右奥弱

加味三白湯

白术炒 白茯苓 白芍醋炒 白蔻仁炒研 木通 滑石 澤瀉

炙甘草

加生姜 大棗

吴氏彙纂

醫論總要

女科調經

婦人以血爲本，心主血，肝藏血，(肝爲血海經之所係)脾統血，胃爲血海之本。藏府之血，皆歸肝經，衝脈(太衝)任脈通，太衝脈盛，月事以時下。一有所偏，便有倒經(吐衄及眼耳出血等)、居經(三月一行)、避年(一年一行　半年一行)之病。

經水屬陰，從陽則紅，應月有常，故名月信。因氣而行，經期多錯。氣亂參差，氣熱先期而來，氣寒後期而至。熱爲寒鬱，將行作痛，(必紫黑)而成塊。淡因血虛，行後反痛。風冷色來不變，濕痰色必模糊。體肥氣虛，(經絡)必痰滯，必後期而澁少。體瘦血熱，必先期

百廿六

而多盈。勞傷氣血。經候不孝。血少神衰。方行復阻。傷衝任而
經不止。血枯滯而骨蒸瘀。火盛液衰也。然後被驚。血中氣亂而口
鼻出血。水血相搏。水凝氣滯而遍體成腫。崩帶不停。只緣濕
熱相搏。嘔血眩暈。蓋因怒極傷肝。形寒飲冷。惡露不盡而作
痛。寒束血室。繞臍疝氣而多痰。血滯堅凝爲癥瘕。肝枯者青
而便絕。生不行經。號曰无女。無經自孕。名曰暗經。頻年不行
有一來而即孕。月月行經。有垢胎而受妊。漏胎在數月之後
必血下而胎安。經止似懷娠之狀。因思氣而痰凝。必大下血。忽然憂
思勞役。氣旺血枯。氣耗則陰不長。心鬱血虧。傷經胞閉。衝任虛寒。經
不準而無孕。肝火獨熾。以愈虛而然。停下利。斷然水利止則

經自行止。若咳嗽經止，咳嗽而經通，是祟忽腹脹下墜而行，如與肖無中

消。血枯經絕，營虛寒凝經斷，咽乾

不治證：相火妄動，血海枯竭；精血絕而息奔咳嗽；脾胃久傷，致肝勞血竭；六脈沉弦而細數等證。

脈：尺斷續，經不利也。右尺成大為常，若微濇而浮，或尺濇而斷絕不

氣急，或左關沉結，皆經閉也。

婦附二陳湯　胃脾調經主方。

當歸酒炒　香附炒　製半夏八　陳皮　白茯苓　炙甘草六

後期濇少加川芎　鬱火氣盛，頭暈膈滿加枳殼　柳　木香

經行復止加牛膝酒浸　生地炒　川斷　生卷柏　先期紫黑加川芎　赤芍　川連

咳嗽經阻加柴胡　青皮　牛膝　丹皮　陰痛加藁本

女科　調經

一切氣痛。加烏藥乾一錢 蘇子 葱白 炒川柏 并五苓飲

痰火濕熱。加二术 竹瀝 姜汁

調經湯

香附炒 當歸炒 川芎 赤芍 澤蘭 元胡炒 蓬朮

牛膝 木通 蒲黃炒 五靈脂炒 查肉炒 甘草 茯苓

加葱白 馬鞭草 砂仁 酒煎

加味芎歸湯 治仝上。

當歸酒炒 川芎 澤蘭 砂仁研炒 生地炒 香附炒 茯神

木香 枳殼炒 川斷 甘草

加生姜

經行後止加牛膝　赤芍　後期濇少加人參
過期紫黑加川連　黃芩　崩漏加黑山梔　白芍　棕灰
經行不止帶下加龜板　川柏　樗皮　龜甲　烏梅　黑豆衣
地榆　阿膠

五磨飲　一切氣上築痛
檳榔　沉香　木香　烏藥　枳實　白酒磨服

涼血順氣湯　經先期
大生地　炙龜板　炒荊芥　炒香附　黑山梔　丹參
嫩黃芩炒　炒川柏　白芍炒　知母炒　樗皮炒　卷柏炒　棕灰
烏梅　加川連　砂仁　暴怒傷陰加青皮　醋炒

甘黃四物湯　勞傷氣血經不來

生地炒 大黄炒 白芍炒 川芎 當歸酒炒 甘草

加炮姜

五皮飲 水腫上氣喘急

五加皮 地骨皮 茯苓皮 大腹皮 生姜皮

加桑白皮 橘皮

固經湯 經行不止 身熱自汗 短氣倦怠懶食

生地 炙龜板 炙卷柏 樗皮炒 白芍酒炒 川斷酒炒

黄芩酒炒 鈎藤勾 黑山梔 荆芥炒 青蒿 香附童便炒

加地榆炭 烏梅 蓮房炭

當歸行血湯 血枯成塊

當歸炒　荊芥炒　薄桂　長甘草　酒飯

芩連湯　上焦燥熱。燥血經閉。

黃芩炒　連翹　當歸炒　生地　白芍炒　川芎　山梔炒

薄荷　大黃　甘草　丹皮　加羚羊角

蘆根湯　中焦燥熱。中消。燥血經閉。

蘆根　葛汁　大黃　生地　丹皮　赤芍炒　石膏

甘草

玉燭散　下焦經閉。腹痛。體瘦善飢。

大黃酒炒　丹皮　生地炒　赤芍炒　歸尾酒炒　川芎　牛膝酒浸

甘草　加桃仁　阿膠　葱白　青蒿　紅花

連附四物湯 經後期紫黑成塊

川連 香附 當歸 川芎 生地 白芍炒

膠艾四物湯 子宮虛冷

阿膠 艾葉 四物

芎歸六君湯 脾肝 經水後期濇少形體肥盛

川芎 當歸 六君 加生姜 葱白

芎歸香附湯 脾肝 行後作痛淡白無多

川芎 當歸酒炒 香附炒 澤蘭 砂仁炒去衣研 炮姜 甘草

柏仁丸 心包心肝腎 經行後止血少神衰

柏仁去油炒研 牛膝酒炙 生卷柏各五錢 澤蘭 川斷各二兩 熟地一兩

上海辭書出版社圖書館藏中醫稿抄本叢刊

衣蜜丸，米飲下。

參歸白芍湯　肺肝血崩，血虛鼓血，心痛，可加貫衆

人參　當歸炒　白芍炒　夏枯草　棕灰　烏梅　炮姜　煅蓮房

香附炒　荊芥炒　暴怒傷陰加青皮，氣耗血枯加炙芪

推陳致新湯　暴怒凝瘀積痰，及飲食熱毒。

大黃　桃仁炒研　紅花　牛膝酒浸　韭汁　葱白

艾附六味湯　肝腎衝任虛寒，而經不自準。

蘄艾　香附炒　六味

滋腎涼肝湯　肝腎經阻，血虛頭痛發厥，嘔吐痰，惡食撑食，或為胎誤認。

知母鹽水炒　川柏酒炒　生地　白芍炒　代赭石醋煅　牛膝酒浸

頭痛止，加人參

驅邪湯 脾肝 室女經止，腹大，面色赤白不時，此鬼祟也。脈乍大乍小

大黃 桃仁醋炒 牛膝酒浸 赤芍 紅花 甘草 加金罷箭

穢下後，加參朮補氣

逐瘀養血湯 心不凝而血瘀生熱，致胞脈閉。

淮牛膝酒浸 澤蘭 當歸 棗仁炒研 柏仁炒研 茯神 甘草

八珍湯 肺脾肝 大脫血，胸脇支滿妨食，病來先覺腥臭，唾血出清液，肢冷目眩，或下血。

四君 四物

逍遙散 胆脾肝 怒氣傷肝血少。脈左關弦數

上海辭書出版社圖書館藏中醫稿抄本叢刊

柴胡 薄荷 當歸酒拌 白芍酒炒 白朮土炒 茯苓 丹皮

黑梔 炙甘草 加荷梗 鬱氣內畏寒 六味加香附艾

歸附破癥湯見前 癥瘕

烏沉湯脾肝 經將來臍腹疼痛

烏藥 沉香 砂仁炒去衣研 元胡醋炒 香附炒 甘草 生姜

四神湯脾肝 血虛心腹疞痛

當歸炒 川芎 白芍炒 乾姜

香蘇飲肺 受風寒臨經疼痛

香附炒 蘇葉 橘紅 甘草 生姜 葱白

參附芎甘湯脾肝 腹痛神方

女科 調經

百卅一

人參 香附醋炒 白芍酒炒 炙甘草 水煎。加黑穞豆皮 活磁石

燥濕清熱湯 心包 肝 赤白帶。

川柏炒 白芷 白芍炒 樗皮炒 地榆炒 生地 夏枯草

蒲黃半生半炒 五靈脂半生半炒 木通

滑脫。加海螵蛸醋 髮灰 白淫。加韭子

虛熱帶下。加川斷 阿膠 沖米醋一匙

通靈失笑散 治仝上。并崩帶脫血及產後瘀痛。

五靈脂半生半炒 蒲黃半生半炒 赤芍炒 木通 加地榆醋炒 沖米醋三匙

破瘕湯 肝 前癥瘕見 加桃仁 馬鞭草 紅花 薄桂

香芎甘草湯 脾 肝 癥瘕。并胃腹脹痛。方神

上海辭書出版社圖書館藏中醫稿抄本叢刊

香附醋炒　白芍醋炒　桂枝　當歸酒炒　炮姜　查肉　炙甘草

煎。沖冰餳糖服。

頭痛。加羌活藁本　胃痛。加白蔻仁姜棗　心腹痛。加川連木通

少腹痛。加砂仁荔核元胡　脇痛。加青皮只殼　疝痛。加荔核小茴木瓜

肢痛。加桑枝秦艽木瓜　氣痛。加旋覆代赭石半夏沉香　肩背痛。加威靈秦艽

瘀痛。加丹皮牛膝三稜蓬朮　喉痛。加元參粘子去姜桂

胎氣

精盛成男，血盛成女。（男腹如釜，女腹如箕。）經水五月一月至。（男子八月知，大便是。）

成胎。（若男胎，必不高。）孕。舌青黑有穢氣，而腹冷如冰，死胎也。（皆以胃……）

（氣也。不和可謬認死胎。）面必赤。

一月名胚。（肝經）二月名腪。（膽經）三月成鼻陰器。（心包絡經）

四月成血脈。（三焦）五月成筋骨四肢毛髮。（脾經）

六月成口目。（胃經）七月動左手。（肺經）八月成皮膚九竅，動右手。（大腸經）

九月百節備，三轉身。（腎經）十月神氣備足乃生。（膀胱經）

男胎　腹動在一處。（三月便動。）

女胎　必動在滿腹。（五月而動。）

死證 面青舌赤 舌俱青口角流沫或面

脈 男女必左右寸疾 左右關舒和流利而滑 左右尺旺動鼓指

初孕要滑而沉小 七八月要寔牢強大

產時要細匀 產母中指節跳正產時也 臨產必離經 離經不常 或沉細而滑

胎死要弦緊牢強 產後要沉微附骨不絕 尺不上關者死

安胎法 必要涼血順氣和氣清火為主

前支 安胎湯 肺心脾肝涼血順氣和氣清火

白朮炒 黃芩炒 二味乃安胎要藥 生地 麥冬 知母 赤茯苓

滑石用飛 香附炒 甘草梢 連翹

子嗽 受胎三四月 肺有火邪 加紫菀 天冬 [illegible] 桔梗 杏仁 竹茹

子煩。受胎四五月，膽怯，終日煩悶，心驚。加川連、竹瀝，加燈心。

子淋。心煩悶亂，刻欲小便。加當歸、木通、燈心、豬苓。

子腫。五六個月，皮膚光亮。加木通、鯉皮。兼治子滿。也心胸脹滿。加冬葵子、陳皮、腹皮。

子癇。冒風而延潮，忽仆目吊，口噤角弓反張。加鈎藤、木通、羚羊角。

子氣。足腫喘悶，妨食甚則足指出黃水。加天仙藤、香附倍。

子懸。胎氣上逼，脇滿頭心痛，腹脇腰痛。加大腹皮。

瘈瘲。手足抽掣而胎動。加桑寄生、天虫、當歸、鈎藤、全虫。

心腹痛。因寒也。加元胡、木香。

漏下。氣不攝也。加膠艾芎、歸芍。

胎動。因轉動也。加鈎藤、當[illegible]。

女科　胎

白朮五皮飲胱脾子腫

白朮炒　桑白皮蜜炙　生薑皮　橘皮　赤苓皮　大腹皮

鯉魚皮湯代水

安榮散肺小腸腎胱　虛熱子淋心煩悶亂

根生地　麥冬　當歸　滑石　木通　用甘草梢

加燈心

參橘湯肝腎　轉胞胎逼胎墜一邊胞系轉戾臍下急痛溲數或閉

痰飲壅滯

人參　橘紅　半夏　六味

如兒啼腹內急令然蹲踞片時即安

當歸赤芍湯　脾肝　腹中疴痛

當歸　赤芍　川芎　白术　茯苓　澤瀉

催生立效散　脾肝　胎肥難產

白术炒　黄芩炒　生地　木通　橘紅　大腹皮　吳茱萸

枳殼炒　砂仁殼　冬葵子炒

加　千槌草　青蔥

黑神散　脾肝　胎衣不下　或胎死腹中　産母舌青黑腹如冰　死胎也

生地炭　歸尾　赤芍炒　蒲黄炒　桂心　乾姜炒　甘草

加　黑豆炒　去衣　童便酒煎

七寶美髯丹　肝腎　男種子神方

女科　胎

何首烏大者赤白各一斤黑豆拌九蒸晒　白茯苓乳拌牛膝酒浸同首烏第七次蒸至九次

當歸酒洗　枸杞子酒浸　兔絲子酒浸蒸各八兩　補骨脂二兩黑芝麻拌炒

蜜丸　盐湯或酒下並忌鐵器

補真丸　脾肝女血虧無子種子法

大首烏一斤米泔浸切　淮牛膝一斤黑豆拌蒸換豆蒸晒九次去豆　棗肉丸空心須以溫酒下

加覆盆子蜜炒八兩

上海辭書出版社圖書館藏中醫稿抄本叢刊

産前後

將産之時，必腰酸腹痛，切不可胡亂動手，須令穩婆搬腹令摩。至痛陣急，胞漿一破，然後至圍即産。既産之後，精神潰散。惡露尚有未淨，急扶産母至牀，褥上鋪布灰袋，以防惡露。溫則更換，須高枕坐臥三晝夜，以漸放低，庶無停瘀之患。

脈　要細匀。産後要沉微附骨不絶，大而上關者死。

噴面法　子腸不收。

以金漆潔淨盤納腸於中，免畧灰泥，以致不收。用醋和冷水噴婦面，即收。

○中風

古拜散

荊芥穗 炒　血氣痛加紅花 酒煎

推陳致新湯　產後三朝去瘀生新法 并十三方加法

製大黃 三分　歸尾 二錢　川芎 三分　生地炭　焦查肉 各三錢

赤芍 炒　元胡 醋炒　枳殼 炒　木通　澤蘭 各一錢　牛膝 酒炒　砂仁 炒研

去衣香附 炒各一錢五分　益母草 二錢　厚朴 姜汁炒　炙甘草 各五分

加 肉料豆一撮　煨姜一分　葱一根　水酒各半煎

冒風加天麻 荊芥 炒 防風　血暈加五靈脂 荊芥 炒丹皮 童便

恍惚加茯神 遠志　胞衣不下加朴硝

敗血上攻加大黃 桃仁 蓬术 紅花　血崩加炒棕灰 丹皮 山梔 姜汁

惡阻見枕痛，加蒲黃、紅花、桃仁、五靈脂；飲食不進，加麥芽。
心胸迷悶，加枳實、橘紅；咳嗽，加杏仁、桔梗、桑白皮。
四肢逆冷，加桂枝、乾姜；虛寒發熱，加參、芪炒用、生姜炭。
胃脾作脹，加二术、茯苓、橘紅；蓐勞，當用人參、當歸、炙甘草。

通靈失笑散 見前 產後惡露不行，心包絡痛，或兆血腹痛。

清魂散 肝 惡露不盡，或盡而忽昏暈。

人參三分 澤蘭等分 川芎五分 荊芥一錢，炒黑 炙甘草三分

蓋沖溫酒一匙。

加味建中湯 脾肝 產後崩傷。

熟地炭 當歸炒 白芍醋炒 棕灰 炙甘草

加大棗煎冲阿膠飴糖

加味導赤散　心胃乳少由血熱　而血虧

生地砂仁拌炒　當歸炒　木通　王不留行　甘草梢

加葱連白換　另煮七星蹄湯煎葱

上海辭書出版社圖書館藏中醫稿抄本叢刊

外證

陽爲癰。必紅。易治。陰爲疽。不紅。難痊。皆七情六慾所生也。

脉必洪数。

忍冬酒

初起服。

忍冬藤五兩　甘草節一兩　蒲公英二兩　無灰酒煎服。

蟾酥丸

端午午時合。淨室。

連翹仁炒　金銀花炒　角刺炒　穿山甲炒　雄精各三兩飛。以雄一半爲衣。

蟾酥一兩五錢燒酒浸

末丸。每服七粒。好酒下。

四妙散

初起。

全歸身酒炒　生芪鹽水炒各五錢　金銀花八錢八分　甘草节一錢二分

加葱白一枚，生酒三盃，水三盃，煎。
上部加川芎、吉梗。中部加白芷。
下部加牛膝。四肢加桂枝、防風。

紫金錠　痧氣無名腫毒。

山茨姑去皮淨炒　五倍子洗研炒，各二兩　麝香研，三錢　辰砂研　明雄精各三錢，研　千金子肉白色者一兩，紙包壓去油　紅芽大戟洗炒去骨忌白色者，一兩五錢

糯米粽搗丸，每服五分。

蠟礬丸　治無名腫毒。

白礬一兩二錢　雄黃一錢二分　硃砂飛研　琥珀研細，各一錢　先溶黃蠟一兩，白蜜二錢，離火片時，候蠟四邊稍結，即入藥攪勻，共成一

上海辭書出版社圖書館藏中醫稿抄本叢刊

塊。又將前藥微烘急丸，菉豆大，硃衣，每二三十丸，食後白湯下。

透膿散　自能起頭。

出子蛾口蚕煆一枚　酒調服。

鐵箍散　敷，留頂。

陳小粉四兩，炒黑　五倍子末二兩　龜板末一兩　醋蜜調敷。

金箍散

川柏去粗皮　芙蓉葉　紫花地丁各一斤　白及四斤　花粉

白斂各八兩　末。每用葱一把，加蜜少許，搗揉四邊。

或用蒜頭搗塗四圍，留中起頭，水泡即痊。

夏枯草湯　瘰癧神方。

夏枯草六兩　日濃煎服○

木通煎　流火○生於腿

木通煎　土牛膝汁　沖酒服○

赤遊丹治法

用刀鏟去毒血○　從○腿○上○遊○過○膝○不○治○

肥瘡法　治生頭角溫熱也

捫青布角撚條○燃麻油炷搽○　田螺殼灰○清油調塗亦妙

蛤粉散　黃水瘡○頭面耳項忽黃流脂頃刻沿開

蛤粉　石膏各一兩　煅輕粉　川柏各五錢　夏○凉水調搽○冬麻油調

楊梅瘡　初起○

蒸糯米飯甑旁氣水拂之。常以金銀花作甘草夏用草澤瀉煎服。

下痢以蚕荳莢灰油調塗。

豎肉方

芝麻花時揩

凍瘡方

生蔔汁洗。煎黄蠟塗。

癩蒸方　效

碎花魚一不拘多少　搗塗。包好不見風。三日愈

漆瘡方

菜油熬服。井底泥塗。

癬神方

大楓肉四十粒 杏仁三十粒 天麻一錢五分 班蝥四枚

醃猪油搗和，包生布中時擦

湯火傷方 切梨片貼

地榆末 同醋調塗。併以赤金貼之 亦有用線香者，以香內有地榆也

六江諸指瘡神效

夏秋芋頭搗裹數次 春冬生山药搗裹

疮塊神方

地栗一斤 燒酒浸一斤 煮乾食之

鼻瘡神方

元參末塗之　或塞鼻也

◦破傷風

跌傷或開破風入。大忌。頭目青黑。額汗不流。眼小目瞪。身汗如油。　并傷經絡而痛不已。瘡處。均和治

羌活防風湯　汗法

羌活　防風　薄荷　荊芥　蘇葉　淡豉　前胡

杏仁　查肉　甘草　加葱白酒煎。

小承氣湯　攻法

小柴胡湯　和法

加味四物湯　養血法

當歸　川芎　白芍炒　生地炒　防風　藁本　白芷

養血榮筋治骨蒸酒毒疸黃腸風瀉血口噤牙痛濕勝風浮之症利大小便

治頭痛脊強而厥中風剛柔痓痙散肌表八風之邪利周身百節之痛　血虛頭痛者忌

治腎經傷風頭痛頭旋目眩風熱齒痛痓癇濕痺奔豚疝瘕

吳氏彙纂

藥性考　風部

用

秦艽　名秦糺 秦瓜　袪一身之風逐水除肢節痛及寒濕風痺黃疸手痛泄胃熱益補胆肝 入大陽經　菖蒲爲使 畏牛乳　性温

羌活　搜肝風瀉肝氣治賊風頭旋目赤手足不遂口面喎斜失音不語及風水多癢產後中風腹痛腸出 并入腎膀胱小腸經

性温

獨活　名護羌使者 胡王使者 又別名羌活 羌青 獨搖草 長生草　入腎氣分治諸風皮膚苦癢手足攣痛風毒齒痛足冷去濕　性温

白芷　一名芳香　升散風濕補胆肝排膿生肌活血止痛止崩治腫及

吳氏彙纂　藥性考　風部用

豨薟草 生寒熟溫 治肝腎風氣四肢麻
痺筋骨冷痛腰膝無力 脾腎虛不足
者忌 酒拌蒸曬九次蜜丸

皂角刺 入肺大腸肝 搜風泄熱
通上下竅 治中風口噤胸痹
之症 消痰 破堅 殺蟲 下胎
風濕 風癘 痰喘 托瘡
疏痰氣 搐鼻方 治吞吐不遂 類中忌

石南葉 辛苦 散風壅 補內傷陰
衰 利筋骨皮毛 治腎虛腳
弱 風痺要藥

痔漏瘡癰 酒炒
性溫 有虛火忌

防風 名銅芸 回芸 回草 又名百蜚 屏風 百枝 蕑根
補脾胃濕以以氣行 出青州黃潤者良 軟蘆糯
體 登州萊陽次之 關東者性硬忌用 入小腸膀胱肺胃肝氣分 搜肝氣 瀉肺
氣 去風 散濕 散目赤瘡瘍 自汗盜汗 頭風崩中及婦人子
臟風
性溫

天麻 名赤箭芝 合離草 鬼督郵 獨搖芝 定風草 神草 離母 治諸風濕痺 四肢拘攣 小兒驚癇 溫
肝 定驚 利腰膝 強筋力 及風虛眩暈頭痛 濕紙包煨切片 酒浸一宿炒
性平

桂枝 牡桂木即桂枝 木比桂枝略厚 橫行手臂 入膀胱足 發汗解肌 自汗者忌 陰上
氣 欬逆結氣 喉痹 利關節 補中益氣 散下焦蓄血 利肺氣

發斑止痛調經及中濕在頭血
壅頭痛腹痛及風氣鬱血瘀積
濕瀉血痢目淚多涕風木為病

治小兒五疳驚啼瘈瘲客忤
胎風

揀白涼血治頭面風皆是之

治傷風頭痛，中風自汗，反用之妙，手足癱瘓風，痲風。　性溫　大黃喜后

黃芩、麥冬肉、人參、甘草。忌蔥、白石脂、赤石脂

蜀川芎　名胡藭、香果、芎藭、山鞠窮。須大塊，裡白不油，辛甘者。秦產為西芎，江南為撫芎

補胆肝心包絡，血中氣藥，須酒炒。開諸鬱，治頭腦痰，寒痹，筋攣

緩急，并婦血閉無子，腰腳頭面風。　白芷為使　性熱

畏川連、硝石、滑石，惡黃芪、山萸肉

鉤藤鉤　入肝心包絡，凡肝風相火用以去風，及心熱定驚發

斑疹痘　性平

蔓荊子　研用。人忌虛入膀胱胃肝經，散上部風熱[illegible]，濕痹，頭痛，拘攣，明目

赤目，堅齒，利竅，去虫。　性寒　惡石膏、烏頭

藥考　風部用

治上部丹、鼻淵、肢攣癢癧、瘰癧、
瘡瘍瘀血、狗咬瘡，葉打汁治。
產後痢。

[illegible]藥箋

荊芥 名假蘇，又名薑芥、鼠蓂。搜肝氣，行血分。產後要藥。發汗散濕，利咽喉，助脾消食，清熱散瘀，破結解毒。炒黑用。忌魚、河豚、蟹、驢肉。

蒼耳子 名喝起草、道人頭、羊負來、進賢菜、緬絲草、葈耳、胡葈、常思、卷耳、爵耳、耳璫、野茄、豬耳、地葵、葹。去風補虛，治肝熱，明目，散風濕，發汗，治久瘧不止。去刺，酒炒用。或酒蒸，或末酒服，或丸三十粒，日二服。性溫。忌豬肉。

全蟲 名蛜蝌，去足、頭尾，酒淨炒。入肝，去風，治驚癇搐掣，口眼喎斜，瘧疾、天弔、風瘡，耳聾帶疝結核。性平。

薄荷 名金錢薄荷、南薄荷、吳菝蔄、菝蔄、蕃荷菜。入心包，抑肺氣，搜肝氣，咽喉發散要藥，清上化痰，升發汗，止痢。虛人及病後服之，虛汗不止；瘦人久食，恐病消渴。利頭目，治瘰癧結核，風痰癮疹，衄不止，血痢，驚狂壯熱，小兒

風延要品 性寒

雞蘇薄荷 即龍腦薄荷名水蘇芥葙香蘇芥苴 尚清肺理血下氣辟惡口臭吐衄血崩血痢肺痿諸氣疾消穀及腳腫頭風目眩風熱頭痛耳卒聾閉失音腦熱淋產後中風惡露不止 性寒

銀州柴胡 名地薰芸蒿山菜茹草以江南古城山名齊陵之根長尺餘微白者最佳或出定遠縣者亦好今藥客收買乃白頭翁丹參小前胡遠志苗混襍之名統柴胡 入三焦心包胆肝鬲引膀胱表藥退氣分之熱升陽散結病未入少陽誤服則引賊入門病入陰經誤服重虛其表治口苦耳聾熱入血室經水不調胎前產後骨蒸心氣熱疳瘧心腹腸胃結氣寒熱邪氣推陳文如陽虛下陷用以退熱升清外感生用內傷升氣用根及梢酒炒下降用梢有汗而咳蜜水拌炒用并治諸瘧

除寒熱痰哮喘咳嗽嘔逆
痞膈霍亂小兒疳氣胃口且安
胎 無外風忌

木賊草 溫 入胆肝血分發汗解肌
升散火鬱風濕治目障疝痛
脱肛腸風赤痢崩中 時氣

凡陰火虛炎氣升及咳嗽氣
急痰喘嘔逆虛熱用之大忌 性寒 前胡為使

前胡 無外感忌 除胆肝風痰 性降 下氣補肺胃首月且多 泄肝熱止小
兒有喘 性寒 半夏為使 惡皂莢

甘菊 名傅延年 節華 女節 女莖 女華
金蕊 周盈 日精 更生 治蘠 陰成 涼肝補肺腎安腸利脉治
諸風頭眩腫痛目脫出欲淚皮膚死肌腰痛胸中煩熱燥
骨痛風熱久服利血中之氣 風要單瓣味甘 白入陽分服之鬚髮不白治頭 黃入陰分 紫
入血分 婦人尤宜 輕身耐老延年 散濕痺一切遊風 作枕能明目 性平

菊葉 治同甘菊 養目血 去翳膜 治肝氣不足 性平 地骨皮 桑白皮為使

野菊 害人 瀉膀胱 去太陽風寒濕三氣 頭痛 通腦 止婦人陰中
痛效如無 苗治癰疽疔毒瘰癧眼瘜洗之泡瘡 性平

治痛風頭風頑痹黃疸浮腫
大小腸秘風濕痰氣一切冷痛忌

治痰哮氣喘水腫留腫

杏仁發散連皮尖降痰去皮尖潤肺止嗽降氣行痰除風散寒解肌潤燥消
積除肺熱及上焦風燥利胸膈氣逆潤大腸氣閉去頭面
諸風并治瘡疥消腫　性平惡黃芪黃芩乾葛　杏子名甜梅最害人
巴旦杏仁名八担杏止欬下氣入肺消心腹逆悶　性平
威靈仙忌茗入小腸膀胱通十二經脈治腹內冷滯心胸痰水
久積癥瘕痃癖中風不語手足不遂脚氣經阻溫疫瘧於
一切風　性溫忌茶麵
麻黃名龍沙卑相卑鹽入肺心膀胱大腸治傷寒以汗皮毛去寒邪
風熱止咳嗽忌夏通竅開毛孔除濕水氣浮腫能解肌　性
熱厚朴為使惡辛夷白薇石膏

吴氏彙纂　藥老　風部用

百四五

并治疝瘕陰寒腫痛腹中急痛胃氣泄瀉

紫蘇名赤蘇桂荏 入肺心胃脾溺小腸入氣血發表除寒熱一切冷氣和血寬中袪風消痰定喘止痛安胎利水益氣治心腹脹滿止霍亂轉筋同橘皮砂仁行氣安胎溫中止痛同香附麻黃發汗解肌同藿香烏藥同芎歸和血散血同木瓜厚朴治霍亂脚氣散濕解暑同杏仁萊菔子消痰定喘同桔梗枳殼利膈寬腸底前乾熱無汗用之 性熱 忌鯉魚

蘇梗上治全下氣畧緩虛者宜之 性熱

蘇子炒研治肺喘下氣溫中除痰益藏止霍亂嘔吐反胃利二便破癥結消五膈 性溫

藁本名藁茇鬼卿鬼新微莖溺膀胱止婦人陰痛去太陽風寒濕頭痛連腦 性溫

上海辭書出版社圖書館藏中醫稿抄本叢刊

溫

松節 治骨節風 酒浸 脂亦然

松毛 治風痹腳氣

治諸氣 心腹痛 欬嗽上氣 項痛癰疽

行水 啟聾 鼻齆 破

癥 下氣 行血 發汗 治傷寒 收陰證

反發熱者大忌 產難 陰 惡黃芪 黃肉 滑石

心痛 血痹 諸風冷氣 風失音

五加皮 洗淨 順氣化痰 逐瘀 祛風濕 治拘攣疝氣 陰痿 囊下濕 腰脊痛 兩腳疼痹 小便餘瀝 女人陰癢 明目 性溫 遠志為使

畏元參 再芟溫 堅節助骨肥

細辛 名小辛 少辛 宜北產 心經引經藥 不通 用數分 多用則死 補膽肝 潤腎 治頭面風痛 惡熱 督脈為病 脊強而厥 性溫 惡黃芪 黃肉 畏硝石 滑石 反藜蘆

鬼督郵 狀類細辛 治鬼祟

徐長卿 狀類細辛 治仝上

白附子 名兩頭尖 泡去皮臍 補肝入胃 去面風遊走 風盡風痰 足弱無力 陰下濕癢 性燥

天虫 血虛無風 寒客邪者忌 糯泔浸 刷去涎 又黑口用 炒去絲 入肺胃肝 治頭風齒痛中風

為老 風 用

女貞子 平 益肝腎 安五臟 強腰膝 強陰 明目 烏鬚髮 補風虛 除百病 冬至採 酒蒸

失音 喉痹咽腫 丹毒 搽癰瘰癧結核痰癘 血病崩中帶下
崩淋 陰癢 蠶瘡 化痰 下乳汁 拔毒
性平 惡茯苓 茯神 桑螵蛸 吉梗

蚕蛻

蚕繭 瀉膀胱火 癰疽無頭 服一繭即出一頭 性溫

雄蚕蛾 春蠶 要品 主固精 強陽 交接不倦 性溫

晚蚕沙 淘淨炒黃 浸酒 治風痹癱瘓 濕病 支節不隨 皮膚頑痹 腰腳冷痛
血冷血瘀 性平

竹瀝 入肺胆肝 降火 潤燥 行痰 痰在經絡 非此不可 養血 治中風失音
胸中大熱 消渴 勞復 煩悶 子冒風痙 姜汁為使 性寒

金毛狗脊 名強膂 扶筋 百枝 名狗青 一名扶蓋 有黃毛 形如狗 去毛切 酒拌 蒸 平補 萆薢為使 惡莎草

上海辭書出版社圖書館藏中醫稿抄本叢刊

并治咳逆肺痿乳閉癥瘕痔漏金瘡

利三焦解鬱止痛治…
飲病痰腫腫腹…飲食積聚…
霍亂吐逆…首年…血…

肝腎治腰背强關机緩急周痺寒濕膝痛老人失溺男女脚弱續筋骨及病後脚腫 性温 萆薢為使

白蒺藜 名屈人 止行 休羽 又名茨 升推旁通瀉肺補肝腎明目益精治風瘡風癢腰痛泄精虛損勞乏去刺酒拌蒸炒用 催孕墮胎 性平

白萆薢 名赤節 百枝 白菝葜 竹木 入胃肝補下焦治中風失音白濁莖中痛腰脊痛强骨節風寒濕周痺惡瘡傷中恚怒陰痿失溺老人五緩關節老血腰脚癱緩手足驚掣頭旋癇疾諸風濕堅筋骨益精明目去惡瘡 薏仁為使 性平 忌茗醋 畏大黃 前胡 柴胡

香附 行十二經 除胸熱治下氣霍亂吐瀉腹痛腎氣膀胱冷氣開鬱痰脚

為老 風部用

中年月候不調，胎產百病諸

生則上行胸膈，外達一身；熟則下走肝腎，旁通腰膝。童便浸炒入血分而補虛，鹽水炒入血分而潤燥，青鹽炒補腎氣，酒浸炒行經絡，醋炒消積聚，薑汁炒化痰飲，炒黑止血。忌鐵。

海…又 溫 畫眉

蓽茇 辛熱 寒藥…胃冷，開鬱治偏頭痛不效，嗽…搐鼻，左貼…口噤鼻塞…頭鼻

決明子 平 入肝除風熱，治一切目疾。又益腎精。

氣，諸氣痛，婦女一切病。 性平

南星 溫 炮用 入肺脾肝，治風散血，勝濕除痰，下氣利胸膈，治驚癇風眩，身強口噤，喉痹舌瘡，結核疝瘕，癰毒疥癬，破結下氣，利水墮胎。陰虛燥痰忌。畏防風、乾薑、附子。

升麻 寒 入胃脾肺大腸，表散風邪，升發火鬱，能升陽氣於至陰之下，引甘溫之藥上行，以補衛氣之散而實其表。不過三四分。治時氣毒癘，頭痛寒熱，肺痿吐膿，下利後重，久泄脫肛，崩中帶下，陰痿。陰虛有火者忌。

烏藥 溫 入肺脾腎疏胸腹邪逆之氣中氣中風厥冷霍亂反胃吐食宿食瀉痢霍亂女人血凝氣滯

五味子 溫 斂肺滋腎益氣生津補虛強陰濇精明目退熱斂汗止嘔瀉寧嗽定喘除煩渴消水腫解酒毒收耗散之氣瞳子散大火嗽初起脈數有實火者忌 性溫 蓯蓉爲使 惡玉竹

紫菀 苦 潤肺瀉火補虛下氣調中消痰止渴治寒熱結氣咳逆上氣咳吐膿血肺經血痰肺虛驚癇開喉痺 款冬爲使 惡天雄瞿麥藁本雷丸遠志 畏茵陳 性溫

附子 熱 行十二經引補氣藥以復散失之元陽引補血藥以滋不足之真陰引發散藥開腠理以逐在表之風寒陰中寒厥逆脾虛冷瀉

藥性考 寒部 用

沉香 溫 下氣墜痰涎入脾理氣調中入右腎命門煖精壯陽行氣不泄氣溫中不助火治心腹疼痛噤口毒痢癥瘕邪惡冷風麻痺氣痢氣淋

生姜 去皮熱 連皮溫 溫肺氣宣胃胆發散開痰止嘔治脹滿咳嗽霍亂腹痛冷痢血閉咳逆及時疫 性熱

夜明砂

惡川連黃芩

生姜皮 辛涼 用涼 治浮腫脹滿和脾行水 性平

蔥白 名和事草 鹿胎菜伯 冬食最佳 白屬冷 青屬熱 入肺胃通中發汗解肌瀉小腸止衄利二便治面目浮腫熱狂頭痛血證霍亂轉筋寒奔豚腳氣 性溫 益精明目利耳鳴通二便乳癰風痺安胎通乳

蔥鬚 治飽食房勞血滲大腸便血口乾腸澼成痔 末每二錢溫酒下

雄丁香 快胃脾補腎火治惡心風水便秘霍亂心痛止冷嘔逆壯陽暖腰膝反胃脾虛寒吐瀉奶頭開花吹鼻殺腦疳

藥考 寒部用

杜仲 温 潤補肝腎 止腰膝酸痛 陰
一溫 長入小便 治 ... 酒 ... 塩 ... 忌元參

蓬术 温 入肝血分 破氣中之血 消積
通經開胃化食 解毒止痛 治心
腹諸痛 冷氣吐酸 奔豚痃
癖 煨或醋 酒磨

三稜 平 入肝血分 脾 破血中之氣 散瘀
及氣 治老塊堅積 消腫止
痛 通乳 墮胎 炒 醋

肉荳蔻 温 煖脾胃 下氣 調中 逐冷祛
痰 消食 解酒 治積冷 心腹脹
痛 中惡吐沫 小兒吐食 乳 止虛瀉
麪裹煨

大小薊 温 破血行 氣 保精養血 退熱
補虛 止吐衄 吐 安胎 女子
赤白浹

益智仁 熱 入心脾腎 主君相二火 補
心氣 命門三焦之不足 濇精 固
氣 開發鬱結 攝涎唾 縮小便 治嘔
吐 泄瀉 客寒犯胃 冷氣腹

性熱 氣味辛熱 忌用 畏川鬱金
治胃冷 ... 嘔吐 ... 痃癖 奔豚 腹痛 口臭
胃虛寒 痘 厥白

丁皮 上 性同 治齒痛 心腹冷氣 畏 入

雌丁香 即雞舌香 口含辟惡 力大於雄 性熱 上 畏 仝

砂仁 名縮砂蔤 入肺胃脾腎大小腸膀胱 同檀香荳蔻入肺 同人參

腎 同赤石脂入大小腸 行氣調中 安胎 止吐瀉 化酒食 赤白泄痢 益智入脾 同川柏茯苓入

息痢 腹中虛痛 下氣 冷氣痛 性熱
散咽喉口齒浮熱
亦治霍亂轉筋 奔豚 崩帶 結痰

白荳蔻 名多骨 去皮殼炒 去 補肺煖胃脾 理元氣 收脫氣 治噎膈 除瘧疾

寒熱 去白睛翳膜 赤眼暴發 解酒毒 性溫 上
止感寒腹痛 吐逆反胃

炮薑 名白薑 除胃冷 守中 頭同甘草入心脾氣分 同五味溫肺 同人參溫胃 治吐衄

下血 有陰無陽 血虛者 心下寒痞 目睛久赤 消痰下氣 直脈絡

上海辭書出版社圖書館藏中醫稿抄本叢刊

痛崩帶泄精

小茴 热 理氣開胃治寒疝 炒焠 盐酒良能發腎邪治陰疝

胡椒 熱 煖胃快膈下氣消痰冷痢腹痛

黑丑白丑 熱 瀉肺氣温熱達右腎命門 通下焦鬱遏又腸風逆氣秘

利大小便逐水消痰殺蟲墮胎治

水腫喘滿癥瘕氣塊 濕熱在氣分胃

弱氣虛忌

良姜 熱 煖胃散寒醒酒治胃脘冷痛霍亂瀉痢吐惡噎膈

冷癖

何首烏 白入氣分 赤入血分 堅腎補肝益血

斂精氣添精益髓養血祛風强筋骨烏鬚髮令人有子治勞瘦風虛崩帶痔瘡瘰癧惡瘡 泔浸竹刀刮切片黑豆拌蒸 性温 茯苓為使 忌諸血

無鱗魚蘿蔔蒜葱鐵器

川椒 子名椒目 行水道定喘及腎虛耳聾 性熱

即蜀椒 閉口者殺人 入肺散寒 肺胃素熱者忌 發汗 入脾煖胃燥濕除脹 温

右腎命門 止泄瀉 微炒搗去裡面 去傷寒溫瘧大風發汗

黃殼取紅用

不出 殺蟲 得鹽入腎 杏仁為使 畏款冬防風附子 性熱

雄黃麻仁冷水

乾姜 白姜 逐寒暖中發表 性熱

米醋 名酢 醯 苦酒 損骨與脾胃 助肝散瘀開鬱下氣除煩及血氣心

痛 產後出血 黃疸黃汗發厥 以此熏嗅 性熱

肉桂 出交趾者佳 必肉厚氣香色紫有油 味辛甘 嘗之舌上清

楚者為真 洋桂害人 舌上嘗之不清 切開有白點子

春夏忌用 治寒痹風瘖陰盛失血 秋冬下部腹痛 非此不能止 去粗皮用

利瀉痢 沉寒痼冷 滲泄而渴 表虛自汗 利肺肝氣 入脾腎

補骨脂 即破故紙 入心包命門補相火以通君火煖丹田壯元陽縮小便治五勞七傷腰膝冷痛腎冷精流腎虛泄瀉婦血脫氣陷墮胎

肉蓯蓉 溫 入腎血分 補命門相火滋潤五藏益髓强筋治五勞七傷絕陽不興絕陰不產腰膝冷痛崩帶遺精 有松子鱗甲者 取酒浸刷去浮甲劈破除內筋膜酒蒸酥炙用

巴戟天 溫 入腎血分 强陰益精治五勞七傷散風濕治風氣脚氣水腫 覆盆子為使 惡雷丸丹參 去心酒浸

栗 溫 入腎厚腸胃 須熟食

延胡索 溫 入肺心包脾肝行血中氣滯氣中血滯通達中使除風痺諸瘀癥瘕崩淋月候不調產後血運暴血上衝心氣痛通經墮胎 與五靈脂同用 酒炒行血醋炒 忌…

吳醫彙…

命門止頭腦痛欬嗽鼻衄堅筋骨通血脈通經墮胎 性熱

桂心 即內桂之中心 入心調營衛治九種心痛補陽活血去血分化汗化膿益精明目消瘀生肌補勞傷煖腰膝續筋骨治風痺癥瘕噎膈腹痛腹內冷痛 性熱

酒 行藥破宿血畧飲益氣血多飲壞濫飲壞脾 折胃 性熱 畏赤豆花 人參 枳椇

葛花 醒酒 赤豆粉

當歸 名乾歸白蘄 文無山蘄 入心脾肝血中氣藥去損酒淨洒 都忌用鐵 尾多者佳 川產力剛善攻 秦產力柔善補 要圓頭肥潤氣香裡白不油名馬尾當歸 尾梢粗堅枯者名鑱頭當歸只宜發散用酒炒 吐血用醋炒 歸頭止血上行 歸身養血中守 歸尾破血下流 全歸和血 …血散

上海辭書出版社圖書館藏中醫稿抄本叢刊

盍生破血炒調血

紅花　辛温　入心肝　破瘀活血　潤燥消腫止痛　治經閉便難　血暈　口噤　胎死腹中　痘血熱鬱　喉痺不通　少用養血　多則行血　過用血行不止而死

兔絲子　前見

覆盆子　甘酸温　益腎固精　補肝明目　起陽痿　縮小便　澤肌膚　烏髭髮　同蜜爲膏　治肺氣虛寒　搗餅　用時酒拌蒸

蓽撥　辛熱　除胃冷　散浮熱　温中下氣　消食祛痰　治水瀉氣痢　虛冷腸鳴　冷痰惡心　嘔吐酸水　痃癖陰疝　頭痛牙痛　鼻淵　刮淨醋炒

潤燥滑腸　治欬逆上氣　温瘧寒熱洒洒在皮膚中　婦人漏下無子　寒熱下痢　腹痛腰痛　崩中　衝脈爲病　氣逆裏急　帶脈爲病　腹痛腰溶溶如坐水中　性熱　同參芪補氣生血　同牽牛大黃行氣　補血從桂附吴萸則熱　從大黃芒硝則寒　若有蓄瘀用尾　活血以赤芍收之

吴茱萸　泡數次去苦汁炒　入脾肝腎　祛風寒　下氣開鬱　治吞酸　厥陰痰厥　頭痛　陰毒腹痛　疝氣血痢　喉舌生瘡　止嘔川連水炒　治疝鹽水炒　治血醋炒　惡丹參硝石　性熱

飴糖　名餳　入脾　補虛乏　止渴去血　止腸鳴咽痛　唾血　消痰潤肺　止嗽　性熱　解附子烏頭毒

淡豆豉　入肺　治傷寒表　除煩　調中下氣　治瘧疾骨蒸　發汗解肌　治傷寒頭痛　煩躁滿悶　懊憹不眠　發斑嘔逆　血痢　性寒

續斷　温　補肝腎宣通血脈理筋骨　主傷中補不足　宗筋緩　破瘀血止痛胎漏崩帶　遺精腸風血痢癰痔腫　畏酒　地黃使

千金子　温　行水破血治癥瘕痰　治冷氣脹滿利二腸下惡物塗疥癬　去殼取色白者去油用

檀白　温　調肺脾利胸膈去邪惡引胃氣上行理氣要品

半夏　温　和胃健脾補肝潤腎　除濕化痰開鬱下逆氣止煩嘔發音聲利水道救暴卒欬逆頭眩痰厥頭痛眉稜骨痛咽痛胸脹痰瘧不眠消癰瘍腫止汗　姜汁拌炒　柴胡射干使　畏生姜秦皮龜甲雄黃　忌羊血飴糖　反烏頭

木香　名蜜香　青木香　南木香　五木香　除肺滯氣　瀉心氣　舒脾氣　大腸膀胱中下二焦塞脹　止瀉　川連製　通　麵包煨或蒸用　性温　生姜　如　橘皮爲佐　枳殼　檳榔　畏火使　治一切氣痛九種心疼嘔逆反胃霍亂瀉痢後重癃閉痰壅氣結痃癖癥塊腫毒衝脈爲病氣逆裡急寒大腸消食安胎

西血竭　出西胡　禀熒惑之氣而結　以火燒之　有赤汁涌出　久而灰不變本色者真　係血竭樹脂從木中流出　似沒藥樹　其肌赤色　又名麒麟竭　南番及廣州皆出之　先研作篩入丸藥　採法　於樹下掘坎　斧伐樹　脂流於坎　旬日取之　以透指甲者爲真　出西大食諸國　入心包肝　止血出瘡金瘡　散滯血　止痛　破婦人積血　止痛生肉　去藏中邪氣　心腹卒痛　血氣攪刺　內傷血聚　補虛　益陽精　消陰滯氣　小兒瘈瘲　性平　密陀僧使

厚朴　孕忌　姜汁炙或醋炒　入胃脾　治中風氣痺　血痺死肌　及傷寒頭痛寒熱驚悸　霍亂　腹痛脹滿　泄利　淋露　反胃　積年冷氣　腹內雷

艾葉 温 通十二經 走脾肝腎 氣血田要 經之元陽 逐寒濕 煖子宮 止諸血 温中開鬱 調經 安胎 止吐衄 崩帶 腹痛 冷痢 霍亂 轉筋 殺蚘 治癬疥 苦酒 香附使

礬石 温 目疾去翳 赤膜攀睛 淬研

蒲黃 平 入心包肝血分 生用行血消瘀 通經脉 利小便 除心腹膀胱寒熱 炒黑止血 崩帶 泄精

卷柏 即萬年松 性平 破血通經 治癥瘕淋結

真秦柏 蘆水煮半日炒 性温 止血 治 井水煮晝

蘇木 温 入血行血 去瘀 發散表裏風氣 腸風 脱肛 產後血暈 脹滿 血痛 血瘕 經閉

快氣和中 止心腹絞痛 肺虛有寒 上焦痛 六 致

嘔噦吐宿食不消 下氣化食行結 產前後攻逐 下安 殺蚘

蟲 明目 聰耳 調關節 性熱 忌用 淬滷

鹿角 生用散熱 行血 消腫 辟邪 治鬼交 熬用益腎補虛 強精 活血 煉霜熬膏則滋補 取新角截斷 河水浸七日 刮淨 剉屑 以蜜浸 微火焙 桑柴火煮七日 入醋少許 搗霜用 汁加無灰酒熬成膏 名鹿角膠 性熱 畏大黃 莽草 治小兒重舌 骨哽

鹿腎 補腎氣 壯陽氣 安臟 筋壯筋骨

鹿肉 補中益氣 加強五臟 養血生容 治產後風虛邪僻上 性 全

鹿髓 煉淨 治男女傷中絕脉 筋急痛 欬逆 以酒和服 補陰強陽 生精益髓 潤燥澤肌 性温

藿香 入肺胃脾 止嘔 辟惡 除霍亂 胎氣 性温

藥考 寒部用

骨碎補 温 補腎治耳鳴及腎虛久瀉牙痛 又入心包肝破血止血 去毛蜜拌蒸

穀精草 温 入胃肝明目退翳治喉痺齒痛風疳

辛夷 温 入肺胃通腦鼻開竅治鼻淵鼻塞頭痛目眩齒痛九竅風熱

百部 温 治肺熱咳嗽殺蟲療疳蒸傳尸疳積疥癬 酒炒

山茱肉 温 補肝腎固精秘氣強陰助陽安藏通竅煖腰膝縮小便治風寒濕痺鼻塞目黃耳鳴聾 去核 惡桔梗防風防己

款冬花 温 瀉熱潤肺消痰除煩明目鎮驚治咳逆上氣喘渴喉痺肺痿肺癰咳吐膿血為治嗽要藥 杏仁為使 惡玄參 畏黃芪貝母連翹麻黃辛夷

馬鞭草 入肝破宿惡血通經止癰 性寒 殺蟲治脹治氣癥血瘕陰腫 打傘

赤芍 入肝治邪氣腹痛血痹堅積寒熱疝瘕通順血脈利小便下氣 性平 婦人醋炒 下痢不炒 畏鱉甲

白芍 入肝脾氣血分止諸痛散血 酒炒 要 性平 治瀉痢後重脾虛腹痛心痞脇痛肺脹喘噫目濇 瀉肝火和血脈益陰氣斂逆氣利小便 緩中止痛益氣除煩斂汗安胎補勞退熱

旋覆花 入肺大腸開痰 性平 軟堅下氣行水通血脈消痰結堅痞噫氣水腫去頭目風 虛者忌用

遠志肉 入心通腎氣強志益智補精壯陽聰耳明目利竅長肌肉助筋骨治健忘驚悸夢泄腎積奔豚 去心甘草水浸一宿 畏珍珠藜蘆 喜茯苓龍骨 性温

石菖蒲 補肝開心竅九竅聰耳明目發音聲逐風去濕除痰消積開胃寬中治噤口毒痢風痹驚癇 性温 秦艽使 忌飴糖羊肉

藥性考 暑部用

黄連 名王連入心胆肝雅州連細長彎曲微黄無毛硬刺馬
支連 湖連色黑細毛繡花鬚頭硬刺形如雞
依此二品至佳 雲南連體鬆軟毛無硬刺次之 古勇
連出雲南古勇山 體呈無毛無硬刺又次之 水連頭又
名曽連出川中體鬆有毛無硬刺又次之 新山連出廣
西光黄性重斷則淡黄色用則害人 土連出處州色黑
團節亦害人 雞爪連色黑細小斷則淡綠色亦害人
雲景連出雲南色黑斷則紅色不入藥 種連川中種者
色黄軟毛無硬刺
味微苦而薄不效 燥濕開鬱解渴除煩消心瘀止盜汗目
痛下痢厚腸胃止熱痢益胆止血攻天行熱疾卒熱心痛
肝火痛伏暑發熱陽毒發狂骨蒸癆熱三消下血小兒吃
土腹中兒哭 蚘出定驚 同肉桂交心腎於頃刻 佐龍
胆瀉肝火 佐白芍瀉脾火
佐石膏瀉胃火 佐知母瀉腎火 佐川柏瀉膀胱火 佐
木通瀉小腸火 佐黄芩瀉三焦火 肝胆虛火醋炒

肝胆寔火，猪胆汁炒。上焦火，酒炒。中焦火，姜汁炒。

下焦火，盐水炒。食積，黄土炒。湿熱火在氣，吴萸湯

炒。湿熱在〃〃分，乾漆水炒。 性寒

發痘疹

乾葛 名雞齊、鹿藿，又名黄斤。入胃脾。解肌，升陽，散鬱火，鼓胃氣上行，生津，止渴，開腠，發汗，退熱，治虛弱泄瀉，傷寒中風，陽明頭痛，血痢，温瘧，腸風，大熱，嘔吐。熱〃化酒毒，生用墮胎。 性寒

生葛汁 解温病大熱，吐血，諸血。 性寒

葛根 止消渴，身大熱，嘔吐，諸痺，起陰氣，解諸毒，并解巴豆毒。浴氣虛者用之，反竭胃汁。 性寒

葛粉 止渴，解酒，去煩熱，利二便。 性寒

以滑胎

滑石 石淋要藥。凉胃脾，瀉膀胱火，用飛。治伏暑，黄疸，心腫，脚氣，吐血，瘧

并治消渴。陰汗尿血泄精。止
頭旋。聰耳明目。

腫。煞溼。分水道。行積滯。 性寒 石韋 甘草爲使。

豬苓 入腎膀胱。清肺熱。降心火。止痎瘧。開腠理。行溼。治子淋
胎腫。脚氣。白濁帶下。小便不利。排膿。 性平

澤瀉 名水瀉 禹孫 鵠瀉 及瀉 瀉三焦膀胱停水。鹽水或酒拌用 利水道。通淋滲溼
熱。行痰飲。止嘔吐瀉利。疝痛脚氣。瀉肺火。及瘧後怯證。
性寒 畏海蛤 文蛤

燈心 入肺心小腸。清火。 性平

荷梗 通胃脾。清氣解暑。 性平

荷葉 補胃脾。入胆。升胃陽。消瘀。消陽水浮腫。止渴。破血。及產
後口乾。肺心躁煩。胞衣不下。洗腎囊風。 性寒

荷瓣　入肺清心解暑熱血證　性寒

荷蒂即荷鼻　生發元氣補胃脾澀精消水腫癰腫安胎去惡血留好血止血痢吐咯衄血溺血血淋下血崩中產後惡血損傷致血　性平

生藕　涼血散瘀止渴除煩治霍亂虛渴　性寒

生藕節　發癬止吐衄消瘀解熱毒淋痢入心胃一切血證其汁和童便生地汁服　性寒

藕粉　益胃安神　性平

藕汁　止悶開胃除煩治霍亂破產後血除時氣煩渴　性寒

熟藕　補五臟實下焦補心益胃止瀉止怒　性平

治中暑自汗舌焦牙痛發斑疹

竹瀝　寒　消風降火潤燥行痰養血益陰利竅明目治中風口噤痰迷大熱風痓癲狂煩悶消渴血虛自汗　薑汁為使

石膏　名寒水石　入肺胃止陽明傷寒頭痛壯熱解三焦熱除時氣頭疼發汗益氣生津治胃陽邪入裡先寒後熱漸至骨蒸勞熱肌瘦有汗而脈長　新汲水沖末服　性寒　雞子為使　忌鐵　巴豆

搗心竹葉　入肺胃胆清暑　性平

竹茹　入肺胃胆清煩熱噦嘔吐衄噎膈肺痿熱癇五痔崩中胎動及傷寒勞復　性寒　涼血除熱

淡竹葉　春生苗高數寸細莖綠葉如竹秋結小長穗走而不守孕婦忌涼心緩脾除上焦風邪煩熱咳逆喘促嘔噦吐血消痰止渴中風失音驚癇胎中痰熱上氣利小便洗脫肛　性寒

淡竹根　名碎骨子　除煩熱驚癇消痰墮胎洗子宮下脫　同葉煎湯　性寒

吴氏彙纂　藥考　暑部用

赤石脂 溫 研 白入氣分 赤入血分 益氣調中 收濕止血固下
治腸澼泄痢崩帶遺精
生下胞 畏大黃 白者入氣

苦竹葉 治口瘡目痛消渴不睡明目利竅解酒毒塗惡瘡以末和雞子白塗

根 下心肺熱毒氣 性寒

苦竹茹 下熱壅止尿血 性寒

麥冬肉 名烏韭 愛韭 羊韭 僕壘 禹韭 不死草 禹餘糧 馬韭 忍冬 忍凌 階前草 補肺定肺氣 斷欬者必以此為要藥 肺中伏火 氣虛胃寒者忌 心下支滿心腹結氣傷中傷飽胃絡脈絕羸瘦短氣身重目黃及肺水腫行水生津止上欬清心瀉熱潤燥消痰嗽止嘔吐客熱虛勞吐膿血熱妄行寒熱煩熱 同人參治火生脈 入滋補 須酒浸要肥大去心用 性寒 地黃車前為使

惡苦參青葙

畏冬花木耳

甘草 名國老 蜜草 蕗草 蜜甘 美草 靈通 行十二經 中滿忌 必以同茯苓用 治寒熱邪氣堅筋

骨。長肌肉。倍氣力。　生用氣平。補脾胃不足。而瀉心火。緩
痛。　炙用氣溫。補三焦元氣。而散表寒。　頭生用。行胃肝
濁血。消腫導毒。　梢生用。治胸中積熱。涼腎。達莖去小便
澁痛。　節止癰疽腫痛。　性平　白朮苦參爲使。惡遠志。反大戟芫花及
甘遂

連翹　名異翹　蘭華　旱蓮子　三廉　散結。瀉火。涼心。散血結氣聚。涼膽。除胃濕熱。
清肺火。瘡瘍要藥。　性平

連翹仁　入心與包絡氣分。　性平

連翹根　名連軺　竹根　入心膽三焦大腸。去白虫。利小便。消腫通月經。
止中部血。耳聾。　性平

治□□勞□□風□□□黃□

吳氏本草

連翹葉 莖 治肺心積熱。 性平

井華水 係平旦第一汲 可煮痰火氣血及補陰藥。 性寒 新汲水同

夏枯草 名夕句 乃東 燕面 鉄色草 補養肝血脉。緩肝火 解內熱 散結氣 瘰癧 癭瘤藥 治目珠夜痛 稟純陽之氣得一陰之氣而枯 腳腫濕痺 性平 嫩苗亦名血見愁

蘆根 以活水者去鬚節用 葭 花名蓬蕽 筍名蘿 蘆名葦亦名 功用同 入肺心 開胃 降火 解大熱 消渴 噎嗽 嘔不止 反胃 小便數 寒熱時疾 煩悶 瀉利而渴 并孕婦心熱 性寒

青蒿 名草蒿 香蒿 又名方潰 入膽肝經 秋冬用子 春夏用苗 瀉骨節熱 補勞 治鬼氣 除疥瘡 明目 婦人血氣 腹內滿 及冷熱久痢 寒熱瘧 性寒

上海辭書出版社圖書館藏中醫稿抄本叢刊

止嘔逆蘇皮膚之寒熱解腹之[illegible]結

下胎 丹查後省

大腹皮 温 泄肺和脾下氣行水 通二腸水腫脚氣痞脹 痰膈瘴瘧霍亂

藥性考用 温部

臘茶 名蛇卯草 明目截瘧 膽肝經藥 去暑濕 性平

香薷 名香菜香茸香葇蜜蜂草 入肺 利暑濕 夏月發汗之品宜冷服痧氣及暑傷元氣服之必大汗而死

治霍亂腹痛吐下 散水腫 去風熱轉筋 去風熱轉筋 止鼻

衄口臭舌血脚氣寒熱 性温

淮牛膝 名牛莖 對節草 山莧菜 百倍 生用引下行之物 補肝腎 瀉惡血 通月

水 破癥結 助十二經脉 治淋痛尿血失精 喉痺齒痛 腰脾膝虚 孕者忌 酒蒸 除腦

痛 强筋骨 腰膝骨節痛 心腹痛 齒痛 足痿筋攣 陰痿失溺 傷中少

氣 久瘧衄 性平 惡鱉甲 畏白前 忌牛肉 杜牛膝 咽喉要品

茯苓書 名威 入肺心胃脾腎膀胱大小腸 乳拌蒸 須白者 通水瀉 同人參用

赤石脂詳前肩

使君肉 温 健脾胃除虛熱殺藏
虫治五疳便濁瀉痢瘡癬
煨服忌熱茶

鶴虱 寒 殺五藏虫蚘咬腹痛

烏梅 温 入血與入肺脾經斂肺澀腸涌痰
消腫清熱解毒生津止渴醒
酒殺虫治久嗽瀉痢瘡瘧
霍乱吐逆反胃勞熱骨蒸
安蚘厥

塩白梅 治今上升喉啖僵仆牙關
緊閉以梅擦之牙齦涎出開喉
痹乳蛾

治肺痿咳嗽及濕熱流入手三經二陰
不通之要品

熱生津止渴鎮驚止泄去濕除虛熱利腰臍間血開腠理

安胎補下焦瀉腎火 赤者瀉心小腸氣分除膀胱濕熱

若外鬚所用土
茯苓係土萆薢
皮消水腫膚脹開腠理水道 性平 忌醋

畏地榆秦艽龜甲
雄黃 惡白斂

抱木茯神 用 去木 入心益智安神除驚悸 性平

茯神木 名黃松節 治腳氣痺痛諸筋攣縮 性平

猪苓 入肺心腎膀胱清熱降火開腠理利水濕淋腫止痎瘧

腳氣白濁帶下淋胎腫 性平

木防己 名解離 石解 膀胱經藥 漢防瀉血分濕熱利二便去水腫膀胱

漢

熱 木防治風寒溫瘧熱氣諸癇除邪去風腫中風 手足攣急

上海辭書出版社圖書館藏中醫稿抄本叢刊

楮实　寒　助阳气，起阴痿，补虚劳，壮筋骨，明目，充肌，泪茎。

楮实皮　行水，止气满，治耳鸣水肿，水泻热痢。

水杨柳汁　平　益饮，治黄疸，治湿热头痛而眩，女人瘕疝。

脚气冲心。性寒　畏萆薢

川柏　泻膀胱相火，药引并三焦火，补肾水，壮骨髓，治五脏肠胃结热，黄疸肠痔，泄利消渴，惊气，肌肤皮热，目热赤痛，下焦虚热，冲脉气逆，不渴而小便不通，诸疮，口疮痛极，鼻衄，肠风下血，后急热肿痛，阴痿，漏下赤白，去骨蒸，心热，蛔心痛，安心除劳。酒制治上，蜜制治中，盐制治下。性寒　得知母滋阴降火，苍术除湿清热。得　若渴

细辛　泻膀胱火，治口舌疮，涂小儿头疮。

五加皮　详风部。顺气化痰，逐痹，坚筋骨，治拘挛，祛风湿。性平

茵陈　入膀胱胃脾，治邪气热结，风湿寒热，遍身发黄，即黄疸，除头热伏瘕，通关节，利水，洗风痒。性寒

海桐皮 温 入血分祛風濕殺虫治 入風藥
風癰頑痺腰膝疼痛疳
𧏾疥癬洗目赤漱牙虫

木瓜 斂肺和胃理脾伐肝化食止
渴收脫氣和氣滯調營衛
利筋骨去濕熱消水脹
止瀉痢 入肝

蒼朮 出茅山者真堅小有硃砂點糯泔浸同芝麻炒入肺胃脾大小腸 名茅朮赤朮又名山精仙朮又名山薊 散風寒濕鬱脾濕下流強脾發汗祛痰水痰火消腫辟惡止吐瀉腸風滑帶淋結多汗除寒熱頭痛筋骨軟弱瘡癬氣塊痿證要藥 地榆為使忌防風 白朮 性温

苡仁 名回回米薏珠子 薏苡解蠡贛米 補肺胃脾肝 糯米等分拌炒 治肺痿肺氣筋急拘攣小便熱淋消渴脚氣蚘虫祛風濕 根治黃疸 性寒

木瓜 入肝脾 酸 補肝治脚氣濕痺水腫霍亂舒筋 性温

芡實 名雞頭子 補精治濕痺白濁 性平 止泄瀉帶下小便不禁夢遺精滑腰膝疼痛

梔子 名木丹越桃又名鮮支花名詹蔔 入肺血分涼胃清胃脘血 炒黑止血吐衄鼻衄一切血證 生用瀉肺心火除胸中二腹大熱去熱毒

散瘀止嗽吐血熱渴　肺虛有風寒者忌

桑寄生　平　助筋骨散風濕固齒長鬚髮益血止崩漏下乳安胎

風目赤熱痛除時疾熱熱厥心痛瀉三焦火俱用肉解五黄
痛利五淋通小便解消渴治傷寒勞復瘀氣湯火傷用上汁
虛煩客熱嘔吐薑汁炒　性寒

桑白皮　蜜炙　肺虛而小便利及風寒作嗽忌　瀉肺火行水消腫滿治虛勞客熱頭
痛消痰止渴殺虫利大二便定喘息降氣散血及小兒涎流
重舌天吊火丹鵝口唇腫以汁塗之　性平寒　續斷桂心為使

桑葉　經霜者佳　入胃大腸去風涼血燥濕末服止盜汗消渴代茶　性
涼

桑虫　嘴尖　治驚風口瘡風痛眼赤痘用助漿婦人崩中漏下赤白墮胎
下血產後下痢煅用　性涼

吴氏彙纂　藥考　濕部用

白朮 名吃力伽、山薊、楊枹、馬薊、枹薊、山姜、山連、山芥、天薊。入心、胃、脾、肝、腎、小腸。糯米泔浸，陳壁土炒，或人乳拌蜜水炒。除寒熱，止嘔逆、反胃，利小便，補腰膝，長肌肉，治冷氣，補氣血，能發汗、止汗，燥濕，生津，消腫滿、黃疸、濕痹。血燥無濕都忌。補脾氣，去勞倦，止肌熱，化癥癖，和中氣，止渴，安胎。

性溫 防風、地榆為使。

野朮 出於潛最妙，今難得。

天生朮 出浙江，有鶴頸甚長，肉有硃砂點，朮上有鬚者尤佳。

狗頭朮 出宣歙，冬月採者佳。

台州朮 次之。

武康朮 味甘而香，為第一佳品。

破宿血，調經，消癥瘕，產後血瘀腰痛，吐血，鼻衄，目痛，頭風

種朮　出台州燕山，並無鶴頸，血鬚反肥大，於於朮。陰虛燥渴，肺腎有藥，藥動氣，都忌。

雲朮　形長大，性燥劣。

江西朮　形小鶴頸，部短，體堅味苦，忌用。

郁李仁　名棠棣。去皮尖，研，蜜浸。入脾經氣分。治浮腫，膀胱，利小便。性平。

蘭草　名省頭草、千金草、香水蘭、燕尾香、蘭澤草、都梁香、孩兒菊、蕑、水香、女蘭、煎澤草、香草、大澤蘭。入脾肝經。治消渴，利水，殺蟲，益氣，通神明，除痰癖，調氣，養營，生津，止渴，除胆癉、脾癉也，口甘，調經。性平。

澤蘭　名虎蘭、都梁香、風藥、水香，亦名孩兒菊，虎蒲、龍棗。入肺胃脾肝血分，行而不峻，補而不滯，女科要藥。清肺開胃，消痰行水，泄熱解鬱，調經和肝，血舒脾行血。性平。防己為使。

吳氏彙纂　藥考　濕部用

郁李仁 涼 入脾，氣分，降氣行水，破血潤燥，治水腫癃結，急大腸氣滯，關格不通。同酒入膽，治悸目張不眠。去皮尖，蜜浸研。

檳榔 温 瀉胸氣，攻堅去脹，消食行痰，下水除風，殺蟲醒酒，治痰癖癥結，瘧痢水腫，脚氣，二便裡急後重。

金櫻子 平 入肺脾腎，固精秘氣，治夢遺泄精，泄痢便數。

地膚子 寒 益精強陰，入膀胱，除虛熱，利水通淋，治㿗疝，去皮膚風熱丹腫，洗眼除雀盲澀痛。惡螵蛸。

訶子皮 寒 泄氣消痰，斂肺降火，收脫止瀉，開胃調中，治冷氣腹脹，膈氣嘔逆，痰嗽喘急，瀉痢脫肛，腸風崩帶，止渴，諸酒泄。

澤蘭根 一名地筍 治鼻血吐血，養血中之氣，破癥瘕宿瘀也，宿血，通竅，利關節，及產前後百病，婦人勞瘦，男子面黃，瘡金瘡癰腫，瘡膿。性温

澤蘭子 治婦人三十六疾。性平

山荳根 治牙痛，咽喉腫，涼肺心熱毒。性涼

淮山藥 名薯蕷，玉延，兒草，山芋，諸薯，土藷，山藷，修脆。補胃脾肺腎，澀精，益心氣，除寒熱邪氣，健忘，化痰涎，強腰膝。性温 紫芝為使，惡甘遂

零餘子 山藥子 補虛損，強腰腳，益腎，療飢。性温

椿樗白皮 止 澀血，去肺胃陳痰，及濕熱為病，泄瀉久痢，崩帶腸風。醋浸炙。忌肉麵

上海辭書出版社圖書館藏中醫稿抄本叢刊

滋陰退陽 生血凉血 治血虛發熱
勞傷咳嗽 痿痹驚悸 尿血 利二便
安胎殺蟲及心腹急痛 酒製 薑製

藥性考 用 燥部

天冬肉 名顛勒 顛棘 天棘 萬歲藤 入肺 心 通腎氣 潤肝燥 補血 冷 去肺熱 嗽
寒熱 强骨髓 殺虫 去伏尸 利小便 補元 滋陰 消胃痰 骨痿
痰嗽 嗌乾 足下熱痛 肺痿生癰 吐膿 虛勞骨蒸 潤燥痰 用
膚 利二便 止渴 除一切惡痰 陽事不起 爽滑 痿有火 性
寒 地黃 貝母為使 惡鯉魚 去心皮 酒蒸 熬膏常服

乾生地 入心 心包 肝 腎 酒製不傷胃 薑汁炒不泥膈 功 炒炭不傷寒 砂仁炒入下焦
瀉小腸火 填骨髓 長肌肉 除寒熱 吐衄 崩中 皮膚燥 血暈
去掌中足下熱痛 消瘀通絡 性寒 忌蔥蒜蘿蔔銅鐵器 宜酒 麥冬 丹皮 當歸

鮮生地 涼心 腎 火 血熱 瀉脾 濕熱 大腸 肝 胃 性寒 畏 惡貝母

安胎、燥渴、[illegible]、下痢

熟地黃　入心、心包、肝、腎，三膲[illegible]痛，不能除非涼，小腸，[illegible]血，滋陰，脈虛用

熟，脈寒用生，同芪、參上，歸、防加以好酒拌砂仁末，浸蒸晒九次，利氣引

入丹田，忌用蘿蔔。尺弱者加附子、肉桂，益火以消陰翳；尺旺者加川柏、

二品　知母，壯水以制陽光。性溫，忌同乾地

白蜜　生岩石者佳，名石蜜，有益東南卑濕，多食助濕害脾，七月勿食，入脾。西北高燥，食之生，涼，清熱潤燥，

滑腸，止嗽，治痢。熟溫，補中，通三焦。

黃蠟　入肺、脾、三焦，止痛生肌，治下痢，續絕傷。性平。

知母　名蚳母、連母、貨母、水參、兒草、女理、韭逢、野蓼，兒踵草、蝭母、地參、苦心、女雷、鹿列、東根、昌支，涼肺、腎氣

分，瀉肺、腎火，腎無根，腎火，治骨蒸有汗、虛勞熱，補陰，潤燥滑腸，

止嗽，下水，益氣，止消渴，肢體浮腫，補不足，安胎，止子煩

上海辭書出版社圖書館藏中醫稿抄本叢刊

柏仁 去油炒 平性 入心腎而悅脾 養心氣 潤腎燥 助脾滋肝 益智寧神 聰耳明目 益血止汗 除風濕 療驚癇 畏菊花

咳逆喘急 久瘧煩熱 欲用 相火有餘 性寒 宜酒 川柏

貝母 名勤母 苦菜 苦花 空草 藥實 又名商 治肺燥痰滯 心火虛勞煩熱 咳嗽上氣 吐血 目眩 淋瀝 散結除熱 去心糯米拌炒 性寒 厚朴白薇為使 畏秦艽 反烏頭

貝母出川中平藩者最佳 圓正底平開瓣味甘

象貝 出象山 體堅味苦 獨顆無瓣 去時感風痰 性寒

土貝 形大味苦 治外證痰毒 斂瘡口 性寒

柿蒂 止胃呃逆 性寒

柿霜 生津化痰 清肺心熱 治咽喉口舌瘡痛 性寒

麻仁 即大麻 黄麻 潤肺 利六府 燥結 潤大腸 利小便 疏水氣 破積血 復血脈 補中益氣 治中風汗出 風痺積血 以漿水浸 童便 婦人 絞汁服

吴氏彙纂 藥考 燥部

倒產。吞十四粒即正。煮粥食。止噎逆。及產後老人血泌。大便不通。

性溫 畏茯苓白微牡蠣

韭 名草鍾乳 起陽草 歸心安藏。止泄精。入肝和血。和童便沖汁服。消花草滯。

性熱

韭子 炒 充肺氣。補肝血。分行氣。歸心。益腎命門。補陽除胃熱。治鬼交。遺尿。小便頻數。白濁白帶白淫。暖腰膝。 性熱

牛乳 養肺心。補虛弱。止渴。解熱毒。潤大腸。胃痰、諸心氣痢。入

腎熱。喘。補益勞損。虛老如熱尤宜 性平

乳餅 潤藏。利二便。益十二經脈。治赤白痢。 肉黃牛者補益

溫脾 性溫

治濕痺五淋暑濕瀉痢目赤
障翳催生下胎

黃明膠即牛皮膠水膠線膠治諸血治衄血下風濕走注疼痛潤燥利二
腸補虛同葱白煮粥利大便　性平
阿膠取真黑驢皮用阿井水煎成者真取其明淨霉天不軟入肺心肝腎血分胎前產後
諸風骨節疼痛水氣浮腫虛勞咳嗽喘急肺痿吐膿血不
血滋陰除風潤燥止痢化痰清肺利小便調大腸剉炒成珠或麵
拌炒去痰蛤粉炒止血蒲黃炒酒化水化童便和用得火良　性溫　山茱為使畏大黃
車前子名當道車輪菜芣苢馬舄蝦蟆衣牛舌牛遺地衣涼腎涼血瀉膀胱濕熱
明目止瀉利小便而不泄氣酒研炒男人種子妙品　性涼
車前草并根止血治小便色赤止煩下氣除小蟲　性涼
天花粉名白藥瑞雪即栝樓根潤肺生津降火行水通止小便利除胃

并治結胸〻〻。貴胸利〻便
不通〻〻。負分四用酒煮忌

熱口燥唇乾腫及黃疸〻〻癰消痰止渴〻〻熱在時疾〻〻腫

排膿生肌涼小腸　性寒　枸杞為使　惡乾姜牛膝　畏乾漆

子

豬脂　潤肺胃肝大腸除水腫五疸通小便　入膏滋藥　性平　反烏梅

瓜蔞仁　名栝樓　瓜蔞　黃瓜　澤姑　果蠃　天瓜　地樓　炒研用　潤肺喘痰嗽寬中〻〻消渴　性寒　枸杞為使　惡乾姜牛膝

梔子入此　柿蒂　柿霜入此

天竺黃　甘平　補中益氣　涼心肺　悅顏色　除煩熱　退風熱　濕毒　目痛　背爛　寒熱　中風暴熱　不能動　頭痛　腰　苦寒　自汗　瘡　蠶酒毒　長鹹

丹參　微寒　入心包絡　去瘀生新　安胎　墮死胎　除煩熱　功兼四物　熱　風痹不隨　腸鳴腹痛　崩帶癥瘕　目赤疝痛　瘡疥腫毒　畏鹹水　忌醋　反藜蘆

沙參　寒　清補肺脾　腎養肝肺　熱者用之　治肺痿　疥癬　疝氣　崩帶　惡防己　反藜蘆

山豆根入此　温性内查

藥性考　火部

川連　山梔　生地　薄荷　瀉　車前　淡竹葉　夏枯　荷葉　青蒿

川柏　石膏　竹葉　連翹　澤蘭　桑白皮　銀柴胡　蘭草　知母　川貝母

蘆根　俱詳前

三七　名金不換　似參　陽明厥陰藥　散瘀定痛　治血衄　血崩　血痢　血目赤癰腫　性寒

茜草　名蒨草　過山龍　牛蔓　色赤　氣溫　行血　入心包肝　血見愁　茹藘　地血　染緋草　血分　有外證用血見愁　行血止血　消瘀通經　係地錦　非茜草　痛風痹　黃疸　性燥　忌鐵　畏甘草

人參　名黃參　血參　人銜　鬼蓋　土精　地精　海腴　皺面　補五臟之陽　及肺中元氣　治虛勞內傷　發熱自汗　血淋　瀉痢　痰癇　胸

痰。畏五靈脂 忌鐵 性平 茯苓為使。

防黨參 生上黨狀似防風 力薄。

洋參 出高麗 力薄。

參條 横行手臂。

參鬚 力薄。

參蘆 力微能探吐。

太子參 力同大參。細短緊而堅實者

鴻屋城 白。微細長。

泡頭參 皮粗體鬆。

珠兒參 出閩中 [illegible]多去皮滚水[illegible] 適用藏。[illegible] 寒。微甘。味苦 體堅 補肺[illegible]

雷丸 寒[illegible] [illegible]殺虫

天竺黃 寒 治小兒風熱利竅豁痰 鎮肝明目 治中風痰壅 小兒客忤驚癇

元明粉 寒 去胃中實熱 蕩腸中宿垢 潤燥破結 消痰明目 忌苦參

海浮石 寒 入肺止渴 散通淋 除上焦痰熱 消癭瘤結核

梔子 鹽炒 入此

石斛 治風痺 發熱自汗 腳膝疼 遺滑精 囊濕餘瀝 畏天虫

王不留行 平 行血分 除風去痺 止血定痛 通經利便 下乳催生

肺 心 下 氣

土人參 即粉沙參 生江浙 孕婦忌 甘微寒 氣香 脾虛 夢遺滑忌 味淡性降 能伸肺

經清肅下行 補氣生津 凡有升無降之證 每有奇方

西參 出大西洋佛蘭西 苦寒微甘 味厚氣薄 補肺降火 生津液 除煩倦

虛而有火者宜之

黃芪 名羊肉 戴糝 戴椹 芰草 百本 王孫 補肺氣 瘧疾 止自汗 生用固表 瀉陰火

性溫 畏防風 惡龜甲

金釵石斛 名石蓫 林蘭 杜蘭 禁生 平 胃 補脾腎 小腸 及胃中虛熱 并腳氣

酒浸 熬膏 性平 畏天虫 忌 惡巴豆 寒 小 堅

胡黃連 名割孤露澤 出波斯國 今秦隴南海亦有之 心黑外黃 折之塵出如煙者真 [illegible]淮良 爲末 猪胆

藥考 火部用

并治痔

目亦安服必用

懷牛膝 入肝腎 并溫部 引諸藥下行 酒蒸
強筋骨 治腰膝骨痛 足痿
筋攣陰痿 失溺 久瘧 下痢
傷中 生用散惡血 破癥
結 治心腹諸痛 大痛 永血
閉 產難 小便莖痛 夢遺 脚虛
者忌 性平 惡螢火 畏白前 忌牛肉

肝。明目。退骨蒸勞熱。去陰汗。果子積痛。朝熱。霍亂。和
五心煩熱。自汗。黃疸。吐衄血。痢。傷寒勞復。退心熱。厚腸
治溫瘧。瀉利。 性寒 惡葱花 元參 白蘚皮 解巴豆毒 忌猪肉
黃芩 名腐腸 空腸 苦督郵 妬婦 印頭 黃文 豚尾芩 鼠尾芩 內虛 經芩 宿芩 條芩 入肺血分 小腸 ……寒
火。除脾家濕熱。并入三焦心大腸。又少陽胆經藥。退黃疸。
生用除風熱。寒能勝熱。折火之本。利中氣。酒炒上行。分治腸澼
便血。消痰利水。養陰退陽。補腎除熱。……往來。……
諸熱。并五淋。血虛中寒者忌。 性寒 山萸爲使 畏丹皮 龍骨 丹砂
片芩 空 中必。瀉肺火。清肌表熱。梔子佐之 性仝上
條芩 實 中必。瀉大腸火。補膀胱。川連佐之 性仝上 炒 瀉肝膽火 猪膽汁 ……柴胡……

兔絲子 平 入寒 入脾肝腎 強陰益精 溫
而不燥 治五勞七傷 … 淋瀝 …
苦燥 … 目 補 …
脉須酒浸 山藥使

冬葵子 寒 潤 利竅通乳 消腫滑
滑腸行津 又 二便 消水
服 通關膈下乳催生

白鮮皮 寒 … 服之 …
治 行水道 通關節 利九
竅 … 諸黃風痹要藥 并
治風瘡疥癬 女子陰中
腫痛 惡桑螵蛸桔梗 茯苓萆薢

枳殼 枳實 寒 破氣行痰 止喘 消痞脹 定
痛 除後重 胸痹結胸 食積
五膈 痰癖 癥結 嘔逆 咳
嗽 水腫 脇脹 瀉痢 淋閉
痔腫 腸風 除風去痺 利
胸膈 寬腸胃 …

熱 同 … 治酒 … 汁炒 同厚朴 … 止嘔
同青 白芍 瀉肺火 同白术 安胎 …

橄欖 入胃 清咽 生津 除煩 醒酒 止齒痛 咽喉痛 性平 核治 …

黑大豆汁 補腎 治水鼓 腹脹 產前後諸 … 炒熟 以酒 淋之 名豆淋酒 性平

黑穭豆衣 補腎水 明目 強腰膝 性平

白及 名連及草 甘根 白給 性濇而收 入肺 止吐衄 舌重穗 … 以末 乳調 塗足心
性平 紫石英爲使 畏杏仁 反烏頭

鬱金 名馬蒁 出川廣 體銳圓如蟬肚 外黃內赤 色鮮微香 折之光明脆徹 苦中帶甘者真 入肝心 … 心絡
涼心熱 散肝鬱 治勞毒 入胃 下氣 破血 下血 頻痛 吐衄 尿
血 婦人諸氣血痛 產後敗血攻心 同醋磨 性平

紫草 名紫丹 紫芙 茈莫 又名鴉啣草 用茸 入心包 肝 血分 涼血 … 血 利竅 通便 補

吳氏藥考 火部用

并治瘡癬及癥血…盛二便閉

蕤仁　平　入心脾肝　消風散熱　益水生

光治目赤腫痛　眥爛淚出[illegible]

治心腹邪熱結氣痰痞　去皮尖研

白薇　寒　陽明衝任之藥　利陰氣　下水

氣　治中風身熱支滿　忽忽不知

人　血厥　熱淋溫瘧　寒熱酸痛

女傷[illegible]　產虛煩嘔

洗酒[illegible]　大黃[illegible]　山茱萸[illegible]

薑黃　寒　入[illegible]　破血中之氣　下氣　破

血除風消[illegible]　及氣脹　血積

產後敗血攻心　通月[illegible]

風寒濕痹

草決明　寒　瀉肝明目　去障　治

出痛

[illegible]

中益氣　治心腹邪熱　水腫　五疸　惡瘡　[illegible]寒[illegible]　忌

綠豆　行十二經脈　消腫脹　治熱毒　補元氣　調五藏　安精神　解

藥毒　性涼　利小便　止消渴瀉痢

秦皮　苦　一名苦樹　補膽肝　治風寒濕痹　洒洒寒氣　除熱　[illegible]精

止帶　洗目赤　治熱痢下重　驚癇　同紫草用　增目光　性寒　大戟使

惡吳茱萸

牛黃　一名丑寶　解心火毒　入肝　利痰涼驚　治中風[illegible]　[illegible]在角[illegible]

黃在心　黃中　肝膽黃　黃在膽中　性寒　以[illegible]透指甲者為真　[illegible]駱駝

黃　丹皮　菖蒲　人參為使　惡龍骨　龍膽　地黃　常山

犀角　[illegible]清胃瀉肝　[illegible]　祛風[illegible]　解[illegible]毒　治傷寒時[illegible]

密蒙花 寒 入肝經血分 潤燥 治目中赤脉 青盲膚翳 赤腫眵淚 小兒疳氣攻眼 酒浸 拌蒸 晒

山茶花 寒 入血分 治吐衄 腸風 麻油調末塗湯火傷

樗根皮 寒 澀 燥濕 治腸風瀉血 刺後拭渴 水泡時搽

牡丹皮 去血中之熱 退無汗之骨蒸 除時氣頭痛 客熱 五勞 腰痛 癲癇 冷氣 通經脉 性寒 酒炒 入心包肝腎 和血 涼血 生新血 破積血 通經脉 吐衄要藥 治中風 五勞 驚癇 瘈瘲 除煩熱 下胞胎 畏貝母 大黃 蒜

痘瘡黃疸 吐血下血 瘀血 譫語狂 定驚 明目 消胎氣 升麻

為使 性寒

羚羊角 鎊或磨 入肺心膽肝 解熱毒火 祛風 舒筋 明目 去翳 治子癇痙疾 驚風 及傷寒伏熱 氣逆煩悶 吐血下氣 辟邪

性寒

大黃 名黃良 將軍 川產 錦紋者佳 生用 入心包胃肝大腸血分 瀉血分實熱 下有形積滯 遺至高之邪熱在氣分者 如濕痹 頭腫 眼目上熱 咽喉 推陳致新 蕩滌腸胃 下痢 止帶 崩漏 譫語 狂 發黃 癖塊 諸瘀 骨蒸 腦熱 目暴赤 瘡瘍 偏墜 陰戶腫痛 酒浸蒸 引入太陽陽明 升入至高之分 邪氣在上 非酒不至 能瀉 氣 同用 性寒

藥考 火部用

亦治寒濕脚氣咽喉風熱赤
睛翳因痛瘡

甘蔗　寒　和中助脾除熱潤燥止
渴消痰解酒毒利二便治噎
嗝反胃大便燥結

治淋瀝水腫流火目眩喉痺咽
痛鼻衄失音破血催生行經
下乳

治五內邪熱吐血尿血[illegible]
外治肌熱虛汗上除頭風痛中平

[illegible]

黃芩　爲使　胃虛[illegible]者忌用

龍胆草　又名陵游　瀉胆肝實火及下焦濕熱癰下至足腫痛酒浸上行外行
治骨間伏火寒熱驚癇邪氣時疫溫熱痢疽黃目疾瘡疥

小豆　貫衆　爲使　忌地黃　性寒

通草　名通脫木　下乳催生　性平　入肺引熱下行利小便入胃通氣治五淋水腫
目昏耳聾鼻塞失音退熱催生

木通　名通草　萬年藤　附支　丁翁　凉肺瀉心火及心包清小腸利水通大腸氣
補胆除頭痛胃脾寒熱通血脈關節肌痛骨節痛心煩噦
耳聾出聲音去惡蟲散癰腫諸結墮胎及通月經　性
平　汗多者忌

地骨皮　即枸杞根皮　甘草水浸炒　瀉肺火以養正氣去胞火除三焦肝腎虛

胸脇痛下利大小腸

荸臍 即烏芋 寒 益氣安中開胃消食除胸中實熱 五種噎膈 消渴黃疸血症

菱 寒 安中消暑止渴解酒

西瓜 寒 解暑除煩利便醒酒

橄欖 平 泄熱收脫 炒黑止血及吐衄下血崩帶腸風失血過多

陳細茶 寒 下氣消食去痰熱除煩渴清頭目醒睡解酒食油膩熱毒利大便 酒後忌

熱涼血退傳尸有汗骨蒸治在表無定風邪 性寒

枸杞子 酒拌用 潤肺清肝滋腎益氣生精助陽治五內邪氣熱中消渴周痹風濕堅筋骨下胸脇氣客熱頭痛利二腸補內傷大勞噓吸強陰 中寒者忌 性平

天精草 枸杞葉 清肺心客氣熱代茶止消渴 性平

枸杞苗 除煩益志補勞傷壯心氣去皮膚骨節風 性平

蓮肉 治脾泄久痢 補中益氣清心醒脾養神除百病益十二經脈血氣安心腎止崩帶泄精腰痛滑遺 去心皮 蒸炒乾 性平 茯苓山藥白朮枸杞使

蓮鬚 澀精清心止血崩吐衄 烏鬚髮 性平

蓮房 止諸血產後胞衣不下酒煮 性平

藕節 平 解熱毒 消瘀血 止吐血 衄 痢 一切血

生藕 寒 涼血散瘀 止煩渴 解酒毒 解蟹毒

熟藕 溫 益心補胃 止瀉 止瀉

淡附

蒲公英 甘 入胃脾 化熱毒 解食毒 消腫核 乳癰 疔毒 大能通淋 擦牙 烏鬚髮

蓮子心 名苦薏 名蓮薏 清心去熱 止霍亂 血渴 產後渴 性寒

石蓮肉 黑而沉水者真 清心除煩 開胃進食 兼治噤口痢 淋濁 尿血

性平

龜膠 堅筋骨 止崩漏 赤白 破癥瘕 瘧疾 濕痺 補陰血 心腎大腸血痢 難產 酒醋炙 性平 惡沙參

龜甲 入肝腎 堅筋骨 通任脈 主治仝上 性平 下甲佳

鱉甲 童便 醋炙 入肝 治勞瘧 瘧母 破癥瘕 時疫 及陰毒腹痛 勞復食復 煩喘驚癇 斑痘 經阻 產難 補陰 退熱 肝虛 加病 治勞骨蒸 性寒

元參 名黑參 元臺 重臺 野脂麻 咸參 鹿腸 正馬 逐馬 馥草 鬼藏 端 入腎 補水 虛泄瀉忌 蒸焙用 脾瀉無 根之火 入肺心 益精明目 利咽喉 通二便 止煩渴 散頸下

上海辭書出版社圖書館藏中醫稿抄本叢刊

利腸、膝痿、滯氣。

治熱毒血痢、齒痛、骨痛、鼻衄、瘰癧、疝瘕、血痔、偏墜、消渴。

代赭石　寒　養陰血氣、平血熱、入心包肝血分、吐衄、崩帶、胎動、產難、兒慢驚、驚癇、疳疾。畏天雄。

核、退骨蒸、止健忘、熱風頭痛。性寒。反藜蘆。惡山萸肉。生薑、大棗、黄芪。

青黛　即靛花。水飛。瀉肝、散鬱火。性寒。

大青　水飛。瀉心胃熱毒、明目、止風痰、平肝、治癲癇。性寒。

粘子　名惡實、大力子。涼肺、瀉熱、散結、除風痰、消斑疹、利二便、行各經、止咽喉痛、托癰瘡。研。炒。性平。惡者忌。

白頭翁　名野丈人、胡王使者、奈何草。得酒良。頭有白毛者真。治溫瘧、止腹痛、下痢、咽腫、禿瘡、明目、消瘤。入胃、大腸經。性平。

磁石　醋淬，研飛。治驚癇腫核、補腎納氣、明目聰耳。性平。柴胡為使。惡丹皮。除煩祛熱、周痹骨節痛。

馬蘭　名紫菊。入胃血分、止吐衄、血痢、痔瘡、喉痹、酒疸、纏蛇丹、搖軟。

吴氏彙纂　藥考　火部用

地榆 寒 除下焦血熱，治吐衄崩中，腸風血痢。炒。惡麥冬。

山豆根 寒 瀉心火，去肺、大腸風熱。毒。消腫止痛，治喉癰喉風，齦腫，咽喉腫痛，喘滿熱咳，腹痛下痢，五痔。

茜草 寒 入營走肝，行滯理血，行血止血，消瘀通經，治風痹黃疸，崩運撲損。血少者忌。

馬兜鈴 寒 清肺熱，降肺氣，治痰嗽喘促，大腸經熱，血痔。能作吐。

益母草 寒 入心包肝，消水行血，去瘀生新，調經解毒，治血風血暈，血痛血淋，胎漏產難，崩中帶下，消疔腫乳癰，通二便。瞳人散大者忌。

性寒

童便 取中間一段，姜汁和服。入肺腎，補陰散瘀。性寒

過冬青 名雪裡青。入肺，治咽喉急閉，擣汁。性寒

射干 名仙人掌，烏扇，烏翣，紫金牛，烏吹，野萱花，烏蒲，鳳翼，扁竹，鬼扇，草姜。入肺心包，治咽閉喉痹，散血消痰，消心脾老血，瘡毒。泔浸一日，董竹葉煮半日用。性寒

苦參 名苦蘵，苦骨，地槐，水槐，菟槐，野槐，驕槐，白莖，白陵，郎芩，莖綠，虎麻。大瘋要品。腎經君爲，瀉火養胆肝，燥濕補陰，安臟利竅，生津止渴，明目止淚，祛風逐水，治溫病血痢，腸風溺赤，黃疸酒毒，殺虫。糯泔浸，蒸。肝腎虛而無熱忌用。

性寒 元參爲使，惡菟絲子、貝母、漏蘆。

梨 名快果，玉乳，果宗，蜜父。潤肺涼心，消痰降火，止渴解酒，利二便。多食令人寒萎。

上海辭書出版社圖書館藏中醫稿抄本叢刊

石韋　寒　清肺　利水通淋　炙用　去毛
射干使　畏菖蒲

側柏葉　苦、、　養陰滋肺燥脾胃
清血分　止吐衄崩淋腸風尿
血痢　一切血症　去風濕
瘡　歷節風痛　烏鬚髮
炒止　炙黑　酒拌蒸　牡蠣使　惡菊花

杜牛膝　即天名精　亦即地菘　破血　去　吐痰
除熱　解毒　殺虫　治乳蛾喉痺
砂淋血淋　小兒牙關緊閉　急
慢驚風　漱汁止牙疼　性
寒　地黃使

金瘡乳婦血
虛者忌

桔梗　名白藥　利如　房圖　又名梗草　薺苨　性寒　治熱嗽喉痛喘　風熱失音
入肺心胃腎　去蘆皮　泔浸微炒
瀉上焦熱　開提氣血　載甘草上行　表散寒邪　清利頭目　治喘促　鼻塞　目赤　齒痛
口瘡　乾咳　下利　腹痛　腹滿　腸鳴　胸脇痛如刀刺　驚悸　除寒
熱　養血排膿　治腎火喉痛　甜者名薺苨　性平　畏龍膽　白及
亦和中解毒

金銀花　名忍冬　金釵股　蜜桶藤
左纏藤　通靈草　老翁鬚　入肺　解諸熱毒　花露　補虛療風
尤佳
養血止渴　性寒　治疥癬　腸澼　血痢　五痔

茅花　止血　性寒

茅根汁　入肺心脾　名茹根　蘭根　又名地筋　入胃　止喘噦　利水通淋　除伏
熱　消瘀　性寒

吳氏彙纂　藥考　火部用

琥珀 平 入心肝 寧心定魄 治癲 消瘀 破癥瘕 降肺氣 通膀胱 治五淋 利小便 明目退翳

葶藶子 寒 行肺膀水 破積聚癥結 消腫除痰 定喘止嗽 通經利便 炒 合白米 得酒良 榆爲使

燈心 寒 降心火 清肺熱 利小腸 通氣止血 治五淋水腫 燒灰吹喉痹 塗乳止夜啼 擦癬最良 詳卑右部

旱蓮草 寒 補腎止血 烏鬚髮 熬膏用

通經墮胎

淫羊藿 名仙靈脾 放杖草 仙靈毗 黃連祖 剛前 三枝九葉草 棄杖草 千兩金 乾雞筋 入胃三焦 肝 腎命門大腸 治風寒痹 堅筋骨 利小便 莖中痛 又病後青盲 同豆豉煎服 冷風勞氣 四肢麻木 補陰虛 助陽道 性溫 山萸使 淡得酒良

紫花地丁 名箭頭草 羊角子 白 獨行虎 米布袋 入肺脾 定痘喘 瀉熱 解毒 癰瘡 性寒

酸棗仁 炒研 入心脾肝膽 斂汗寧心 定志 治心腹寒熱 邪結氣聚 肢酸痛濕痹 不眠 臍上下痛 血轉久泄 虛汗煩渴 益肝氣 補中 堅筋骨 助陰氣 祛筋骨風熱 昇治膽虛 妙 生者 性溫 惡防己

瞿麥 南天竺草 洛陽花 蘧麥 大蘭 大菊 石竹 巨句麥 降心火 虛者忌 清而小腸 別作痛 心熱未利 小腸

赤白泄痢。

治膀胱熱淋。明目去翳。丹皮為使。忌螵蛸。性平。

川楝肉 金鈴子 酒蒸 入心肺小腸膀胱。治溫疾傷寒大熱煩狂。熱厥暴病。要品。殺疥虫。利小便。止疝痛。脚胃虛寒者忌。性寒。茴香為使。

川楝根皮 白者 治蚘。利大腸。醋和塗癬疥。治遊風熱毒風疹。浸洗。

牡蠣 煅用 入腎大小腸。澁精。收虛汗。化痰爽堅。清熱除溫。止心脾刺痛。痢下赤白濁。消疝瘕積塊。癭疾結核。喉痺咳嗽。寒熱溫瘧。性寒。宜甘草牛膝遠志。惡麻黃辛夷吳萸。

牡蠣粉 煅 止盜汗。崩中。定痛。除風熱風瘧。鬼交精出。性寒。

赤小豆 名赤豆 紅豆 形半紅半黑 解瘡腫熱毒。利水。性平。

槐花 炒 入肝大腸。治失音喉痹。吐血。衄血。腸風痔痢。崩中漏下。

性寒

槐實即槐角 殺虫 性寒 烏鬚髮 固齒 墮胎 牛乳拌蒸

消食品

山查名棠梂子 炒去核 止水 利腰痛疝氣 發痘疹 治產後兒枕骨痛 惡露不盡 消食痞滿吞酸 滯血痛脹 化血塊 活血 健脾行氣 散瘀 化痰 磨積 止小腹痛 消肉食 行參芪滯氣 女痘結來 重用 性溫

麥芽 炒 消麵食 痰飲 催生落胎 無積人服之 消元氣 性平 荳蔻 五味子 砂仁 烏梅肉

木瓜 白芍 為使 浮小麥 炒用 止汗

神麯 炒 行氣 痰 消積 治痢 閃挫腰痛 酒服 活血 健胃脾 下水穀

上海辭書出版社圖書館藏中醫稿抄本叢刊

性溫。紅麯更烈。

六神麯法製附之

五月初五、六月初六或三伏日。白麵十斤，青蒿汁三合，赤小豆末三合，杏仁泥三合，蒼耳汁三合，野蓼汁三合，配六獸神。用汁和作餅，楮葉包罨，待生黃衣，晒收，陳用。

傷寒雜記

傷寒雜記

《傷寒雜記》不分卷，明孤抄本，六册。撰者與抄録者俱不詳。書前有『叙』，但語意未竟，亦無落款，似不完整。無目録。每册首葉均鈐『中華書局圖書館藏書』陽文朱方，第一册叙言葉下又有『小李山房圖籍』陰文藏書印。『小李山房』爲清代藏書家李宏信（一七三七—一八一六）藏書處，據此，此書曾爲李氏所收藏。書中涉及的醫家著述似不晚于明萬曆；第一册末有《聖君哲輔名醫叙》，所收各醫止于元；又觀用紙及書迹，當爲明抄本。是本高二十八點五厘米、寬十六厘米，金鑲玉裝，原紙高二十四點七厘米，寬度相同，無版框界欄。書中抄寫多雙行小字，有朱筆句讀及圈點，見少量夾注與眉批。

是書雖冠以『傷寒』之名，但實際是多種醫書的彙録，涵蓋傷寒、醫理、本草、病證等内容。其《叙》列舉宋元明時期數部《傷寒論》研究著作，如李知先《活人書》、吴（《叙》文誤作『李』）蒙齋《指掌圖》、許叔微《百論歌》、龐安常《卒病論》等，書中均見摘引。第一册包括『傷寒』『温暑』與『名醫叙』三部分。『傷寒』中先爲《傷寒雜記》，録有張氏治法、傷寒發汗不解候、傷寒取吐候、厥、傷寒飲水法、中風傷寒證候等；後爲《傷寒方》與《解藥法》；再爲元代醫家吴恕（蒙齋）所著《傷寒提綱指掌賦》（又名《活人指掌賦》）的抄録并闡釋發揮；最後爲《傷寒死症候歌》。第二部分題《劉河澗（間）先生温暑纂要》，包括五運主病、六氣爲病、一十八劑以及結胸、發斑、心煩不眠、發黄、煩渴、痓等症候的治方，多爲傷寒經方。此部分内容主要來自劉完素（河間人）《素問玄機原病式》與托名的《河間劉先生十八劑》。最後是《聖君哲輔名醫叙》，記録了上至炎黄、岐伯，下至元李杲、朱震亨等十餘位名醫的名號與代表作，但極其簡單，不成系統。第二册端首題《萬金一統》，釋『萬金者，萬象之粹精也；一統者，總括之大機也』，主要是對天地四時、藏象經穴、病因病機、脉理治則、配方服藥等相關醫理的闡述。其中絶大部分内容録自明代龔廷賢《萬病回春》卷一《萬金一統述》，但補充了部分注釋發揮的内容，以及最後的五行配屬。第三册抄録宋代許叔微的《傷寒百症歌》，列舉具體條目，其中將原書第四十四證『惡寒』與第四十五證『背惡寒』相合，最後補充『合病并病』一證。第四册分《本草必讀》與《傷寒彙言》兩部。《本草必讀》主要是在明代李梴《醫學入門》卷二《本草總括》三十六句七言歌訣的基礎上加以闡釋發揮而成，除歌訣外，較原書多有不同之處。《傷寒彙言》包括内經熱論篇、傷寒論，治、時行證候、傷寒脉歌、傷寒六經正病、傷寒金口訣，内容與龔廷賢《壽世保元》卷二《傷寒》篇多有相似，又有注釋補充。但末葉抄寫『再造散』，標有『三十七』，且字體不一致，應是第五册内容的補録。第五册先録《陶節庵秘用三十七方》，即陶節庵《傷寒六書》卷三《殺車槌法・秘用三十七方就注三十七槌法》，并補充了各方藥物組成。其次爲《傷寒出汗良法》與《傷寒止汗良法》。再次爲《病機賦》，此賦最早見于南宋楊士瀛《仁齋直指方論》，後被龔廷賢《古今醫鑒》等多書收録，此抄本或本于龔氏。再次爲《望聞問切》，其文字與李梴《醫學入門》卷一《觀形察色問證》歌訣部分相似。第五册後半部分與第六册抄録了瘧疾、痢疾、發熱、暑、内傷、痰飲、咳嗽、嘔吐、泄瀉、諸氣、嘈雜、噯氣、水腫、喘脹、結核、便血、大便秘結、咽喉等十八種病證的證治，以内科常見病爲主，每類病證下包括脉、論、病、治、方以及辨疑、發明等，詳略不一。内容主要來自謝毓秀《明論醫方》、吴球《諸症辨疑》、王綸《明醫雜著》、龔廷賢《壽世保元》及李梴《醫學入門》等書。但最後内容明顯中斷，顯非完本。

該書雖顯紛雜，缺乏系統性，但從其編排來看，一是突出傷寒在臨證中的地位，二是摘抄内容多爲當時廣爲流傳的醫書中的基礎性醫學知識，理論性與實用性兼備，又較通行本有所變化或發揮，可與原書參看比較，以反映出醫學知識的實際傳承情況。

（張葦航）

目録

第四册……五三三

第五册……五九五

第六册……六五五

敘

夫傷寒自黃帝岐伯問難作內經熱論。傷寒之名所由始。然其文簡。其旨深。三墳之典。非後學所易曉。東漢三國時。張仲景先生闡明軒（黃帝諱軒轅）岐（岐伯）心學。著傷寒論十卷。三百九十七法。一百一十三方。曲盡治傷寒之妙。後之釋仲景論者。如李知先活人書。李蒙齋指掌圖。許叔微百證歌。龐安常卒病論。朱奉議百問。韓祇和微旨。陶節菴瑣言。皆耑治傷寒之書。

宋成無己撰傷寒明理論。（巳庵奎號　西野按補）

中華書局圖書館藏書

傷寒雜記

張氏治法

○張仲景先生治傷寒七十二證一百一十三方如水有源吐不過汗下滲和解溫補捴方　三百三十七法如衣有領不過陰陽表裏臟腑經絡虛實而已以變化之也

傷寒發汗不解候

傷寒一日二日病在肌膚名為在表表者陽也法宜發汗今發汗而不解者此是陽不受病陽受病者其人身体疼痛發熱悪寒嗇嗇拘急脉洪大有此證候則為病在表發汗則愈若但煩熱不悪寒身体不疼痛此為表不受病故雖強發其汗而不能解也

傷寒取吐候

傷寒大法。四日病在胃膈，當吐之愈。有得病二三日，便心胃煩悶，此為毒氣已入，有痰實者，便宜取吐。

瘚音决，氣逆。身發熱而手足瘚冷者，是熱証也。身無熱而手足瘚冷者，是寒証也。

○瘚者逆也。逆者謂手足逆冷也。此由陽氣暴衰，陰氣独盛，陰勝於陽，故陽脉為之逆，不通於手足，所以逆冷也。瘚逆者甚於四逆也。四逆者，四肢逆而不温者是也。

傷寒飲水法

○大热渴時飲一斗。脉实可飲，脉遲不可飲。常令只與兩三升，若还不飲，非其治。洪数大实，急飲無疑。强飲須数別病生。强飲成结冒。

中風傷寒證候

○中風傷寒之病状。陽浮熱自發。陰弱汗自出。淅〻惡風。嗇〻惡寒。
噏〻發熱。鼻鳴乾嘔。此其候也。

○張仲景先師立法。在表發汗。在中半表半裏和解。在裏攻下。隨其所而
驅散之。不過使邪熱退。而正氣復行也。

○太陽経少陰経在身之後。陽明経太陰経在身之前。少陽経厥陰経
在身之側。

○傷寒不離乎四氣。（四時之氣）雜證不離乎七情。（喜怒憂思恐驚悲）

○原夫陽虛則陰從内出而惡寒。陰虛則陽自外入而結熱。惡寒者
為表邪。汗則必愈。結熱者為裏病。下之隨愈。非汗後不可下。表裏無

證但和解。有浮脉腹作裏煩。内外俱見。惟滲泄。

○仲景言傷寒。本寒字而反治熱。河間云傷寒。本熱字而反治寒。

○仲景以寒濕而立言。則行辛溫。河間以溫暑而立法。則行辛凉。

○滑伯仁曰。仲景言有湿疫而無湿溫。叔和言有濕溫而無湿疫。然亦異耳。仲景以天時而論。叔和以病体而言。其理明矣。

○三陰本没頭疼。病如有頭疼。是厥陰。厥陰者。風木也。亦会走陽经。

○自然頭痛。乃痰涎所主。為痛宜天南星半夏竹瀝荊瀝而治之。

○陽经多体熱。陰證少頭疼。

○身軆如火。反欲被。熱在皮膚。寒在骨髓。

○身軆如氷。猶悪衣。寒在皮膚。熱在骨髓。

○桂枝桂枝湯下咽陽盛則斃邪在裏謂之陰虛陽盛宜下承氣大承氣湯入胃陰盛乃亡邪在表謂之陽虛陰盛宜汗

傷寒方

○小陷胸湯連夏蔞

小陷胸湯仲景方傷寒誤下急宜嘗
黃連半夏瓜蔞入三物消痰却熱良

半夏　黃連　瓜蔞仁　水煎溫服

傷寒下之早熱結胃中按之則痛者小結胃也以方主之○三陽經表証未去而早下之則表邪乘虛而入故結胃結胃者陽邪固結於胃中不能解散為鞭為痛也按之則痛者不按未痛也故用小陷胃湯黃連能瀉胃中之熱半夏能散胃中之結括蔞能下胃中之氣然必下後方有是証若未經下後則不日結胃

○大陷胸湯硝黃遂

大陷胸湯治結胸芒硝甘遂大黃湜
傷寒下早邪傳裏急與寒流遂徹鬆

芒硝　大黃　甘遂　水一碗煎五六沸溫服以利為度

傷寒下之早從心下至少腹鞭滿而痛者不可近者大結胃也以方主之○三陽經表邪未解而用承氣湯以攻裏者以下之早也下之早則裏虛裏虛則表乘之而入三焦皆實故心下至少腹鞭滿而痛不可近也以其為証危急尋常藥餌不能平治矣故用大黃以蕩實硝石以軟堅甘遂以直達噎

人称三物之峻矣。抑亂称其有起死之功乎。用人之勇去其恐，惟善將者能之。

解藥法

○一用黑附子後身目紅者。乃附毒之過。用蘿蔔擣水濾汁二大碗。入黄連甘草各半兩。犀角三錢。煎至八分飲之。以鮮附毒。其紅即附除。若鮮遲。必血從耳目口鼻出死矣。如無蘿蔔時。用蘿蔔子擣水取汁。如再無蘿蔔子。用澄清泥漿水亦可。

○一用麻黄後。汗出不止者。將病人髮披水盆中。足露出外。用炒糯米半升。龍骨牡蛎藁本防風各一兩。研為细末。週身撲之。免致亡陽而死。

○一用大黄後瀉利不止者。用理中湯。人參五錢。白术炒五錢。乾姜三錢。甘草一錢。生附子皮一錢半。升麻少許。烏梅二箇。炒粳米一撮。燈心一握。水二碗。煎至八分。去渣。入炒陳壁土一匙。調服即止。取土氣以助胃氣也。

傷寒提綱指掌賦　活人指掌賦

吳蒙齋撰

傷寒為病，反覆變遷，賴先師詳究之遺旨，成後學診治之良詮。

太陽則頭疼身熱脊強，足太陽膀胱經之脉起於目內眥，上額交巔，其直者從巔入絡腦，還出別下項，循肩膊內，挾脊抵腰中，入循膂絡腎，屬膀胱本經，感受風寒則經脉不利，故其病如此，蓋隨所主之經而遷之也。

陽明則目痛鼻乾不眠，足明陽胃經之脉絡鼻入目，故鼻痛鼻乾。陽明主肉，是以身熱，身熱是以不得眠。

少陽耳聾脇痛寒熱嘔而口為之苦，足少陽胆經之脉循脇絡於耳，故胃脇痛而耳聾。

太陰腹滿自利尺寸沉而津不到咽，足太陰脾經之脉布于脾胃，絡於咽喉，故腹滿而咽乾。

少陰舌乾口燥，足少陰腎經之脉貫腎絡于肺，繫舌本，故口燥咽舌乾也。

厥陰煩滿囊拳，足厥陰肝經之脉循陰器而絡于肝，故煩滿而囊縮。已上言六經見症。夫人身半已下，地氣主之，寒濕中人，下先受之，故傷寒只傳足不傳手也。

一二之日可發表而散。寒邪中人，從外入內，一日在皮，太陽主之；二日在膚，陽明主之，是為屬表，可發汗而散。

三四之朝宜和解而痊。三日在肌，少陽主之；四日在胃，太陰主之，是為半表半裏，法宜和解。

五六日便實方可議下。五日在腹，少陰主之；六日入胃，厥陰主之，是謂屬裏。寒邪既深而為熱，必甚大便秘實，方可擬議而攻下之。

七八日不解是又復再傳。六日傳經已遍，外此當解而不解者，為再傳經，復輪太陽明，十三日乃瘳。已上以日數論傳經之邪，隨其次第淺深以求治焉，然亦太泥不得。若夫專經不傳，乃越經直中者，自當按症脉處治。

日傳二經名為兩感。兩感于寒者，一日太陽與少陰俱病，則頭痛口乾煩滿；二日陽明與太陰俱病，則身熱不能食，譫語腹滿；三日少陽與厥陰俱病，則耳聾囊縮厥逆。蓋膀胱與腎為，胃與脾，胆與肝，皆相為表裏者也。表裏俱病，則妨于汗下，治為極難。或為太陽少陰先汗後下，陽明太陰表裏兼攻，少陽厥陰先下後汗，然治法雖載，終亦徒然而已。

經傳六日應無一痊。本上又兩感傷寒而言，三日傳變六經，解則當解矣。苟復六日，是再傳經，表裏陰陽迭併，受病困，水漿不入，而不知人，藏府之氣俱盡，荣衛之氣俱絕，不丸將安逃乎。

太陽無汗麻黄為最

寒傷荣故悪寒身痛而喘脉陰陽俱浮緊衛不受病故能衛固其外而汗不出治宜發散發汗以散病邪也麻黄湯麻黄杏仁桂枝甘草姜葱水煎熱服取汗。○脉陰陽尺寸也

太陽有汗桂枝可先

衛中風故悪風脉浮緩衛既病則腠理不密而汗出治宜解肌既已自出汗而復用發其汗者汗以荣氣自和外不與衛氣諧故亦發汗使荣衛和諧病自解也桂枝湯桂枝白芍藥甘草姜棗水煎熱服微汗○

按此頭疼身熱頸項腰背抅強而痛與麻黄湯症一切相同但脉緩汗出為異耳所謂有汗不得服麻黄無汗不得服桂枝須拳：服膺勿令謬誤且二症均為太陽屬表肤表症之中又有表裏分為何則氣為衛：行脉外衛固乎皮膚之外是表中之表也血為荣：脉中荣養乎肌膚之中是表中之裏也是即太極動静而生陰陽而陰陽之中復生陰陽者也風傷衛傷于外之外也寒傷荣傷于外之内也風與衛陽之類也火之所以就燥也寒與荣陰之類也水之所以流濕也夫血氣之毋和陰陽之逆順水火之從違會乎理數之中推之矣人身小天地詎不信哉

小柴胡為少陽之要領

傷寒往来寒熱胃满脇痛耳聾心煩熱喜嘔為少陽病邪在半表半裏法當和解和

其表裏而解也。小柴胡湯　柴胡　半夏　黄芩　人参　甘草　姜　棗　水煎温服則能入眠

大柴胡行陽明之秘堅。

傷寒身熱大便难下悪寒熱属陽明内実症也。故下之使秘堅者得以通行而熱可去也。大柴胡湯　柴胡　半夏　黄芩　赤芍　枳実　大黄　姜　棗　水煎服

至三陰則难拘定法。或可温而或可下。宜数变以曲全生意。或可方而可或圓。

三阴之症舉不相侔，或温或下。尽在臨机進变。可方可圓活潑〻地。略陳梗概如右。如太陰自利不渴，四逆湯、理中湯温之。四逆湯　黑附子　乾姜　甘草　姜三片　水煎服。理中湯　人参　白朮　乾姜　甘草　水煎温服。太陰腹痛甚，按之如石，咽乾，桂枝大黄湯下之。桂枝　大黄　芍藥　甘草　生姜　大棗　水煎温服。少陰小便色白，甘草乾姜温之。少陰口燥咽乾，大承氣湯下之。厚朴　枳実　芒硝　大黄　先煎朴実恰好，去滓入硝黄，煎至一二沸，取起温服。厥陰下利不止，四逆湯温之。厥陰囊縮，脉沉短，大承氣湯下之。

陽症下之早者。乃為结胷。

病發於陽未應下而下之，則熱邪乘虚陷结胷中，心下硬満高突，按之堅而痛

是為結胸，大陷胸湯：大黄、芒硝、甘遂，水煎五六沸，溫服。□結胸者，謂熱毒結聚於心胸也。

陰症下之早者，因成痞氣。病發于陰，未應下而下之，則氣鼓而痞，胸脇脹滿，按之軟而不痛，是名痞氣。三黄瀉心湯，即三黄散：黄芩、黄連、大黄。

發狂為血蓄于内，又大便之極實，毒熱極，大便閉而狂者，要之均為陽盛，非大下不可。抵當湯：水蛭、虻虫、桃仁、大黄，共搗爛，水一碗，煎八分，服剩為度。

發黄乃熱積于中，兼小便之不利，宿食與熱氣相搏而生熱，又水道之不通。茵陳五苓散：茵陳一兩、五苓散五錢，為末，每服二錢，米飲下，或煎亦可。

微喘緣表之未解，喘滿而不惡寒者，當下而痊。微喘為裏氣逆上也，多下後所致，桂枝厚朴杏子湯。傷寒邪氣在表，雖喘而下，邪不能入，尤在表，腹必軟。若其腹滿，又不惡寒，則為無表証明矣，當下之，大承氣湯。

微煩為陽中之相勝煩極而反發厥者乃陰所致太陽麻黃湯症悉具但有煩燥即是風寒搏相陽勝于陰故其煩亦不甚耳大青龍湯麻黃杏仁桂枝甘草石膏生姜大棗水煎溫服煩躁不已四肢厥逆脈沉者為陰勝于陽死症不可為也

狐惑蓋緣失汗虫食藏及食肛蠱虫治匿桃仁湯桃仁雷丸烏梅檳榔黃連黃柏腹中素有虫曰失汗汗氣薰蒸致食藏與肛故為口為之虫瘡是名

蚘厥却緣多飢虫攻咽及攻胃胃中有長虫因過飢虫乃逆上而出為蚘厥亦胃虛寒也烏梅丸烏梅黃連當歸川椒乾姜米醋煮烏梅和煉蜜丸

渴乃煩多煩多煎燥津液乾枯

斑為熱熾陽毒熱甚肌肉斑爛

陽明內寔則為寒熱往來邪客于表為寒：與陽爭邪入裏為熱：與陰爭陽勝則作熱陰勝則作寒互

相勝負馳鶩出入則為寒熱往來此為陽明內实半表半裏症也大柴胡湯

太陽中風自作剛柔二痓太陽中風又感寒濕無汗為剛痓有汗為柔痓發則強急口噤如癇小續命湯麻黄杏仁防己防風白芍川芎甘草桂人參黄芩附子姜棗水煎服痓痂去声

衄血雖為欲解動陰血為厥竭之憂太陽病自衄為欲解若緣少陰發汗動血致從口鼻目中出為下厥上竭死在旦夕得不為之憂哉

厥利雖若尋常反能食有除中之忌厥而下利為藏寒當不能食今反能食亦隨去名曰除中乃死症也姑以素麪餅試之若不同餅發熱為胃氣尚存或有可活之理

厥有二端治非一類厥分陰陽治亦迥別毫厘有差謬則為甚當明辨之

陰厥脈沉而細初緣利過未發厥之前下利不渴後乃發厥其脈必沉而細陰厥也

陽厥脈滑而沉始因便秘未發厥之前便秘煩渴後乃發厥其脈必沉而滑陽厥也

治陽則芒硝大黃。厥屬于陽治當下之大承氣湯

治陰則附子姜桂。厥發于陰治宜溫之當歸四逆湯當歸桂枝芍藥细辛甘草木通大棗水煎溫服

死生係反掌之間。脉藥可折肱而治。結言二厥異治生死之際易若反掌診脉投劑各適其可斯為三折肱之良医矣。

風溫汗不休。當用漢防己。發汗後汗遂不休者身重灼熱脉浮是為風溫漢防己湯防己白术黄芪甘草生姜大棗

胃痞利不止。宜服禹餘糧。下後中虛客氣逆上心下痞硬下焦不約利遂不止滑則氣脫欲其收澁劑所以收之。禹餘糧湯禹餘糧赤石脂水煎溫服

併病歸于一經。邪不傳分。表解疾愈。合則兩經俱病併則一經症罷併歸一經併于太陽仍用微汗併于陽明仍用微下併于少陽仍用和解

戰汗分為四證。陽勝陰負，熱退身涼。脉浮而緊，按之反芤，此為本

虛，邪氣將出，邪與正爭，是以

發戰大汗而出解。脉浮而數，按之不芤，此本不虛，阳氣全

勝，陰無所爭，不戰汗出而解。脉本自微，曾經汗吐下，內無津

液，此邪氣已微，正氣又弱，陰阳自和，不戰不汗而出解。蓋三日

陽去入陰，夜半陽生於子也。一二日脉浮數而微，身涼和

乎然邪氣不傳，夜半汗出而解。

欬逆者，羌活附子。

欬當作餩，氣逆上有而散也。為病不一，有氣虛

不能相續而發者，須補中益氣湯：黃芪、人參、當

歸、白朮、柴胡、升麻、陳皮、甘草，加薑棗，水煎服。加五味子、黃柏，

或加附子少許。有阳明失汗而發者，宜大承氣湯下之。

有飲水成結胃而發者，用小青湯：麻黃、桂枝、細辛、半夏、芍藥、

五味子、乾姜、甘草，水煎溫服。然治去麻黃加附子。有傳經

熱病，誤服姜桂，致痰火搏而發者，黃連解毒湯：黃連、黃芩、黃

柏、山梔子，水煎溫服，加竹瀝投之。此條所指持胃中虛寒，

或白虎湯：石膏、甘草、知母、粳米，水煎溫服。脉

微而發餩者，抑啟端之意，臨症其擇諸羌活附子湯。羌活、

附子、木香、茴香、乾姜，水煎服。

腹痛者桂枝大黃腹痛有虛實寒熱食積死血種種不同其方則有四逆湯理中湯小建中湯白芍桂枝甘草飴糖姜棗水煎去渣入飴糖烊化溫服以治虛寒○黃連湯黃連桂枝人參半夏甘草乾姜大棗水煎服以治實熱○大承氣湯大陷胸湯大黃芒硝甘逐水一碗煎五六沸溫服以治實熱○攻宿食則用保和丸白朮白茯苓陳皮半夏蘿蔔子山查子肉水煎服○逐瘀血則用桃仁承氣湯桃仁桂枝甘草芒硝大黃水煎八分入硝黃再煎二三沸服此陳其大概也○本條所言但為大實者發耳

微虛相搏則為短氣趺陽脉微而虛故云然夫短氣者氣不繼續而促急也似喘而不抬肩呻吟而無所苦虛冷使之然爾亦有風濕不款衣者甘草附子湯甘草附子桂枝白朮水煎服

勞食再復乃成內傷病新瘥或梳頭洗浴遠行持重則勞力而傷氣憂思忿怒恐懼哀戚則勞心而傷寒神飲食不節則脾胃受傷而遺熱邪自內作者也麥門冬湯麥門冬甘草煎溫服淡竹葉粳米棗水煎服枳實梔子豉湯枳實梔子豆鼓水食有加大黃

陽明背惡寒而唇口燥殊知白虎為取熱氣内陷消耗津液故唇
口燥表陽新虛衛氣不充
故背惡寒白虎湯

少陰身体痛而筋肉惕乃聞武真主強陰疟脉沉身痛發汗多則
陽虛血弱筋肉失其所養
而惕而跳瞤然而動也真武湯　白术　白茯苓　芍藥
附子　生姜　水煎溫服

将欲發黃先出頭汗頭汗出際頸而還為熱不得越又小便不利
渴飲水漿瘀熱内畜将發黃癉也茵陳蒿湯
茵陳　大黄　梔子　水煎服

始因火迫終至亡陽以火迫取汗汗遂不止而亡陽劇則驚狂煩
燥小便不利柴胡龙骨牡蛎湯柴胡
龙骨　牡蛎　半夏　茯苓　人参　桂枝　鉛丹　生姜
大棗　水煎

渴欲飲水水入即吐者停飲五苓散熱邪傳裏故渴欲飲水裏熱未
甚而不能消故水入即吐此
名水逆有表裏症宜和表裏以散停飲五苓散　猪苓　澤
瀉　白术　白茯苓　官桂　水煎服

燥欲嗽水水入不下者犀角地黄湯　阳明身热頭痛漱水不欲嚥　此失汗瘀血内蓄必将發狂
　犀角地黄湯　犀角　生地黄　牡丹皮　白芍藥　水煎服

小承氣正錮潮热　潮热若潮水其来不失者盖陽明胃土旺於未　申日晡所發者邪入胃府鬱為实热故也小承
　氣湯　厚朴　枳实　大黄　先煎朴实臨热入大黄煎
　二三沸服

大青龍兼理風寒　發热悪寒而身体痛無汗煩躁而脉浮紧與麻　黄湯症大段相同総有煩燥便是傷風見寒傷
　寒見風：寒捐併荣衛俱实也大青龙湯麻黄杏仁桂枝甘
　草石膏生姜大枣水煎温服覆取汗若汗多以輊粉撲之白
　术藁本川芎白芷為末絹袋盛撲身上

不得眠而煩躁甚鷄子入于黄連　少陰受病得之于寒者二三寒　極而变热：秉于内心胃煩躁
　而不眠黄連鷄子湯　黄連　黄芩　芍藥　阿膠　水煎　热入鷄子攪
　匀服

但有热而嘔噦頻姜汁加于竹葉　病初瘥餘热未尽元氣被損津　液不足胃氣為逆因作嘔噦竹

葉石膏湯淡竹葉軟石膏半夏人參甘草麦門冬加粳米一撮水煎入姜汁数匙服

一七　瓜蔕散吐傷寒中脘痰滞胸脇満痛而煩飢不能食氣上衝咽頭疼脉大而高者曰而越之湯劑所以越之也瓜蔕散苦瓜蔕炒赤小豆各五分為末豆鼓煎湯調服吐為度

三物桃花湯理少陰下利膿血傳經热邪與氣留聚腐化成積下焦不約迫而下矣桃花湯赤石脂為末乾姜糯米煎湯調赤石脂末二三匙服

厚朴半夏治腹脹為偏宜有吐下後邪乘虚入留結成實而脹者此則汗後諸邪已解非為實也蓋脾胃津液不足氣滞不通壅而成満和脾胃降氣是其治也厚朴半夏湯厚朴半夏人参甘草姜水煎服

葱白麻黄理頭疼為至捷邪外傳于經絡上攻於頭故頭疼皆屬于三陽而太陽俱多発散也葛根葱白湯葛根葱白川芎芍藥生姜

調温毒可用黒膏曰冬月太煖受不正之氣至春発為斑爛瘾疹心脉洪数而多嘔逆名為温毒黒膏生地豉猪

脂合煎三分減一後去滓入雄黄麝香攪勻服

散赤斑當行紫雪身无大热煩渴大便实或咽痛腹滿而生瘾疹赤斑蓋裏寔表盡切不可發汗以重虛其表紫雪黄金一镒水一斗煮六升去金入升麻六兩寒水石石膏各四兩玄玄参一兩九分犀角羚羊角各一兩沉香木香丁香各一分甘草三分煮作二升去滓入芒硝二兩五分微火煎柳木攪候款凝更入硃砂麝香各三分攪勻候冷成雪每服一分

吐血者須煎黄連栢皮傷寒吐血緣誤汗下及火逆所致自是壞病當從其逆而調之此言亦熱毒入深耳栢皮三黄散加阿膠

咽痛者通用猪膚甘桔陽邪傳于少陰咽痛胃滿而煩是熱所為亦有寒熱相摶而致者猪膚湯猪膚半斤水二碗煎至一碗再入蜜半碗煎服甘桔湯甘草桔梗

三白散雖云頗峻散結胃寒寔中焦陽病當汗解反以冰冷水噀灌熱不得去此水寒伏熱外

無熱悉收于裏故謂寒實盖小結胸也比大結胸為微方之
痞氣又差甚耳三白散貝母桔梗巴豆一粒為末白湯點服
小陷胸湯黄連半夏瓜蔞仁水煎温服

十棗湯固非泛常治痞滿痛連兩脇表症罷邪熱内畜兼有伏飲
心下痞滿兩脇作痛乾嘔欬
而氣短汗出而不惡寒十棗湯芫花大戟甘遂棗水煎服

大熱錯語呻吟乾嘔者黄連解毒邪熱已得汗解或因飲酒復劇
煩悶錯語呻吟而不得卧黄連
解毒湯　黄連　黄芩　黄柏　山梔子水煎服

脉遲熱多寒少血弱者黄芪建中傷寒身体痛熱多寒少尺脉遲
者不可汗汗則奪血盖為榮氣
不足血少故也建中湯　白芍　肉桂　甘草　飴糖姜棗
水煎入飴糖化服加黄芪

汗之過多動悸而惕心下惕而動忪忡而不安盖陽受氣于胸中
汗過多則陽氣不足也亦有熱少飲多水停
心下而致者桂枝四分甘草二分水煎服

下之先時懊憹在胃表未解而先下胃中空虛邪從虛入客于胃腸因鬱悶而不舒也梔子三个豉李水煎服

旋覆代赭理心痞而噫不息痞為氣結噫為噯氣由汗吐下而致抑胃氣弱而不和虛氣逆而硬痞者耳旋覆花代赭石半夏人參甘草姜棗水煎服

桂麻各半療身痒而汗不通太陽病八九日如瘧而有熱色為未欲解以其不得小汗表邪無從而出故身痒如虫行皮中桂枝各半湯桂枝芍藥麻黄杏仁甘草生姜大棗水煎溫服

劳復身熱湯名猳鼠糞病間入房交感因復發熱名女劳復又有陰易謂婦人病後與男子交而男子遂一病發則頭眩脏瘦是其餘邪易置可同治韭菜一捻雄鼠糞一撮水煎服。豬音

腸垢脂熱藥用白頭翁利則津液少故多欲引飲熱則元氣傷故多後重藏中熱甚外達于脂故脂亦熱以厥利熱行于下陰寒氣勝寒極而变熱也黄柏黄連秦皮白頭翁各等分水煎服

疫癘者春夏秋冬各有法用須十全九證天行不正之氣及嵐露烟瘴之屬是則病熱深

人病一般是也因皆所感各有其治而人參敗毒散概可通用

百合者行住坐卧皆不定號為百脉一宗百合病謂無經絡百脉一宗悉致其病令人飲食坐臥起立皆不能如若无可奈何者百合知母湯百合知母水煎服又有無知母有生地黄名百合地黄湯

多眠身犹灼热風温可用萎蕤湯傷寒汗後則應身涼犹灼热者為風温交傷衛氣脉陰陽俱浮自汗身重多眠鼻鼾語言难四肢不收葳蕤湯葛根石膏麻黄白薇羌活杏仁瓜蒌甘草川芎青木香

不眠心藴虛煩歛汗必須用酸棗汗者心之液汗多則心血不足故煩擾而不眠酸棗湯酸棗仁麦門冬知母甘草茯苓川芎乾姜水煎温服

手足攣搐當服牛蒡根散四肢拘强难于屈伸盖由風寒所致寒主收縮故也又有太陽表證風湿相搏而成者牛蒡根麻黄牛膝天南星酒調服

款嗽生痰宜行金沸草湯肺主氣皮毛為之合形寒飲冷傷之則壮热頭疼氣逆而不收壅遏而生痰衛

擎咽腸注之如痒而軟作矣荊芥前胡旋覆花半夏赤芍藥赤茯苓甘草姜棗水煎服

不可汗本有数種動氣與風溫脉虛動氣左右風溫溫毒衄血脉虛逆皆忌發汗

不可下自非一端動氣與陽浮在表動氣左右嘔吐脉虛表疟未罷皆忌攻下

濕疟不可汗傷中濕風濕之溫亦皆忌汗

霍乱多缘热恼胃暑傷食上吐下瀉揮霍撩乱也有二種其乾霍乱欲吐不吐欲瀉不瀉所傷之物不得出多死濕霍乱則不肰大法以清暑為先溫胃次之理中湯或加石膏

溫病發於春秋免須要柴葛以解肌風溫濕溫多發于春夏之交所謂冬傷于寒春必病溫麻黄葛根芍藥甘草

奔豚腸逐寒邪多用桂苓為可保氣從小腹起沖于心下如豚奔走故名有因燒針出汗者有因誤發其汗者桂枝茯苓甘草大棗水煎服

下寒微熱名似瘧不嘔清便必自愈病後寒熱似瘧一日二三發不嘔逆小便自可此為欲愈也

臍痛引陰名藏結下痢白苔不可攻狀如結胸時復自利臍引陰筋而痛舌上白苔此為丹田有熱也胸中有寒蓋亦死也

口燥咽乾雖少陰下不可緩少陰得之二三日口燥咽乾須急下之蓋處邪熱燔灼腎水枯涸也與夫太阳中風火劫而致者亦須下之以滌火邪有誤汗而致者則不可下以重亡其津液大承氣湯

肉瞤筋惕發動氣汗以致羸臍右有動氣按之牢若動痛此肝氣虛故頭眩筋惕肉瞤也不治亡氣內虛發汗不止則亡陽外黑附子生姜水煎溫服真武湯白术白茯苓白芍藥

陽明與少陽合病脉弦者名曰負負木盛剋土土受侮而敗難以復制也

傷寒與熱病將痊食多者號曰遺病將痊胃氣尚薄食多日重傷之大便為之不禁不易治也

自汗有風溫濕溫若亡陽則术附可用二症不可發汗汗之遂漏不止為亡陽扶阳而溫經拯救之大法也白术附子甘草姜棗水煎服

身痛有表症裏症若陰毒則四逆尤逹頭痛身熱而又拘急此太
阳可發汗若脉沉厥而下
刋身痛如被杖此温毒也急須温之乾姜附子甘草水煎服

脾約者大便难而小便數治用大黄枳殼
脾主為胃行津液使水精四布者今胃强脾弱
約束而不得行但能下輸膀胱則小便頻數而大便秘結矣
脾約丸 大黄 麻仁 芍藥 枳殼 厚朴 杏仁 煉蜜丸

協熱者小便濇而大便利須用當帰黄連
傷寒下利多由裏虚協
熱或卵傳入裏而致或
因下早而致甚則熱毒迫下而便膿血當帰黄連赤石脂乾
姜煉蜜丸

嘔吐有寒有熱寒則當温熱則當解
嘔則有聲吐則出物上焦主
納胃為之主食穀不納胃不
受也或有虚寒有内熱治各不全也理中湯以温其寒人参
白木乾姜甘草水煎温服竹葉石膏湯加生姜湯汁以解其
熱淡竹葉石膏半夏人参甘草麦门冬粳米一撮水煎服

讝語有虚有实实則可下虚不可為
有阳明胃經实者大小承氣
湯以除其熱若直視喘滿正

氣已脫者不可救藥矣

小承氣湯 厚朴 枳実 大黄

大承氣湯 厚朴 枳実 芒硝 大黄

陽毒則狂斑煩亂以大青升麻可回困篤

阳毒既深內外結熱舌卷焦黑鼻如烟煤狂言見鬼面赤發熱斑如錦紋五日以前間或可治稍遲則內陥斑成紫黒與死為隣矣 大青四物湯 大青 甘草 阿膠 豉 升麻湯 升麻 犀角 射干 黄芩 人参 甘草

陰毒則唇青厥逆以正陽甘草或拯顛危

陰毒四肢厥逆冷面與口唇俱青色心下硬滿蓋寒盛也 正阳散 附子 乾姜 甘草 皂莢 汁麝香 甘草湯 甘草 升麻 當帰 桂枝 鱉甲 椎黄 川椒

發厥時冒煩尤甚此臟氣厥而精神散

厥則陰寒煩則阳與之争争而不勝阳愈衰矣

大汗後身熱愈甚此陰陽交而魂魄離

汗出輒復熱而脉躁疾不為汗衰狂言不能食名阴陽交死候也

嗟夫死生之関陰陽是主

陽脉見於陰經其生也可知陰病得陽脉為正勝邪故生○陰病見阳脉者生陰脉見於陽經其死也知可許陽脉得陰脉為邪勝正故死○阳病見陰脉者死土衰木旺則為賊能無剋制之災陽明土衰○少阳木旺○木来剋土○是為賊邪水升火降則為和会見歡欣之萃水能升而火能降阴阳調而血氣和否去泰来情随以暢緣傷寒傳變之不常非雜病徑直而可取是用潛篤心神洞窺藏府推測隱之端以濟乎今撥疲癃之疾以導乎古庶幾可登仲景之堂不負乎諄諄之語摠結前篇而言傷寒雜於難症不可怠忽須是沉潛敦篤自己之心神洞達窺測患人之藏府推廣測隱之心以大為仁之術溥濟斯民之困以導先至之言如此則仲景之堂可升而亦不負其叮嚀之重訓也歟

傷寒死症候歌

兩感傷寒不須治陰陽毒過七朝期黑斑下厥與上竭陽病見陰脉者危舌卷耳聾囊更縮陰陽交及摸床衣重喝除中皆不治唇吻青兮面黑黛欬逆不已併藏結洩便遺尿難請醫汗出雖多不至足口張目陷更何為喘不休與陰陽易離經脉見死當知結胃証具煩躁甚直視搖頭是死時少陽病與陽明合脉弦長大救時遲汗後脉加於躁疾更知藏厥命難追蝦遊屋漏併雀啄魚翔彈石解繩推更有代脉皆不救已上諸症死奚疑

劉河澗先生温暑纂要

五運主病 木火土金水

諸風掉眩屬肝木，諸風掉眩，皆屬肝木。痛痒瘡瘍心火屬，諸痛痒瘡瘍，皆屬心火。諸濕腫滿脾土經，諸濕腫滿，皆屬脾土。氣膹鬱痿肺金伏，諸氣膹鬱病痿，皆屬肺金。諸寒收引腎水鄉。諸寒收引，皆屬腎水。五運主病樞要目。

六氣為病 風寒暑濕燥火，謂之六淫

風類

諸暴強直支痛，緛裏急筋縮䐢戾病，厥陰風木是本宗，肝胆之氣為祟黄諺。前症皆屬于風，厥陰風木乃肝胆之氣也。

火類

諸熱瞀瘛筋惕。悸動搐搦瘈瘲極。暴瘖暴昧躁擾狂。狂越罵詈驚駭氣上逆。氣逆沖上胕腫疼酸嚔嘔瘡。瘡瘍喉痺耳鳴聾欬閉。嘔涌溢食下不能。嘔涌溢食不下、目昧不明瞤瘈翳。或禁慄之如喪神。禁慄、如喪神守暴病暴死暴注利。少陽相火手二經。心絕絡與三焦氣。前悉皆屬于火少阳相火乃心絕絡三焦之氣也

熱類

諸病喘嘔及吐酸。暴注下迫轉筋難。小便渾濁血溢泄。血泄瘤氣結核瘍疹斑。癰疽吐下霍乱症。瞀鬱腫脹鼻窒乾。衄淋秘身發熱。惡寒戰慄驚惑間。笑悲詹妄衄衊汙。血汙腹脹鼓之有聲和。腹脹大鼓之如鼓少陰君火手二經。真心小腸氣之過。前症皆屬於熱少阴君火之熱、乃真心小腸之氣也

濕類

痙與強直積飲滞霍乱中满諸隔痞骵重吐下胕腫痿肉如泥之按不起。太陰濕土二足經，脾與從中胃之氣。（前症見屬于濕，太陰濕土乃脾胃之氣也。）

燥類

諸澁枯涸乾勁皴揭起。陽明之燥金，肺與大腸氣。（前症皆屬於燥，陽明燥金乃肺與大腸氣也。）

寒類

上下水液出清冷，（上下所出水液澄澈清冷）癥瘕癲疝堅痞病，腹满急痛利白清，（下痢清白）食已不飢吐利腥，（穢）屈伸不便與厥逆，厥逆禁固太陽經。腎與膀胱為寒水，（前症皆屬於寒，足太阳寒水，乃腎與膀胱之氣也。）陰陽標本六氣裏。

一十八劑

△輕△調△緩△淡△清△暑△濕△解△和△平△火△奪△寒△併△補△榮△甘△濇△與△溫隨症選用、眞有古人不傳之妙、乃補仲景之遺忘也、非不遵桂枝湯麻黃湯之謂也、一說清辛之去同水化也、雖辛熱之藥不能生他症擾攘之去同火化也、若用辛熱之藥則發黃出斑變壞之病作矣、蓋人內火既動外火又侵、所以辛熱發汗不如辛溫、辛溫又不如辛涼也、

△輕劑

防風通聖散 ○ 合六一散、名双解散、在表當汗者、俱宜連進數服、必愈、不解者、病已傳變、

防風　川芎　當歸　赤芍藥　大黃　麻黃、薄荷

連翹　芒硝　石膏　黃芩　桔梗　滑石　甘草　荊芥

白术　山梔子　姜三片　水煎溫服

△調劑

調胃承氣湯 裏熱無脹滿者用、

大黃　芒硝　甘草

緩劑　大柴胡湯　裏微熱者用或合解毒湯

柴胡　黄芩　赤芍藥　枳實　半夏　大黄

姜三片　棗二枚

淡劑　五苓散　中暑白虎湯解後多服或合天水散

茯苓　白术　猪苓　澤瀉　肉桂　除桂即名四苓湯

清劑　涼膈散　汗吐下後無異症者用下早遂成結胷痞或合天水散小柴胡湯

連翹　黄芩　山梔子　薄荷　甘草　大黄

朴硝

暑劑　白虎湯　中暑自汗者用半表半裏者用或加蒼术發汗熱不解脉尚浮者用解之或裏熱內盛陽厥極皆因失下而成症但進涼膈散天水散合而為一調合陰陽洗滌藏府則其他症自不生矣

石膏　甘草　知母　粳米　水煎

濕劑　三花神佑丸

解剤　小柴胡湯半表半裏者用或合涼膈散
柴胡　黄芩　人参　半夏　甘草　姜三片
棗二枚

和剤　平胃散
厚朴　陳皮　蒼朮　甘草　合二陳名平陳湯治痰　合五苓名胃苓湯治瀉

平剤　四君子湯
人参　白朮　白茯苓　甘草

火剤　黄連解毒湯
黄連　黄芩　黄柏　山梔子

奪剤　三黄丸
黄連　黄芩　大黄

寒劑　大承氣湯裏　用表裏大熱合　用裏熱甚
表熱漸微者合解毒湯用
厚朴　枳実　芒硝　大黄

補劑　防風當帰飲

荣劑　四物湯
當帰　川芎　白芍薬　熟地黄

甘劑　六一散傷寒飲熱以此調之
滑石　甘草

澁劑　胃風湯
人参　白朮　白茯苓　當帰　川芎　白芍薬
肉桂　加粟米

温剤　理中湯

人参　白朮　乾姜　甘草

吐剤　瓜蒂散胷満喘嗄、陽脉緊甚者用

苦瓜蒂畧炒　赤小豆各五分用豆豉煎湯調服或以

塩湯一二碗頓服

結剤

結胷　大陥胷湯

大黄　芒硝　甘遂

小陥胷湯

半夏　黄連　括蔞实

發斑　涼膈散加當歸胃繫加枳殼桔梗

連翹　黃芩　山梔　薄荷　甘草　朴硝　大黃

心煩不眠　梔鼓湯

山梔四枝　豆豉六錢　水煎服

發黃　茵陳湯調五苓散

白茯苓　白朮　猪苓　澤瀉　肉桂　為末煎茵陳湯調服

煩渴　涼膈散合去桂五苓散六一散

連喬　黃芩　山梔　薄荷　甘草　大黃　朴硝

痓　承氣湯合解毒湯　詀語發擲狂並用

已上十八劑。二十四味方。四十四味藥品。通治溫暑初感雜感及雜病疫火濕熱曲盡其妙男婦俱同。

聖君哲輔名醫叙

炎帝神農氏姓姜嘗百草而著本草経以明藥之性

黄帝有熊氏姓公孫諱軒轅辨四方而著内經素問以論病之目

天師岐伯 太乙雷公 神圣王扁鵲
帝俞俞跗雷公參明堂究息脉巫彭桐君處方餌

本草経内経此二書相為表裏之用乃医書之祖也

本草経名医别録此二書梁正白先生陶弘景朱墨雜書記注為一冊計七百三十種本草之祖也

宋　雷公炮炙法雷効雷敦製藥之祖也

漢　張　机字仲景號任長沙府太守

宋　劉完素字守真號河澗

元　李　杲字明之號東垣

元　朱震亨字彥修號丹溪

唐　孫思邈　尊稱孫真人

伏羲皇帝　天師岐伯　醫聖張仲景　真人孫思邈

神農炎帝　太乙雷公　國醫王叔和　抱璞子葛洪

軒轅黃帝　神聖王扁鵲　皇甫仕安　良醫華佗僧

藥王俞慈藏

岐伯　岐國名　伯爵也　扁鵲　姓秦氏名越人勃海　鄭人也

盧醫　鄭國名醫姓秦名緩字越人家于齊之盧醫村今長濟縣因號盧醫

萬金一統

萬金者方象之粹精也一統者總括之大机也

○混沌時太易生水未有氣曰太易太初生火有氣未形曰太初太始生木有形未質曰太始太素生金有質未有体曰太素太極生土形質已具乃曰太極水數一火數二木數三金數四土數五

○天者輕清而上浮也以氣地者重濁而下凝也以形陽之精者為日東升而西墜也陰之精者為月夜見而晝隱也

○天不足西北故西北方陰也而人右耳目不如左明也耳目在上故法天地不滿東南故東南方陽也而人左手足不如右強也手足在下故法地

東方陽也陽者其精并於上并於上則上明而下虛故使耳目聰

中華書局圖書館藏書

明，而手足不便也。　西方，陰也。陰者，其精并於下，則下盛而上虛，故其耳目不聰明，而手足便也。

○天氣下降，地氣上升。　陽則外，陰則降。　陽則浮，陰則沉。

○晝為陽，夜為陰。陰中有陽，陽中有陰。陰中有陰，陽中有陽。平旦至日中，天之陽，陽中之陰也。日中至黃昏，天之陽，陽中之陰也。合夜至鷄鳴，天之陰，陰中之陰也。鷄鳴至平旦，天之陰，陰中之陽也。　人亦應之。人之陰陽，則外為陽，內為陰。人身之陰陽，則背為陽，腹為陰。人身之藏府中陰陽，則藏則藏為陰，府為陽。肝心脾肺腎五藏皆為陰，膽小腸胃大腸膀胱三焦六府皆為陽。天人一理，相應如此。背為陽，陽中之陽也，心也。心屬火，位處上焦，以阳居阳，故為阳中之阳。

背為陽。〻中之陰肺也。肺屬金、位處上焦。腹為陰。〻中之陰腎也。腎屬水、位居下焦。以阴居阴。故為阴中之阴。腹為陰。〻中之陽也。肝。肝屬木、位處下焦。以阳居阴、故為阴中之阳。腹為陰。〻中之至陰脾也。脾為屬土、位居中焦、以太阴居阴、故為阴中之至陰。此皆陰陽表裏内外雌雄相輸應也。故以應天之陰陽也。雌雄、五行皆有雌雄。如甲為雄、乙為雌、肝為雌、胆為雄也。輸應、轉輸傳送、相而為應也。

○天地者、万物之上下也。天居万物之上、地居万物以下。陰陽者、血氣之男女也。左右者、陰陽之道路也。南面而治、阳道左行、陰道右行。水火者、阴阳之徴兆也。徴、証也。兆、見也。徴兆者、有徴而不可見也者。言陰陽不可見、水火則有徴而可見者也。金木者、生成之終始也。金、秋気成万物者也。故曰終。木、春気生万物者也。故曰始。玄氣凝空、水始生也。赤氣炫空、火始生也。蒼氣浮空。

木始生也。素氣櫕空也。金氣生也。黃氣際空土始生也。

天地絪縕万物化醇也。氤氳氤氳氣貌易作絪縕醇音淳醲也厚也媾重婚也合也和也男女媾精萬物化生也。

○三才者天地人也。

○人者得天地之正氣靈於万物者也。命者天之賦也。精者身之本也。形者生之舍也。氣者生之元也。神者生之制也。制節也裁也斷也正也御也操也法禁也造也

○五藏六府肝心脾肺腎是為五藏胆小腸胃大腸膀胱三焦是為六府

六臟五腑肝心脾肺腎命门是為六藏胆小腸胃大腸膀胱是為五府

心者君主之官神明出焉。心為一身之主。五藏百骸皆聽命於心。故為君主之官。心藏神。故曰神明出焉。心胞絡作一藏

肺者相傳之官治節出焉。位高非君。猶之宰。保相傳也。主行榮衛。猶之調燮阴阳而贊化理。故治節出焉。

肝者，將軍之官，謀慮出焉。

膽者，中正之官，決斷出焉。

肝氣急而志怒，故為將軍之官。肝為厥陰未，云於陰潛，發未萌，故主謀慮。剛正果決，直而不疑，故為中正之官，而主決斷。肝仁不忍，故胆斷，仁者必有勇。

人怒無不色青，是其效也。

胸中者，臣使之官，喜樂出焉。

兩乳之間，名曰胃中，主化氣而承治節，宣神明者也。是行君相之令，故曰臣使。肰胃中氣化，則陽氣舒，而令人喜樂；氣不化，則陽氣不舒，而令人悲愁。是為喜樂之所從出也。

脾胃者，倉廩之官，五味出焉。

胃又云水谷之海，脾胃收納水谷，故称倉廩之官。肰脾胃和則知五味，脾胃不和則諸物失味，故云五味出焉。

大腸者，傳道之官，變化出焉。

大腸主出糟粕，乃傳入~~大~~傳化腐穢
腸而出者也　者也

小腸者，受盛之官，化物出焉。

小腸受盛糟粕，乃傳入大腸而出者也。

腎者，作強之官，伎巧出焉。

作強，作用強力也。伎，多能也。巧，精巧也。蓋腎為水藏，水体內明而外暗，內明故

正伎巧外暗則徒作強而已

三焦者決瀆之官水道出焉決開也瀆水道也上焦不治水溢高源中焦不治水停中脘下焦不治水畜膀胱故三焦氣治則為開決溝瀆之官水道無泛溢停畜之患矣

膀胱者州都之官津液藏焉氣化則能出矣三焦水液俱出膀胱是為都会之富地故曰州都之官津液藏焉肰津液藏於膀胱不能自出必氣机傳化則津液出而為溺也

命門者使者之官命門即右腎也男子藏精女子繫胞精神之所舍也原氣之所繫也

肝重四觔四兩凡七葉左三葉右四葉主藏魂　心重十二兩中有七孔三毛盛精汁三合主藏神　脾重二斤三兩扁廣三寸長五寸有散膏半斤主裹血溫五藏主藏意　肺重三兩斤三凡八葉六葉兩耳主藏魄　腎重有二枚共重一斤二兩脇下對重

主藏志。

膽重三兩三銖，盛精汁三合，在肝之短葉間，為囲一寸。

小腸重二斤十四兩，長三丈二尺，廣二寸半，徑八分分之少半，左迴疊積十六曲，容穀二斗四升，水六升三合合之大半。受胃之穀，而傳入大腸。廣，大也，濶也。徑，直也。

胃重二斤十四兩，紆曲屈伸，長二尺六寸，大一尺五寸，徑五寸，容穀二斗，水一斗五升。大，圍也。

大腸即迴腸，重二斤十二兩，長二丈一尺，廣四寸，徑一寸半，當臍右迴疊積十六曲，盛穀一斗，水七升半。

膀胱。膀者，横也；胱者，廣也。言其体横廣而短，名水漕，又曰玉海。重九兩二銖，縱廣九寸，盛溺九升九合。

口廣二寸半。

脣至齒長九分，齒已后至會厭深三寸半，大容

五合 舌重十兩長七寸廣二寸半 咽門重十兩廣二寸半至胃長一尺六寸 喉嚨重十二兩廣二寸長一尺二寸九節 肛門重十二兩大八寸徑二寸半長二尺八寸受穀九升三合八分合之一

喉主天氣 喉為肺系受氣於鼻故納無形之天氣喉者候氣有九節通五藏以系肺也

咽主地氣 咽為胃系受氣於口故納有形之地氣咽者嚥物通水谷接三脘以通胃也

三陽者太陽明陽少陽也 三陰者太陰少陰厥陰也 陽明者兩合明也 兩阳合明曰明 厥陰者兩陰交盡也 兩陰交尽曰幽

關樞 太阳之阳 害蜚 陽明之陽 樞持 少陽之陽 關蟄 太陰之陰 樞儒 少陰之陰 害肩 心主之陰手厥陰也 三陽之離

合一行于表一行于裏謂之交離

太陽為開 太阳在表敷暢陽氣謂之開 陰陽配合偶謂之合

陽明為闔 阳明在裏受納陽氣謂之合

少陽為樞 少陽在表裏之間轉輸陽氣猶樞軸焉故謂之樞

三陰之離合 三阴行前行後之不同謂之離太少厥同云於閉謂之合此三陰目為離合也

太陰為開 太陰居中數布陰氣謂之開

厥陰為闔 厥陰謂之冬陰受納絶陰之氣謂之闔

少陰為樞 少陰為腎精氣充滿則脾職其佣肝職其闔腎氣不充則開闔失常是少陰樞軸也

手太陰肺經也 本藏經絡起中府穴終少商穴傳手阳明大腸經

手陽明大腸經也 起商阳穴終迎香穴傳足陽明胃經

足陽明胃經也 起頭維穴終厲兑穴傳足太陰脾經

足太陰脾經也 起隱白穴終天包穴傳手少陰心經

手少陰心經也 起極泉穴終少冲穴傳手太阳小腸經

手太陽小腸經也 起少澤穴終听業穴注足太陽膀胱經

足太陽膀胱經也 起睛明穴終至陰穴注足少陰腎經

足少陰腎經

也〔起湧泉穴終腧府穴傳手厥陰心包經絡〕

手厥陰心胞絡也〔起天池穴終中穴冲傳手少陽三焦經〕

手少陽三焦經也〔起關冲穴終耳门穴傳足少阳胆經〕

足少陽胆經也〔起瞳子髎穴終竅陰穴傳足厥陰肝經〕

足厥陰肝經也〔起大敦穴終期门穴復傳手太陰肺經〕

○皮有分部〔大小是也〕脉有經紀〔經於上下為經，紀於阴阳為紀〕筋有結絡〔根者為結，引者為絡〕骨有度量〔長短〕

○心之合脉也，其榮色〔心生血而藏神，脉則血体而神用，故心合脉，其榮象見於顔色〕

肺之合皮也，其榮毛〔肺為金，合皮得金之堅，故為之合，其所榮養者毛〕

脾之合肉也，其榮唇〔脾為土之合，性敦厚，肉則象之，故為之合，其榮象則發於唇〕

肝之合筋也，其榮爪〔肝為木之合，性曲直，筋体象之，故為之合，其榮在爪〕

腎之合骨也，其榮髮〔腎藏精，骨藏髓，象其蟄藏之体，故合骨，其滋榮則在於髮〕

蟄虫藏

○肝色青宜食甘粳米牛肉棗葵皆甘（肝苦急急食甘以緩之是也）

心色赤宜食酸小豆犬肉李韭皆酸（心苦緩急食酸以收之是也）

肺色白宜食苦麦羊肉杏薤皆苦（肺苦氣上逆急食苦以泄之是也）

脾色黄宜食鹹大豆豕肉栗藿皆鹹（脾苦湿鹹能泄湿故食之似果肉菜以鹽而湿出理可知矣）

腎色黒宜食辛黄黍鶏肉葱皆辛（腎苦燥急食辛以潤之是也）

○府之腸色各随其臓之色而言　胆為青腸　小腸為赤腸

胃為黄腸　大腸為白腸　膀胱為黒腸

○頭諸者陽之会也（曰諸陽脉皆上至頭耳也故人面独能耐寒）

○胆者清浄之府也

○脾者土也治中央常以四時長四藏各十八日寄治（辰戌丑未四季之月各寄旺十八日）

○君火以明相火以位
言所以謂之為君火者以其德明不昧足以有臨也
所以為之謂相火者以其職守臣位代君有終也若君擁失
其居位而明失其則相火亦位而越分矣

○色味當五藏當合也
白當肺辛　赤當心苦　青當肝酸
黄當脾甘　黑當腎鹹　故白當皮　赤當脉　青當筋
黄當肉　黑當骨

○目屬肝目和則知黑白　舌屬心舌和則知五味　口屬脾口和則知穀味　鼻屬肺鼻和則知五氣　耳屬腎耳和則知五音

○肝開竅於目　心開竅於舌
又云開竅于耳○開竅
於舌之説長
脾開竅於口　肺開竅於鼻　腎開竅於耳
又云開竅於二陰○開
竅於耳之説長

○眉屬肝稟木氣也　髮屬心稟火氣也　毛屬肺稟金氣也

鬚屬腎稟水氣也　齒者腎之標骨之餘也

○聲音根出於腎也　善嚏者肺氣也　善噫者脾氣也　呵欠胃氣也

○髮者血之餘也　爪者筋之餘也　神者氣之餘也

○目得血而能視　耳得血而能聽　手得血而能攝　掌得血而能握　足得血而能步　藏得血而能液　府得血而能氣

○魂者神明之輔弼也　魄者精氣之匡佐也　營者水穀之精氣也　衛者水穀之悍氣也

○營衛　榮陰血也　衛陽氣也　陰主內如軍之中營　故曰營　陽主外如軍之外衛　故曰衛　乃陰陽表裏氣血之辨也　營亦作榮　謂陰

血有餘今人顔色華采如草木之榮也

故二字通用義則各有攸當耳

○華護 華血也護氣也 即營衛之義

○直行者謂之經 衡行者謂之絡

○診視 診切脉又云視精明五色 診候脉也

診法常以平旦陰氣未動靜也陽氣未散斂也飲食未進

经脉未盛午也絡脉調和勻也氣血未乱治也故乃可診

有過之脉有過失也

切脉謂以指切近於脉也 脉者天真委和之氣也

精明五色精明目中眸子精神也 赤色欲如白裹朱不欲如

赭白色欲如鵝羽不欲如鹽青色欲如蒼璧之澤不欲如藍

黄色欲如羅裹雄黄不欲如黄土黑色欲如重漆色不欲如
地蒼

三部寸關尺也 九候浮中沉也 三而三之謂之九候

附上謂関也 上附上謂寸也 上竟上寸之尽也 下竟
下尺之尽也

○治病有六法 鍼刺 鍼名形用俱有九 砭石 謂以石為鍼也山海經曰高氏之山
有石如玉可以為 焫音藝○
鍼則砭石也 灸焫 灼艾也 毒藥 導引按蹻 引導
運行經氣不使留滞為病也 手摩謂之按足
蹻謂之蹻所以擾攘筋節宣通陽氣也
熨烙導引

附九鍼 一曰鑱鍼長一寸六分頭大末脱以写陽氣
二曰員針長一寸六分鍼如卵形揩摩分間不得傷肌肉以

瀉分氣　三曰鍉鍼長三寸半鋒如黍米之銳主按脈勿陷以致其氣　四曰鋒鍼長一寸六分刃三隅以發痼疾五曰鈹針長四寸廣二分半末如劍鋒以取大膿六曰員利鍼長一寸六分大如氂且員且銳中身微大以取暴氣七曰毫鍼長三寸六分尖如蚊虻喙靜以徐往微以久留之而養以取痹痛八曰長針長七寸鋒利身薄可以取遠痹九曰大鍼長四寸尖如挺其鋒微員以瀉機關之水也此九針名形不同窮極補瀉之微也

○左手寸口心與小腸之脈　左手關部肝與胆之脈　左手尺下腎與膀胱之脈　右手寸口肺與大腸之脈　右手關部脾與胃之脈　右手尺下命門與三焦之脈　每部有浮中沉三候三而三之為九候　浮者主皮膚候表及腑也　中者主肌肉以候胃氣也　沉者主筋骨候裏及臟也　寸為陽為上部法天為心肺以應上焦主心胃以上至頭之有疾也

関為陰陽之中、為中部、法人、為肝脾、以應中焦、主膈以下至臍之有疾也。尺為陰、為下部、法地、為腎命門、以應下焦、主臍以下至足之有疾也。

四季平調之脉。春弦、弦脉引而長、若琴弦也。氣来耎弱、輕虚而滑、端直以長。夏鈎、鈎前曲後倨、如帯鈎也。脉来盛去衰、如鈎之曲也。長夏耎弱、耎軟同。耎弱、脾之脉也。秋毛、毛脉来浮濇、類羽毛也。冬石、石脉来沈実也。四時平脉者、六腑倶帯和緩也。謂有胃氣。有胃氣曰生、無胃氣曰死。人一呼脉再動、一吸脉亦再動、呼吸定息脉五動、閏以太息、命曰平人。平人者、不病也。呼出氣也。吸入氣也。定息、定氣而息、將復呼吸也。閏餘也。閏以太息、言脉来五動、則可登於太息也。一呼一吸者為一息也。一息四至者為平脉也。一息五

至者為閏脉也　太過不及者病脉也　關格覆溢者死脉也　一息三至曰遲　一息二至曰敗皆冷而危也　一息脉六至曰數　一息脉七至曰極俱熱生多也　一息脉八至曰脫　一息脉九至曰死　一息脉十至曰歸墓　一息脉（十一至）十二至曰絕魂　兩息脉一至死脉也

五行者木火土金水也　相生者謂木生火火生土土生金金生水（水生木）是也　相剋者謂木剋土土剋水水剋火火剋金（金剋木）是也　相生者吉　相剋者凶

肝若見短濇肺脉心若見沉細腎脉脾若見弦長肝脉肺若見洪大心脉腎若見遲緩脾脉皆遇剋也

○肝若見洪大心脉心若見遲緩脾脉脾若見短濇肺脉肺若見沉細腎脉腎若見弦長肝脉皆遇我之所生即子脉也

○男子左手脉常大於右手者為順也　女子右手脉常大於左手者為順也　男子尺脉常弱寸脉常盛是其常也　女子尺脉常盛寸脉常弱是其常也　男得女脉為不足也　女得男脉為太過也　男子不可久瀉　女人不可久吐　左手屬陽右手屬陰　關前屬陽關後屬陰　汗多亡陽下多陰亡　諸陰為寒諸陽為熱　人迎者左手關前一分是也　氣口者右手關前一分是也　人迎以候天之六氣風寒暑濕燥火之外感也　人迎脉浮盛則傷風緊盛則傷寒

虛弱則傷暑，沉細則傷濕，虛數則傷熱。　氣口以候人之七情，喜怒憂思恐驚悲之內傷也。喜則人迎脉散，怒則脉激，憂則脉濇，思則脉弦，悲則脉緊，恐則脉沉，驚則脉動。　人迎脉緊甚大於氣口一倍，為外感，風與寒皆屬於表，為陽也，腑也。氣口脉緊盛大於人迎一倍，為傷食，為勞倦，皆屬於裏，為陰也，藏也。　人迎氣口俱緊盛，此為夾食傷寒，為內傷外感也。男子久病，氣口充於人迎者，有胃氣也。　女子久病，人迎充於氣口者，有胃氣也。　二者病雖重可治，反則逆。

○三因　外因者，六淫之邪也；內因者，七情之氣也；不內外因者，飲食勞倦跌撲也。　病有中外先後之法，此三因之法也。　從內之外者調其内從外之内者治其外謂各絶其源也從内之外而盛于外者先調其内後治其外從外之内而盛于内者先治其外後調其内謂先除其根屬後削其根條中外不相及則治主病中外不相及各自一病者也

○

七表之脉浮芤滑実弦緊洪　八裏之脉微沉緩濇遅伏濡弱

九道之脉長短虚促結代牢動細　又外数大二脉　六死之脉雀啄屋漏弾石觧索魚躍蝦遊　奇経八脉衝督任帯陽蹻陰蹻陽維陰維　七診之脉獨大獨小獨(遅)独疾独寒独熱独陥下　人病脉不病者多内虚也　脉病人不病者名行尸也

○八要　表裏虛實寒熱邪正

○百病之始生也必先於皮毛邪中之則腠理開〻則入客於络脉留而不去傳入於经留而不去傳入於府廪於腸胃廪舍也

邪之始入於皮也析肰起毫毛開腠理析淅同灑淅惡寒也其入於络也則络脉盛色變色變部中五色診变也其入客於络也則感虛乃陷下感虛者经氣虛乃感也陷下脉陷下也其留於筋骨之間寒多則筋攣骨痛热多則筋弛骨消肉爍䐃音固破毛直而敗○寒則收引故筋攣脉凝濇故骨痛熱則開張故筋弛陰髓竭故骨消肉爍肉熱也䐃肓肘髀獻皮肉也䐃破者人熱盛則反側多而皮破也毛直而敗者液不足以澤毛也

○九竅　耳目口鼻大便小便目二竅耳二竅鼻二竅口一竅大便一小便一竅

○天食人以五氣（五氣非徒臊焦香腥腐而已，乃地氣非天氣也。蓋為風氣入肝，暑氣入心，濕氣入脾，燥氣入肺，寒氣入腎）地食人以五味（酸入肝，苦入心，甘入脾，辛入肺，鹹入腎）氣主外，味主內，氣以通天，養陽也，味本於地，養陰也。

○天為氣，風、熱（即暑）、濕、燥、寒；地成形，木、火、土、金、水。

○天以六為節，寒、暑、燥、濕、風、火，天之陰陽也，三陰三陽上奉之（太陽奉寒，少陽奉暑，陽明奉燥，太陰奉濕，厥陰奉風，少陰奉火）。地以五為制，木、火、土、金、水，地之陰陽也，生、長、化、收、藏下應之（生應木，長應火，化應土，收應金，藏應水）。天以陽生陰長，地以陽殺陰藏（生長者，天之道；殺藏者，地之道。天陽主生，故以陽生陰長

地陰主殺故以陽殺陰藏

○有餘而往不足隨之不足而往有餘從之火炎則水乾水盛則火滅此有餘而往不足隨之陰不足則陽湊之陽不足則陰湊之此不足而往有餘從之

○毒藥攻邪藥金石草木魚虫鳥獸之類皆可以祛邪养正者也肽碎邪安正惟毒為能故通謂之毒藥也

五穀為養养正氣也　五果為助助其养也　五畜為益言有補益也

五菜為充充实於藏衬也

○八風

靈樞經曰風從東方来名嬰兒風其傷人也外在於经纽内舍于肝風從東南來名弱風其傷人也外在肌内舍于胃風從南方来名大弱風其傷人也外在于脉内舍于心風從西南來名謀風其傷人也外在于肉内舍于脾風從西方来

名剛風其傷人也外在於皮内舍于肺風從西北来名折風其傷人也外在手太陰之脉内舍于小腸風從北方来名大剛風其傷人也外在骨内舍于腎從東北来名凶風其傷人也外在于脇腋内舍于大腸

○五虚者脉細　皮寒　氣少　泄利前後飲食不食是也（漿粥入胃泄瀉止則生）

○五實者脉盛　皮熱　腹脹　前後不通　悶瞀是也（寫之大小通利而得汗者死生）

○五勝者風勝則動　熱勝則腫　燥勝則乾　寒勝則浮　湿勝則濡泄也

○五惡者　心惡熱　肺惡寒　肝惡風　脾惡濕　腎惡燥

○六脫者　脫氣　脫血　脫津　脫液　脫精　脫神

○五勞者　久視傷血勞於心也　久行傷筋勞於肝也　久坐傷肉勞於脾也　久立傷骨勞於腎也

○盡力謀慮勞傷乎肝應筋極也　曲運神機勞傷於脾應肉極也　意外過思勞傷乎心應脉痿也　預事而憂勞傷乎肺應氣極也　矜持志節勞傷乎腎應骨極也

○頭者精明之府頭傾視深精神將奪也（奪失也）　背者胸中之府背曲肩隨府將壞也　腰者腎之府轉不搖能腎將憊也　膝者筋之府屈伸不能行則僂附筋將憊也（僂曲其身也附不能自步附物而行也）（骨者髓之府不能久立行則振掉骨將憊也）

傴僂

○一損〻於皮毛皮聚而毛落也　二損〻[於]血脈血脈虛少不能榮於藏府也　三損〻於肌肉肌肉消瘦飲食不能為肌膚也　四損〻於筋〻緩不能自收持也　五損〻於骨〻痿不能起於牀也

○從上下者骨痿不能起於床者死也　從[下上者]皮聚而毛落者死也

○肺主皮毛損其氣者益其氣也　心主血脈損其心者調其榮衛也　脾主肌肉損其脾[者調]其飲食適其寒溫也　肝主筋損其筋者緩其中也　腎主骨損其骨者益其精也

○憂愁思慮則傷心也　恚怒氣逆則傷肝也　形寒飲冷則傷肺也　飲食勞倦則傷脾也　坐濕入水則傷腎也

○寒極則傷生熱　熱極則生寒　木極而似金　火極而似水

土畜而似木　金畜而似火　水極而似土　亢則害承迺制

○五鬱者　達發奪泄折　木鬱達之謂吐之令其條達也

火鬱發之謂汗之令其疏散也　土鬱奪之謂下之令無壅

凝也　金鬱泄之謂滲泄解表利小便也　水鬱折之謂抑

之制其衝逆也　心下逆滿者下之過也

○氣上衝胸起則眩暈者吐之過也　肉瞤筋惕足踡惡寒者汗之

過也

○脫陽者見鬼氣不守也　脫陰者目盲血不榮也　重陽者狂氣

并於陽也　重陰者癲血并於陰也

○氣逆而不行者為氣先病也○　血壅而不濡者為血後病也○

○五藏不和則九竅不通也○　六府不和則留結為壅也○

○手屈而不伸者病在筋也○　手伸而不屈者病在骨也○

○瘈瘲　瘈筋脉急而手足縮矣　瘲筋脉緩而手足伸也　瘛音異筋脉相引而急手足拘挛

○搐搦者手足牽引一伸一縮也○　搦者十指開合○

○舌吐不收者陽強也○　舌縮不能言者陰強也○

○春傷於風邪氣留連乃為洞泄　春傷風邪即病者則為外感○若不即病邪氣畱連日久則風淫○木勝○尅制○脾○土○而為洞泄　夏傷於暑○秋為痎瘧○　夏傷熱邪即病者則為暑病若不即病而延于秋、涼外束○金○火○相○戰敗法未○寒熱交作痎瘧　秋傷於温○上逆而欬○發為痿厥○　温邪下注則為濡瀉今温邪上逆故為欬此病於內也若發於外則為痿厥温傷○筋○、弛長故令痿陽○不○能○勝○温故令厥

冬傷於寒春必病溫冬傷寒邪即病者則為傷寒不即病者寒毒藏於肌膚至於春當陽氣上升則変而為溫病

○夏暑汗不出者秋成風瘧夏宜疏泄達之而汗不出則暑邪內伏遇秋風淒切金寒火熱相戰為瘧

○風者百病之長也　因於露風乃生寒熱露陰邪也風陽邪也陰邪生寒陽邪生熱故令寒熱

風痱音非風病也者謂于身無痛四肢不收也

偏枯者半身不遂也中風邪使然三陽為病偏枯于左三陰為病偏枯于右

風懿者謂奄忽不知人也奄忽也奄精氣閉藏

風痺者謂諸痺類風狀也

偏枯　風痱

風懿　風痺

四者本全宗

癱者坦也筋脉弛縱坦然而不舉也　癱瘓風病左癱右瘓

瘓者渙也血氣散滿渙〔肤〕而不用也

○寒者天地殺厲之氣也

傷寒者身熱無汗惡寒也

傷風者身熱有汗惡風也

○傷寒屬太陽経則頭疼身熱脊強也　陽経明則目痛鼻乾不眠也　少陽経則耳聾脇痛寒熱嘔而口苦也　太陰経則腹満自利尺寸沉而津不到咽也　少陰経則舌乾而口燥也　厥陰経則煩満而囊捲〔卵縮〕也　表熱者翕肤而熱也　裏熱者蒸〻而熱也　項背強者太陽表邪也　惡風見風則怯也

發熱惡寒者發於陽也　無熱惡寒者發於陰也　寒熱往來者陰陽相勝也　煩熱者熱邪傳裏也　煎厥者氣熱煩勞也　薄厥者氣逆太甚也　解㑊者脊脉痛少氣不欲言也　四肢不收者脾病也　肉痿者肌肉不仁也　肉蠕動者脾熱也　蠕音　微動貌

○五飲者支飲留飲痰飲懸飲溢飲

○五泄者脾泄胃泄大腸泄小腸泄大瘕泄　又有飧泄腎泄洞泄濡泄鶩溏泄之類　脾泄者腹脹嘔逆也　胃泄者飲食不化也　大腸泄者食已窘迫也　小腸泄者溲便膿血也　大瘕泄者裏急後重也　鶩溏泄者大腸有寒也　腸垢者大

腸有熱也　飧泄者食不化脾病也　脾約者大便堅而小便利也

○五膈者憂恚寒熱氣也　膈塞而不通也　上焦不行、下脘不通、膈塞于中、

○五噎者憂思勞食氣也　噎、心氣作鼓謂之噎　正韻云　噎食窒氣不通、

○九氣者喜怒憂思恐驚悲勞傷寒暑也

○五積者五藏之所生也　肝積在左脇肥氣也　心積在臍上伏梁也　肺積在右脇息賁　腎積在臍下　脾積居中也　奔豚也　瘕氣也

○六聚者六府之所成也

○五疸者黃汗、黃疸、酒疸、穀疸、女勞疸　胎疸、小兒初生而身黃者、

○五輪者、風血肉氣水也

○四維者血肉筋骨也

○八癘者天地水火風雷山澤也

○五癭者肉癭筋癭氣癭石癭（正韻云癭瘤也）

○六瘤者骨瘤脂瘤肉瘤膿瘤血瘤石瘤也

○九種心痛者飲痛食痛風痛冷痛熱痛悸痛蟲痛疰痛去來痛也

○七疝者寒疝水疝筋疝血疝氣疝狐疝㿗疝（㿗頹也腎丸大而不疼頹然不害者也）

○三消者多屬血虛也（痟骸削也）上消者肺也　中消者胃也　下消者腎也

○五淋者氣淋砂淋血淋膏淋勞淋也（石淋即砂淋又寒淋熱淋）

○五痺者筋痺（以春甲乙傷於風者為筋痺）脉痺（以夏丙丁傷于風者為脉痺）皮痺（以秋庚辛傷於風者為皮痺）骨痺（以冬壬癸傷於風者為骨痺）肉痺（即肌痺以至陰遇此者為肉痺）

夫痺之由風寒濕三氣雜至合而為也　風氣勝者為行痺走痛不定也　寒氣勝者為痛痺筋骨攣動也　濕氣勝者為着痺（着仝）痺着於一處而不移也　周痺周身疼痛也　九痺之類逢寒則急逢热則縱

○氣厥

厥逆也氣不順其常道轉相移併逆而為患也　五藏六府寒热相移　移者藏氣轉移相併也

腎移寒於脾則癰腫少氣　脾移寒於肝則癰腫筋攣　肝移寒於心則狂膈中　心移寒於肺肺則消　肺消者飲一溲二死不治　肺移寒於腎為涌水涌水者按腹不堅水氣客於大腸疾行則鳴濯濯如囊裹漿水之病也　脾移热於肝則

為驚衄。　肝移熱於心則死。　心移熱於肺傳為膈消。　肺移熱於腎傳為柔痓。　腎移熱於脾傳為虛腸澼死不可治。　胞移熱於膀胱則癃溺血。　膀胱移熱於小腸鬲腸不便上為口糜。　小腸移熱於大腸為虙[伏]瘕為沉。　大腸移熱於胃善食而瘦又謂之食亦。　胃移熱於膽亦曰食亦。　膽移熱於腦則辛頞鼻淵鼻淵者濁涕下不止也傳為衄衊瞑目。故得之氣厥也。

○五味所走。　酸走肝。肝病人毋多食酸。　苦走心。心病人毋多食苦。　甘走脾。脾病人毋多食甘。　辛走肺。肺病人毋多食辛。　鹹走腎。腎病人毋多食鹹。

○五味所主。　酸主收。　苦主泄。　甘主緩。　辛主散。　鹹主耎。

淡主滲。

○五味所能。酸能收緩、能收散、能束之。以能收也。苦能燥溫、軟（能堅）、能直行（以能降下）、能發之。甘能緩急、能上行（以其緩而不急下也）。辛能散結、能潤燥、能橫行（以能散也）。鹹能軟堅、能止之。淡能利竅、能滲泄。

○五味所宜。心宜食酸。麻、犬肉、李、韭、皆酸也。肝宜食甘。粳米、牛肉、棗、葵、皆甘也。脾宜食鹹。大豆、豕肉、栗、藿、皆鹹也。肺宜食苦。小麥、羊肉、杏、薤、皆苦也。腎宜食辛。黃黍、雞肉、桃、葱、皆辛也。

○五味所傷。陰之所生。本在五味。陰之五宮。傷在五味。無使過之。傷其正也。五宮即五藏。

味過於酸肝以氣津脾氣乃絶多食酸則肉胝䐢而脣揭胝音支皮厚也。

味過於苦脾氣不濡胃氣乃厚多食苦則皮槁而毛拔

味過於甘心氣喘滿色黑腎氣不衡多食甘則骨痛而髮落

味過於辛筋脉沮弛精神乃央多食辛則筋急而爪枯。弛音始弓解也

味過于鹹大骨氣勞短肌心氣抑多食鹹則血凝而色變一云脉凝而色变

是知謹和五味骨正筋柔氣血以流腠理以密長有天命

○五味所禁　五味入于口也各有所走各有所病

酸走筋〻病人禁多食酸　又云令人癃

苦走骨〻病人禁多食苦　又云令人变嘔

甘走肉〻病人禁多食甘　又云令人悅心

辛走氣〻病人禁多食辛　又云令人洞心

鹹走血〻病人禁多食鹹　又云令人渴

○五味所合　肝欲酸　心欲苦　脾欲甘　肺欲辛　腎欲鹹

○酒者氣厚上升陽也　肉者味厚下降陰也

○氣屬陽氣之厚者為陽中之陽氣厚則發熱辛甘温熱是也

氣之薄者為陽中之陰氣薄則發泄辛甘淡平涼寒是也

味屬陰味厚之者為陰中之陰味厚則發泄酸苦鹹寒是也味

之薄者為陰中之陽味薄則通酸苦鹹平是也

○五味辛甘淡發為陽　酸苦鹹涌泄為陰　辛甘發散為陽

淡滲泄為陽　酸苦涌泄　鹹湧泄為陰

○清陽發腠理清之清者也 清肺以助天真 清陽實四肢清之濁者也 榮華腠理 濁陰走五藏濁之清者也 榮養于神 濁陰歸六府濁之濁者也 堅強骨髓

○○七衝門 衝者衝要往來者也 唇為飛門 齒為戶門 會厭為吸門 会厭咽門也 胃為賁門 賁門太倉 太倉下口為幽門 太倉胃也 大小腸交會之處為闌門 下極為魄門 下盡肛門也

○胃脘 受納水穀之脘吸門之下賁門之上

○廣腸 肛門也

○廻腸 大腸也

○胃 俗名肚也

○大小便也 前

○篡間 二陰之間

○篡後 肛門之後

○廷孔 女子溺孔

○淨府 膀胱謂之淨府

○虛里 胃之大絡 胃鬲絡肺出於左乳下

○募原 又名膜原 鬲膜之原系也

○氣海 一名脖胦 脐下也

○鬼門 腠理也、

○玄府 腠理也、氣門也、

○五心 手二心、足二心、心高

○五宮 肝為清冷宮、心為絳宮、守灵丹元、脾為中宮黃庭、肺為玉堂、白元君、腎為牧宮、胆為紫極宮

○八會穴

腑會太倉中脘穴　臟會季脇章門穴　筋會陽陵泉

髓會絕骨〻名穴　血會膈俞穴　骨會大杼穴

脉會太淵穴　氣會三焦穴

○井滎俞經原合 井為木、所出為井、滎為火、所流為滎、俞為土、所注為俞、經為金、所行為經、合為水、所入為合、原府三焦也、藏有五、府有六

○臂髆

○肩胛

○胠脇 胠音區、胠下謂之脇、〻上謂之胠

○季脇 脇下耎肉也

○眇 音　季肋下之軟處、貼上腎俞之分

○䐈音肓　肘解㱁皮肉也。

○鼓脹　虛大而急也。陰氣也。是陽毒也。

○血枯　血崩也。

○伏梁有三病同名　一難經所載為心之積是藏之

一上下左右皆有根此為聚膿血

一由風毒根於中也

○熱中　多飲謂之熱中

○消中　多食謂之消中善食而飢

○憤䐜　腫起也

○瘍　癰毒也

○痿躄　痿足不用也手

痿足躄之

人熱盛則反側

多而皮破也

○疽　腐肉也

○涌　吐也

○泄　利也漏也

○氣厥　氣逆也轉相移併其氣不慎其常道逆而為患也

○陽厥　善怒而狂　陽氣所致

○添泄　利小水也

○白淫　令之濁帯也

○厥　謂氣逆上也

○䐈破

○息積　即息賁

○口甘　名脾癉此五氣之溢也此人必數食甘矣而多肥治之以蘭

○口苦　名胆癉胆熱則汁上溢故口苦此人必謀慮不決胆虛氣上溢口苦

○嚏音涕　噴謂之嚏

○嘔吐　有聲无物為嘔有物无聲為吐有聲有物謂之嘔吐

○赤沃　便血也熱秉小腸則沃赤熱秉大腸則沃白白者氣病赤者血病

○白血肺血其色
淡而白也
之　塞謂之膹
○膹脹
満　大謂之脹
湿三氣雜至
○轉失氣
而為痺
陰陽相绝不得
○閉格交通之名
音抶嘔也逆氣也
○喘
作声謂之喘
茂○　○瘀血留
止也
○悗
也利而不　音
利之謂　而不目
柔多汗也　痓強
○柔痓
故令多汗　強致
薰蒸口内　○虙瘕虙伏
生瘡　則為
之灼痛止則如不
病之卒人　○食

○膹鬱
膹悶満也鬱　○瘖舌不　○滿疐
怫鬱不暢也　能轉　謂
欬有鼓也声亡于肺謂　风
○欬嗽　○痺
之欬、而連声謂之嗽　寒
即腹中雷陰陽離而绝汗亡
○绝汗
鳴鼓動也　出則如珠不流也
音旦○　音賴○　小便
○癉熱和也　○癘癩也　○癃闭溢
○胃氣　○脫肉　○閉膂音膂
肌肉消尽
如脫去也
○孫絡　脈之浮处皮膚可見也　○腸澼滞
者謂之孫絡　下
○熱鬱於内
○高消　鬲上焦煩飲水多
而善消
安也
釣也氣骨背熱則瘥日消
○口糜　熱
謂柔痓　氣
同小腸移腸熱於大丙火刑其庚金
隐伏秋医之瘕極其痛苦奔注如火
大腸移熱於胃：土燥故善消水
亦穀陽明主肌肉阳明燥而病故瘦

鼽寒鼻塞也

謂之食亦雖食而亦瘦也

○鼻淵○濁涕下不止腦通於額額通于鼻腦受熱鼻激如淵之流無止息也

○痓痈○痓癤也痈癔柔瘡也

○鼽衄衊上音求鼻出水謂之鼽鼻出血盛者謂之衄鼻出血微者謂之衊

○癰腫○火病則糜爛糜爛為癰水病則凝結凝結為腫

○痿厥○無力為痿逆冷為厥

○痟○音消○酸疼為痟

○索睪下音高○索引也睪腎丸也

○心掣○心引而動

○伸欠伸縱其筋骨肢体欠曲引其筋骨肢体木曲之象

○前脫○小水不禁

○後脫○大便滑脫不禁

○陽脫○自汗不止

○陰脫○遺精精滑

○血脫○崩漏不止

○走馬牙乾疳○五藏蒸熱上攻口齒牙肉遺爛口內氣臭吃食不得齒縫出血鮮常動揺似欲脫肉爛目漏落

○為故○謂令藥氣至病處所為故勿太過與不及也

論治病宜適其至所謂令藥氣至病處所為故也勿太過與不及也

○七方

大小緩急奇偶複

大君一臣三佐九制之大也遠而奇偶制大其服也其用有二病有兼症邪氣不嵩不可以一二味治之宜此大方腎肝位遠服湯散之類宜分兩多而頓服之是也

○主治為君佐臣為使用藥為君者最多為臣者次之為佐使者又次之藥之于症所主同者則各等分也如治風者以防風為君治上焦熱黃芩為君治中焦熱黃連為君治濕熱防己為君治寒附子之類為君惠見何訖以佐使藥分治之此製方之要也

小方君一臣二佐四制之小也近而奇偶制小其服也其用有二病無兼症邪氣嵩一不可以多味治之宜此小方是也治心肺位近服湯散之類宜分兩少而頻服是也

緩方治主以緩緩則治本又補上治上制以緩緩則氣味薄薄者頻而少服丸表裏汗下皆所當緩其用有五有氣味薄之緩方使常補上此至其下藥力已衰此補上治上之法有甘以緩之為緩方使常補上助其戀膈也有丸以緩之緩方此湯藥行遲也有味多之緩方蓋藥衆多不能騁其性有無

毒治病之緩方藥无毒攻自和平而緩也

急方治客以急〻則治標又補下治下制以急〻則氣味厚〻則（厚者）頓而多服也凡表裏汗下皆所當急其用有兩有氣味厚之急方則直趋下而力不衰此補下治急治下之法有热盛攻下之急方如燥热前後閉結宜急下治之類有風淫之急方如中風不省急宜疏滌之類有毒藥治病之急方攻急之藥自速服後上涌下瀉奪病自捷是也

奇方君一臣二奇之制也君二臣三奇之制也近者奇之偶者奇之凡在陽數皆可奇也其用有二有藥攢單行之奇方如獨參湯之類有近病宜奇方者謂力寡易行若偶之凡類合奇方故宜不不宜汗下宜奇方者內攻太過故不宜偶

偶方君二臣四偶之制也君四臣六偶之制也遠者偶之汗者偶之凡在陰數皆為偶也其用有三有兩味相配之偶方者如沉附湯之類是也有兩方相合之偶方者如胃苓湯之類是也有病遠而宜偶用方者凡數合于陰故宜汗之不宜下也王安道曰偶方力齊而大[illegible]汗

宜偶方者謂汗或难云故宜若奇之以奇偶之方並論而申
則藥氣少発不足也
言之奇與偶有味之奇偶有數之奇偶並當察之則不失其
寒溫矣如味之大寒大熱者此氣之奇也如大辛大苦者此味之偶奇也若辛而苦寒而微溫甘而寒甘而溫之類皆味之偶者也天之陽分為奇假令升麻湯升而不降也亦謂之
奇以其在天之分也此可見奇亦宜汗不必拘于偶也汗從
九地之下假令自地而升天非苦无以至地非溫无以至天
故用溫苦之劑從九地之下發至九天之上故為之偶故云
汗者宜偶也　複方奇之不去則偶之偶之不去復以奇故曰
複複者再也重也潔古云十補一瀉數瀉一補所以使不失通塞之
道有重複之複二三方合用如桂枝二越婢一湯之類有分兩方同之謂複方者如胃風湯各半分之類是也反複之

復謂奇之不去　又曰奇之不去則偶之是為重方偶之不去則偶之是也

則反佐以取之謂寒熱溫涼反從其病也

十劑中遺寒熱二劑故隱居補之于後以尽厥旨又皇甫嵩謂十劑之中亦有寒熱之用

○十劑

宣劑可以去壅如薑橘之屬是也故鬱壅不散宜宣劑以輕散之或升散之或宣越之皆謂之宣鬱壅者謂有積痰上壅有積痰上壅有積食上壅有積飲上壅口宣湧吐之劑也內經曰高者因而越之若窒塞煩悶者以病壅在上而用湧吐之也又曰木鬱則達如氣逆胃脇脹大上炎詒以苦寒升散不愈則升發之藥吐劑瓜蒂姜鹽參芦之屬

通劑可以去滞木通防己之屬是也故留滞不行宜通劑以行之此中有發汗症口痺留也飲留也痛亦留也通疏通之劑如小便滞而不通宜通草海金砂之屬月經不通紅花桃仁之屬諸通竅亦然不特此也凡痺飲痛留着于經絡中關節不通亦宜疏劑

補劑可以去弱人参羊肉之屬是也

故羸弱不足宜補劑以扶之（如氣虛用四君子湯血虛用四物湯及八珍大補之屬精不足補之以味攝生者病去而進以穀味尤妙）瀉劑可以去閉葶藶大黃之屬是也故閉結有餘宜瀉劑以下之（閉有有在裏有中者實則瀉之或散之如承氣湯之類亦有閉于經絡者隨經以寫之如針法是也）滑劑可以去着冬葵子榆白皮之屬是也故澀則氣着宜滑劑以利之（有經澀與二便澀滑以利竅如大便燥結小便淋濇用火麻仁郁李仁冬葵子滑石之屬是也）澀劑可以去脫牡蠣龍骨之屬是也故滑則氣脫宜濇劑以收之（前脫者小水不禁宜桑螵蛸益智之屬後脫者大便滑脫不禁宜肉豆蔻訶子之屬陽脫自汗不止宜黃芪麻黃根之屬陰脫遺精滑宜龍骨牡蠣之屬血脫崩漏不止宜地榆阿膠之屬是也）燥劑可以去濕桑白皮赤小豆之屬是也故濕則為裏宜燥劑以除之（濕有上中下之分在經支在在裏之別如夫食致寫停飲成痰宜蒼朮白朮茯苓半夏之屬如

水肢体浮腫胸腹脹満宜桑白皮大腹皮赤小豆之屬如水
腫小便濇宜木通猪苓之屬分利之上焦及皮膚之湿宜風
升辛散之剤沉寒痼冷寒湿吐利宜良姜附子之屬非沉寒
積冷大熱大燥不可用

湿剤可以去枯紫石英白石英之屬是也故枯則為燥宜湿剤
以潤之有减氣而枯有减血而格湿為潤燥與滑類暑有不
同辛以潤之盖能散氣化液故也若硝石雖醎寒夲
屬真陰之水乃潤燥要藥人病枯涸皴揭非金化
肰亦有火化乗之此非湿剤莫能愈也

重剤可以
去怯磁石鉄粉之屬是也故怯則氣浮宜重剤以鎮之如神
志失
守驚悸不寧昏冒用金箔硃砂琥珀之屬如
傷寒下利心痞硬宜赤石禹餘湯之屬

輕剤可以去寔
麻黄葛根之屬是也故寔則氣蘊宜輕剤以揚之腠理閉悶
噎塞中蘊
輕者散揚之如寒邪客于皮膚頭痛身熱无汗
宜麻黄湯升麻葛根之屬是也

寒剤可以去
熱黄芩黄連朴硝大黄之屬是也

熱可以去熱〔寒〕附子乾姜

肉桂之屬是也

○五用　湯散丸膏漬酒〔漬音恣浸也〕　湯者煎成清液也補須要熟利不嫌生並先較其水數煎飲多寡之不同耳去暴病用之取其易升易散易行經絡故曰湯者盪也〔宮滌器又推盪〕行至高之分加酒煎去溼卒寒加生姜煎補元氣加大棗煎發散風寒加葱白頭煎止痛加米醋煎去膈痰以蜜開痰結以姜汁凡諸補湯滓〔滓音子澱也澱音電滓埿〕兩劑並合加原水數浸煎待熟飲之亦敵一劑新藥其發表攻裏二者惟取頭藥不必再煎滓從緩從急之不同耳　散者研成細末也宜旋製合不堪久留恐走泄氣味服之无效去急病用之不循經絡只去胃中及藏

腑之積。故曰散者，散也。

△丸者，作成圓粒也。因病不能速去，取舒其緩，逐漸收功，故曰丸者，緩也。治上焦，如米粒大；治中焦，如菉荳大；治下焦，如梧桐子大。用水作丸者，或稀糊丸者，取最易化而治上焦也。用稠糊丸者，或飯糊丸者，取畧遲化，能達中焦也。或酒或醋丸者，取其收散之意也。去濕痰，半夏、南星共為細末，用生姜搗碎絞取汁，和半夏、南星末，作稀糊丸，亦取其易化也。以神麯糊丸者，取其消食也。以山藥糊丸者，取其止濇也。煉蜜丸者，取其遲化也，而氣循經絡也。熔蠟丸者，取其難化，能固護藥之氣味，勢力全備，直過格而作效也。

△膏者，熬成稠膏也。藥分兩宜多，水煎宜少，渣滓復煎，絞取

穠汁熬成去久病用之取其力大滋補膠固故曰膏者膠也可服之膏或水或酒隨熬去滓調衍飲可摩之膏或油或醋隨熬隨搨敷患處盖兼尽藥力　漬酒者煮藥酒也剉藥以絹袋盛之入藥酒罐煮熟地埋多日氣烈味濃或攻或補並著奇功補虛損者宜少飲旋取效也攻風濕痛宜多飲速取效也如用酒浸時日常服更好

○服藥活法　病在上者服藥不厭頻而少病在下者服藥不厭頓而多少服則滋榮于上多服則峻補其下

○服藥有法　病在心上者先食而後藥病在心下者先藥而後食病在四肢者宜飢食而在旦病在骨髓者宜飽食而在夜

○陽病晝則增劇夜則安靜是陽病有餘乃氣病而血不病也

○陰病夜則增劇晝則安靜是陰病有餘乃血病而氣不病也

晝則發熱夜則安靜是阳氣自旺於阳分也

晝則安靜夜則發熱狂煩躁是阳氣下陷入陰中也名曰熱入血室

晝與夜俱發熱煩躁是重阳无陰也當亟瀉其阳峻補其陰

夜則惡寒晝則安靜是陰血自旺於陰分也

夜則安靜晝則惡寒是陰氣上溢於陽中也

夜與晝俱惡寒是重陰无陽也當亟瀉其陰峻補其阳

晝則惡寒夜則煩躁飲食不入名曰陰陽交錯者死也

○火多水少為陽實陰虛其病為熱也

水多火少為陰寔陽虚其病寒為也

○肥人湿多　瘦人火多

○在表者汗而發之也　在裏者下而奪之也　在高者因而越之也謂可吐　慓悍者按而收之也　藏寒虚脱者治以灸焫也

脉病攣痺者治以針刺也　血寔蓄结腫热者治以砭石也

氣滞痿厥寒热者治以導引也　经络不通病生於不仁者治以醪醴也　血氣凝泣病生筋脉者治以熨藥也

○人能健步以髓会绝骨也　肩能任重以骨会大杼也

○老人卧而不寐也睡去　少壯人寐而不寤也寤醒　因血氣盛衰故也

○前富後貧者多鬱火也　前貧後富者喜傷心也

○開鬼門者謂發其汗也　潔凈府者謂利小便也

○少壯新病者攻擊為主也　老衰久病者補虛為先也

○平人不飲食七日而死謂水穀津液俱盡矣　无病之人曰平人

○調理脾胃者醫中之王道也　節戒飲食者却病之良方也

○神即望聖即聞工即問巧即切　望而知之謂之神　望見其五色以知其病　聞而知之謂之聖　聞見其五音以別其病　問而知之謂之工　問其所欲五味以知其病之所起所在　切脈而知之謂之巧　診其寸口視其虛實以知其病之所起所在何藏府

又云以外知之曰聖　以內知之曰神

○外感法張仲景也　內傷法李東垣也　熱病用劉河間也

○雜病用朱丹溪也

識感中傷三者標夲之微甚也

明內因外因不內外因表裏之虛實也

○必先歲氣勿伐天和也

能合色脉可以万全也

天地有南北之不同也

人身有虛實之各異也

化而裁之存乎变也

神而明之存乎人也

以後直看横看

長夏者六月也土生於火長在夏中既長而王故云長夏

四時	春	夏	長夏	秋	冬
在臟為	肝	心	脾	肺	腎
在天為	風	热	湿	燥	寒（天之五氣）
在地為	木	火	土	金	水（地之五行）
在（天地）体為	筋（升）	脉（浮）（血）	肉（化）	皮（降）（毛）	骨（沉）
在竅為	目	舌（一云耳）	口	鼻	耳（一云二阴）
其臭	臊	焦	香	腥	腐（天之五氣）
其味	酸	苦	甘	辛	鹹（地之五味）
其志怒	怒	喜	思	憂	恐

其液 泣△ 汗△ 涎△ 涕△ 唾△

在色為 青△(蒼) 赤△(丹) 黃△(黅) 白△(素) 黑△(玄)

在藏 魂△ 神△ 意△ 魄△ 志△

在聲為 呼△ 笑△ 歌△ 哭△ 呻△

在氣為 柔△ 息△ 充△ 成△ 堅△

在變動為 握△ 憂△ 噦△ 欬△ 慄△

其應 生△ 長△ 化△ 收△ 藏△

其性 暄△ 暑△ 靜(兼)△ 涼△ 凜△

其德和 和△ 顯△ 濡△ 清△ 寒△

其用 動△ 躁△ 化△ 固△ 藏△

其化 榮 茂 盈 歛 肅凝堅

其政 散 明 謐 劲 靜流演

其令 宣發 鬱蒸 雲雨 霧露 霰雪

其變 摧拉 炎爍 動注（風動雨注） 肅殺 凝冽

其眚 隕（墜也） 燔焫 淫潰（淫雨土潰） 蒼落 冰雹

其平氣 敷和 升明 備化 審平（清爽平常） 靜順

其不及氣 委和 伏明 卑監（卑下監守） 從革（既從而後革而異） 涸流

其太過氣 發生 赫曦 敦阜 堅成 流衍

其氣 端 高 平 潔 明

其性 隨 速 順 剛 下

其用　曲直　燔灼　高下　散落　沃衍

其候　温和　炎暑　溽蒸　清切　凝肅

其物　中堅　脉　膚　外堅　濡

上為　歲星　熒惑星　鎮星　太白星　辰星

其音角　角木声　徵火声　宮土声　商金声　羽水声

其寔　核　絡　肉　殼　濡

其穀　麦一云麻　黍一云麦　稷　稻　豆

其果　李　杏　棗　桃　栗

其畜　鷄一云犬　羊一云馬　牛　馬一云雞　彘

其虫　毛　羽　倮露体也　介甲　鱗

其數　生三成八　生二成七　生五成十　生四成九　生一成六

寒　暑　燥　濕　風　火　天之陰陽

此條直省

傷寒百症條目

目錄終

傷寒百症歌

脉症總論歌

大浮数動滑陽脉。陰病見陽生可済。沉濇弦微弱属。陰陽病見陰終死厄。陰陽交互雖難明。軽重酌量當別白。軽手脉浮為在表。〻実浮而兼有力。但浮無力表中虚。自悪汗風常淅〻。重手脉沉為在裏。〻実脉沉来亦実。重手無力大而虚。此是裡虚宜審別。風則虚浮寒牢堅。水停水滀必沉潜。動則為痛数為热。支飲須脉急弦。太過之脉為可怪。不及之脉亦如然。栄衛太盛名高章。高章相搏名曰綱。栄衛微時名惵卑。惵卑相搏損名彰。栄衛既和名遲緩。遲緩名沉。此最良。九種脉中辨虚実。長沙之訣妙難㞢。瞥〻有如羮上肥。此脉定知陽氣微。縈〻来如蛛絲細。却是體中陰氣衰。脉如瀉漆之絶者。病人亡血更何疑。陽結藹〻如車盖。陰結循竿亦象之。陽

中華書局圖書館藏書

盛則促來一止陰盛則結緩而遲縱橫順逆宜審察殘賊災怪要須知脉靜人病內虛故人安脉病號行屍右手氣口當主氣主血人迎左其位氣口緊盛食必傷人迎緊盛風邪熾數為在腑遲為臟浮為在表沉在裏脉緊兼濇寒傷營脉浮而緩風傷衛脉微最忌令人吐欬下猶防虛且細沉微氣弱汗為難三者要須常審記陽加于陰有汗症左手沉微却應未趺陽胃脉定死生太谿腎脉為根蒂脉來六至或七至邪氣漸深須用意浮大晝加並屬陽沉細夜加分陰位九至以上來促短狀若湧泉無入氣更加懸絕漸無根命絕天真當死矣病人三部脉調勻大小浮沉遲數類此是陰陽氣已和勿藥自然應可喜

病症總類

傷寒中風與溫濕熱病痙暍並時疫証候陰陽雖則同別為調治

難專一一則桂枝二麻黃三則青龍如鼎立精対無差立便安何須更數交傳日發熱惡寒發於陽無熱惡寒自陰出陽盛熱多內外熱白虎相當加竹葉陰盛寒濕脉沉弦理中四逆為最捷揆邪入胃结成毒大小承氣宜疎泄胸滿宜用瀉心湯結胸痞氣當分別按之不痛為虛斷按之若痛為寔結淺深大小陷胸湯仲景方中不徒設茵陳可治發黃疸栢皮治痢兼吐血小便不利更喘滿煩渴五苓安可缺半在裡兮半在表加減小柴胡有法夜中得病日中愈陽得陽兮災必脫日中得病夜半安陽得陰兮自然悅陰陽調順自和同不須攻治翻為孽

表症

身熱惡寒脉又浮偏宜發汗更何求要須手足俱周遍不欲淋漓如水流輕則隨時與和解重須正發病當瘳初春陽弱陰尚勝不

可亟奪成擾攘。夏時暑热脉洪大。玄府開時汗易謀。不可汗脉微而弱。更兼尺中脉遲緩。微弱無陽遲少血。安可麻黄求發散。更有衄血并下血。風温温温如何發。壊病虛煩宜慎之。腹間動氣宜區別。婦人經水適來時。此是小柴胡証訣。忽然悞汗表裡虛。鬱冒不知人作孽。

裏証

不悪寒兮反悪熱。胃中乾燥并潮热。手心腋下汗常潤。小便如常大便結。腹滿而喘或譫語。脉沉而滑裡症決。陽盛陰虛速下之。安可日數拘屑屑。失下。心胷皆注悶。胃鬱不安成热厥。庸医不曉疑是陰。誤進热藥精竜絶。三陰大約可温之。積症見時方發泄。太陰腹満或時痛。少陰口燥心可渴。積热悉具更無疑。要在安詳加審別。病犹在表不可下。脉浮更兼虛細者。悪寒嘔吐小便清不轉矢氣應難泄大便堅硬小便數此脾約症不可用大黄枳实活人賦論实结者丹溪云此陰血枯槁内火燔灼理宜滋养陰血使火不爍金清土健腸潤而通矣豈可再使氣血虛者乎陽明自汗津液寡如斯之類下為難莫使参差成誤也

表裡寒熱

病人身熱着得衣寒在骨髓熱在肌先與桂枝使寒已小柴加桂次温之病人身寒衣褫退寒在皮膚熱在髓白虎加参先除熱須汗後渴煩脉洪大者宜此桂麻各半解其外病有標本并始末先後不同當審察裏寒表熱脉沉遲裡熱表寒脉必滑

表裏虛實

脉浮而緩表中虛有汗惡風表裡踈浮緊而濇表却实惡寒無汗

褫音耻脱也

体焚如脉沉無力裡虚症四逆理中為对病沉而有力緊且実柴胡承氣宜相應又有表和而裏病下之則愈斯為正裡和表病汗為宜忽然悞下應難極虚則温之実瀉之病形脉症要相宜更兼藥餌如精对立便安康待甚時

急救表裏

傷寒下後表裡虚急當救療莫躊躇下利不止身疼痛救裡為先四逆歟忽若清便自調適却宜救表桂枝徒切莫遲延生別病過街脉変在斯須

無表裡症

既無裡症又無表隨症小柴胡治療大便堅硬脉浮數却與大柴

胡極妙。七八日後至過經，証候如斯當辨曉。何況熱实睛不和，常覺目中不了了。仲景云：傷寒六七日，目中不了了，睛不和，無表裡症，大便难，微热者，急下之。大承氣、大柴胡。

表裏水歌

有水須分表裡和，安可妄投增熱病。乾嘔微利咳發熱，謂表有水青龍諦。忽若身凉并汗出，兩脇疼痛心下痞。表解争知裡未和，十棗湯中能主治。

表裡兩症俱見

脉来浮大表証耳，便赤煩渴却在裏。表裡兩症俱見時，當與五苓以調理。又如大便數日結，頭疼更兼身有熱。其人小便却又清，亦是兩症當區別。大便堅硬脉沉細，裡症當下分明諦。頭汗出時微

惡寒手足兼冷小柴是仲景著論非一端要在審詳而已矣

指掌圖

脉浮而大表之形渴煩小赤熱五苓不大六日頭疼熱小便却清桂枝説心滿不食沉細鞭微寒頭汗小柴先太陽誤下脇(協)熱利心痞桂枝參便止因而腹痛有何方桂枝加芍甚加黄裡病下之痢不止脉如促者表未已喘而汗者當何如葛根芩連方可裏

三陰三陽傳入

尺寸俱浮屬巨陽一二日内病如常經絡上連風府穴頭項痛兮腰脊強脉長陽明為受病二三日内斯為應挾鼻絡目是其經目痛鼻乾眠不穩少陽經絡貫耳中脉弦脇痛耳應聾四日已前皆

在腑汗之即退易為功。四五日中傳太陰，太陰之脉細而沉，布胃絡嗌，嗌乾燥，脾宮腹滿病難禁。少陰傳到脉沉緊，貫腎絡肺系舌乾渴不休。五六日中病有準，七八日至厥陰，經煩滿囊縮可憂驚。三陰受邪已入臟，却宜瀉下自和平。六經已盡傳亦遍，土不受邪脉來緩，水火相交氣已和，雲興雨斯至為汗。

腹滿脉浮桂枝

陰陽兩感

傷寒熱甚雖不死，兩感傷寒謾調理。一日太陽少陰病，腹痛口乾煩飲水。二日陽明合太陰，腹滿身熱如火熾，不欲飲食鼻內乾，妄言譫語終難睡。三日少陽合厥陰，耳聾囊縮不知人，厥逆水漿不入口，六日為期是死辰。

陽症陽毒陽症身熱頭疼痛咽乾難以動或有譫語及循衣脉息弦洪宜審用

太陽〻明與少陽三陽傳入是其常太陽脉浮惡寒氣陽明惡熱脉未長少陽口苦脇下滿往來寒熱脉弦長陽若獨盛陰暴絕变為陽毒必發狂內外熱結舌又捲鼻中煤烟不可當脉應洪実或滑数宜用升麻梔子湯

陰症陰毒陰症身凉二便清病初自汗少頭疼也無煩躁也無渴脉息沉微自可明

飲食不節陰受之太陰腹滿病在脾少陰腎病脉微細心煩但寐渴與時厥陰氣上冲心下飢不欲食〻吐蛔陰病若深陽頓絕变成陰毒更何疑四肢厥冷臍築痛身如被杖痛可知或因冷食傷脾胃或因慾事腎经衰內感伏陰外寒氣腰重頭疼覺倦疲額上手背

皆冷汗二三日内尚支持六脉沉細時来疾尺脉短少力還微寸口有時或来大誤経傳瀉若何醫陰病漸深腹轉痛心胃填脹鄭聲隨虚汗不止咽不利指甲青黒面色黎一息七至沉細絶（疾）速灸関元不可遲更兼金液来甦治庶得回陽命可追

太陽陽明合病

太陽陽明今合病仲景治中有三症自利宜服葛根湯但嘔却加半夏應喘而胸満疾麻黄（慎ク下之）輕性命循規守矩治為宜要使冲和自安静

太陽少陽合病

太陽少陽合病時亦須下利更何疑下利黄芩湯可用若嘔還加

半夏奇。

三陽合病

腹滿身重難轉側，面垢遺尿譫語極。三陽合病口不仁，白虎湯功更奇特。（發汗則譫語，下之則額上生汗，手足厥冷，自汗主白虎湯）

太陽少陽併病

太少併病症有二，汗下差之皆致斃。頭疼眩冒如結胸，誤若汗時譫語至。肺俞肝俞皆可刺，（譫語卻刺）期門是。頸項強時刺天柱，此候在心當切記。

陰症似陽

煩躁面赤身微熱，脉至沉微陰作孽。（陰極生熱）陰症似陽醫者疑，但以脉憑斯要訣身熱裡寒陰躁甚面帶陽兮下虛証陰發躁兮熱發厥物極則反省理性（陰症似陽面色紅小便清滑大便通渾身微熱沉遲脉真武湯兼用理中）

陽症似陰

小便赤色大便閉其脉沉滑陽証是四肢厥冷伏熱深陽証似陰當審諦輕者還宜供白虎（一云或无汗或未經汗者不宜用）重者須當用承氣重陽似陰理宜然寒暑之変亦如是（陽症身凉冷四肢小便赤少大便秘心煩口燥脉沉數白虎湯兼竹葉奇）

陰盛隔陽

身冷脉沉緊且細内雖煩躁不飲水此名陰盛隔陽症霹靂散用煩躁止躁若止分應得睡寒已散時無陰自退熱氣上行得汗痊火焰丹砂宜用矣

陰陽易病

男子陰腫多絞刺，婦人腰痛并裏急。傷寒瘥後便行房，男名陽易
女陰易。熱上衝冒頭不舉，眼内生花氣翕翕。燒裩猳鼠竹皮湯，選
此用之醫可必。

傷寒

脉浮緊濇是傷寒，熱多寒少不躁煩。頭疼無汗身拘急，微惡之時
在指端。腰脊疼痛多慘，唯宜發汗與通關。大青龍証及麻黄，熱寒
寒少是其當。熱多寒少不煩躁，亦宜汗解在相當。微弱無陽桂枝
越，尺遲血少建中湯。淋家衄家不可汗，小柴胡解自安康。

中風

悪風自汗是傷風体熱頭疼病埶濃手足不冷心煩躁面色如常無惨容脉浮而緩是本症寸大尺弱有時逢桂枝敗毒獨活輩嘗皆選用在其中項強桂枝加乾葛漏風加附加收功太陽病發汗後遂漏風悪風便濇四肢微急即桂枝用附傷風傷寒何以別寒脉浮濇風浮緩寒必悪寒風悪風

傷風有汗寒無汗

傷寒見風脉 傷風見寒脉

悪寒不躁微四逆脉浮而緩来無力悪風煩躁手足温脉診緊浮来又濇傷寒又得傷風症中風却見傷寒脉大龍青症是為宜調衛調榮斯兩得要知其病加煩躁方可服之為最的脉浮自汗又悪風誤用肉瞤并筋惕

瞤音純目動也

熱病中暍　暍音謁傷暑　漢武帝紀元封四年夏大旱民多暍死

身熱惡寒頭痛楚心煩躁渴如何禦脈洪緊盛為熱病脈細虛弱為傷暑傷暑面垢并背寒四肢倦怠汗無度口噤五苓白虎加痰逆橘皮湯可愈皮膚既燥腠理開灑然毛竦風寒惡謬加熱藥發斑黃可怪庸醫心術誤

五種溫　溫病　溫瘧　風溫　溫疫　溫毒

傷寒正月名溫病脈來浮數是其症發熱頭疼亦惡寒冬夏比之輕不甚升麻解肌為最良小柴竹葉宜相稱尺寸盛兮兼弦數重感于寒變溫瘧先熱後寒小柴胡但熱不寒白虎蒼朮濡弱陰脈浮滑陽此是風溫證候當頭疼身熱常自汗四肢不收鼾睡長當治少陰厥陰病誤汗黃芪防己湯陽脈濡兮陰弦緊更遇

温氣未行令変成温疫作天行少長皆同無異病寒熱温清順時宜以平為期如斯正最重温毒為可怪陽脉洪数陰寔大發斑瘾疹如錦紋咳兼心悶何由快宜用玄参升麻湯長沙仲景分明載

三種濕

湿温中湿并風湿三者名同而異寔暑湿相搏成湿温胃間多汗頭如劈而脛逆冷苦妄言陽濡而弱陰小急第二中濕之為病脉来沉緩其名的一身尽痛兼發黄大便反快小便濇本是風雨山澤氣中之令人成此疾第三風濕脉但浮肢体痛重難轉側額上微汗身微重不欲去被憎寒慄發汗漐漐欲潤身風湿俱去斯為得防已黄芪朮附湯对症用之医可必

○兩種痓

發熱悪寒頭項痛腰脊分明似反張瘛瘲口噤如癇狀此名痓病是其常先感風寒後感濕沉遲弦細脉相當有汗不悪名柔痓無汗悪寒名曰剛無汗葛根有汗桂二痓皆宜續命湯柔剛[痓]去麻當用桂剛痓去桂用麻黃脚攣嚙齒皆陽熱承氣湯宜下最良亦名陽痙名陰痙名異実同安可忘痙痓同屬膀胱

○四疟似傷寒

食積虛煩并有痰更兼脚氣似傷寒四家病疟雖云異發熱憎寒却一般中脘寒痰胸痞滿脉浮自汗体难乾食積令人頭必痛身不疼兮積疟端氣口緊盛傷于食心煩脉数口吞酸虛煩之脉不

際実但覺身心熱與煩身不疼兮頭不痛惟宜竹葉便須安又有脚氣之為病大便堅硬足行难兩脛腫滿或枯細莫與傷寒一例看

可汗不可汗

脉浮惟宜以汗觧春夏用之何足怪風若傷衛屬桂枝寒傷榮血麻黄快頭項几几葛根湯胸間水氣青龍對少陰亦可微發汗附子麻黄泄其外風湿發汗悪淋漓風氣去兮湿氣在惟宜浥潤遍周身湿氣風寒俱已退大抵尺遲汗為逆微弦濡弱斯為害少陰沉細病在裡少陽弦細却主兩厥若汗舌必萎四動汗之還窒礙仲景云動氣在上△下△左△右△皆不可汗瘡家汗之必成痓淋家汗之便血殺衄家汗之額上

陷咽家汗之咽却臨「亡血汗之必栗悪（悪慄）汗家重汗精神惚」少陰強

汗動經血虛煩坏病猶須戒「月經適斷適来時」切莫動經成胃昧」

此柴胡症。發則鬱冒不知人。云發汗過多。其人叉手自冒心。心下悸。欲得按者。桂枝甘草湯。又云
少陽受病。胸脇痛而耳聾。令欬兩耳無聞。以重發汗虛。故如此。芍甘附湯。發汗後臍下悸者。欲
作奔豚。宜茯苓桂枝炙甘草大棗湯。治燒針令汗針處被核起
而赤者必發奔豚當炙其核上宜桂枝加桂湯

可下不可下

宿食不消當下之寸口脉大尺中微。宿食不消。必寸口脉浮大。按之反濇。尺中亦微而濇。承氣湯下之。陽明

痰热茵陳症。詀語柴胡湯最宜。汗出詀語者。有燥屎在胃中。當下以大承氣。或大柴胡湯。結胸大陷胃

圓對痰血抵當不可遲。大便堅硬惟承氣。痞氣瀉心湯最宜。脉若

陽微下則痞。或無虛細更難之。結胸浮大下之死。四逆若下命傾危。

惡寒自是有表症。嘔吐仍兼胃氣虧。不轉矢氣必溏利。陽明自汗

下難為咽中閑塞犹須已跌傷脉数已脾虛左右上下有動氣更在調和仔細醫動氣在右下之則津液竭咽燥鼻乾頭眩心悸在左下之則腹満氣急在上下之則掌握煩熱在下之之則腹満卒起頭眩

可吐不可吐

傷寒大法春宜吐宿食不消胸滿痊胸中鬱鬱兼有痰（涎）寸口微数知其故脉微若吐大為逆少陰寒飲無増劇手足寒脉弦遅此胸中実可下也若上有寒飲者乾嘔不可吐當温之矣四逆虛家止可温誤吐内煩誰受責

可火不可火

中風忽然被火刧咽爛發黄津液竭祟微血弱與焼針煩躁昏迷并發熱陽明被（火）必怵惕太陽被火必清血少陰火刧小便难強作汗時翻作孽或被虛煩不得眠或致發黄中鬱結或致下血如肝（脉）

或致譫言語無節此皆誤火之為病切宜仔細加分別張苗欲汗外迎之却取燒蒸布桃葉（陳廩丘問張苗云連發汗不出如何苗云亦可燒地布桃葉蒸濕之氣于外迎之可得汗也）

可水不可水

太陽汗後不得眠少與水飲當自愈厥陰煩渴思得水斟酌多寡亦如然霍乱思水五苓妙（嘔吐）思水猪苓痊過多反病成喘咳胃冷應知嘔噦從水噀皮上有粟起水洗結胸熱可憐寒氣得水即成餲（音噎食不下也）可否醫工要達權（肉上粟起欲飲水不渴者可服文蛤散五六錢煎飲不愈服五苓散）

可灸不可灸

少陰吐利時加嘔手足不冷是其候口中雖和背惡寒（可用附子湯）脉來微濇皆須灸陰毒陽虛汗不止腹脹腸鳴若雷吼面墨更兼指甲青速

灸開元應不謬微數之脉却慎之因火為邪恐难救脉浮热甚灸為难吐血咽乾矣誰咎

可針不可針

太陽頭痛経七日不愈再傳成大疾法中當刺足陽明（髮際後一寸即風池）可使不傳邪氣出桂枝服了煩不解風府風池刺無失（太陽病服桂枝湯反煩不解者當先刺風府風池却與桂枝服之即愈）経来適断刺期門（肝募也或咳逆亦可矣）正恐熱邪居血室項強當刺天柱間脉有縱横肝募吉婦人懐孕及七月從腰以下如水溢當刺勞宮及関元以利小便去心热大怒大勞并大醉大飽大飢刺之逆熇〻之热漉〻汗渾〻之脉安可失浅深分寸自傳経此道相傳休秘密

傷寒可温

大抵冬宜熱藥温，下利少陰有二門（仲景云。有可温九症，皆下利與少陰病家而已。）腹滿身痛先救裡（四逆湯）脉来遲緊痛仍存，少陰膈上有寒飲，或加嘔利病難分，脉沉微濇如斯症，四逆理中湯可温（或熱利柴胡四逆散　或猪膚湯）

發熱

太陽發熱惡寒慄，陽明身熱汗自出，少陽發熱多乾嘔，三陽發熱症非一，大抵寒多為易治，熱多寒少因寒極，鮮熱大小柴胡湯，更兼淺深為診術，三陰初無發熱症，惟有少陰両症寔，脉沉發熱屬麻黄，裡寒外熱宜四逆（少陰病始得之，反發熱，脉反沉者。麻黄細辛湯主之。少陰病下利清水，裏寒外熱，手足厥冷者。通脉四逆湯主之）

潮熱

潮熱為实當與下仲景之言可凴籍潮熱者。实也。大法當宜下。更看脉息浮與沉若但弦浮應未也惡寒脉浮表症在只與小柴湯勿下腹滿不通小承氣但和胃氣無多瀉潮熱之症有三說皆屬陽明小柴訣一則潮熱且吃噫二則微熱成溏泄三則日晡發其時發已微利增嘔噦太陽亦有一症存唯是胃結發潮熱仲景云。太陽重發其汗。而復下之。不大便五六日。舌上燥而渴。日晡所有潮熱。從心下至小腹堅滿而痛者。宜與大陷胷湯

往來潮熱

陰陽相勝互爭強往來寒熱亦何常先寒後熱為陰盛先熱後寒責在陽此疾大約有三症大小柴胡姜桂湯中風胸滿不欲食心煩喜嘔小柴良搃結在裡十餘日却是大柴胡克當已汗復下胸脇滿柴胡姜桂保安康

汗之而熱不退

已汗復下脉加躁，不食狂言譫祈禱，此症謂之陰陽交，死候难医不可道。得汗脉静自然生，汗後復熱命难保，脉若浮数可再汗，沉实之時下為好。風温之候屬蔵虛，煩竹葉湯為寳，更看虛实治為宜，可細斟酌休草草。

下之而仍發熱

病人脉微來又濇，誤汗誤下皆為失。脉微則気虛，脉濇則血少，二者不可汗下。既汗而又下，栄衛皆虛，故發熱也。既汗亡陽斯悪寒，又下陰微還熱極。如以丸藥下之，身熱不去，微煩者，宜梔子一干姜三湯。最忌陰陽皆已虛，熱又不止病斯極。更有勞復并熱復，失于調治并將息。新瘥血氣尚虛羸，勞復生熱無氣力，脾胃尚弱食過多，食復發熱還

惛食小柴枳实枝子湯数者用之宜審的

悪寒

悪寒發熱在陽經無熱悪寒病發陰陽宜發汗麻黄輩陰宜温藥
理中寒畜々悪寒桂枝疕汗後悪寒虚不任脉微悪寒不可下尚八日如瘧否不嘔清便不自利身必癢宜桂枝各半湯
宜發汗出莫令深亦有頭汗悪寒者六七日發熱煩疼微嘔下外结外症未去柴胡加桂值千金汗已悪寒
心下痞附子增加入瀉心心下痞而復悪寒汗出者附子瀉心湯主之。

背陽腹陰各異經位陽若悪寒多在背一則三陽合病生一則少
陰寒在外少陰病得之一二日口中和背悪寒者當以附子湯欲識陰陽病不同口和不和各分配
合病口燥并不仁白虎抑陽是其对少陰口和須救之附子湯兼

陰自退

厥（如厥陰手足厥寒脉细欲绝者宜當归四逆湯桂芍细甘通棗 如其人内有久寒宜此湯加吴茱萸 如厥陰嘔沫頭疼厥冷宜吴茱萸參姜棗 亦可治陽明食穀欲嘔者 如吐已下斷汗出而厥四肢拘急脉微欲绝宜四逆湯加猪胆汁）

厥有冷厥有熱厥脉症當須仔細别冷厥終病四肢冷脉但沉微身不熱足多挛卧并悪寒引衣自覆仍不渴熱厥身熱頭且疼三四日内厥方發半日之間熱復回揚手擲足煩躁渴要知熱深厥亦深熱微厥亦微相侵血氣不通手足冷医人不識却疑陰其脉沉伏而更滑頭面有汗指甲温急便下之安可慢不然疑似禍相仍又有正汗来相迫兩手一手忽無脉手足厥冷面不澤細辛甘草湯脱厄心下怔忡決有水脉緊厥時寒邪在裡（先治其水當苓茯甘草湯 不能食病在胸中當吐之宜用瓜蒂散）發厥七八日身冷此名臟厥為难治（傷寒脉微而厥至七八日膚冷其人不安此名臟厥非蛔厥也蛔厥者）

當吐

○○結胸

病發于陽下之早，熱氣乘虛心懆〻，按之石鞕頭項強，此是結胸症〔証〕分曉。脉浮與大未下可，先汗後下無顛倒，熱毒上攻結在胸积，実理中應却好。大抵結胸有三說，大結小結并水結，但結胸無大熱者，為水結在胸脅也。若頭汗宜大陷胸湯。更有寒熱二症存，熱実寒実宜區別。此外之症名臟厥，脉浮關小沉細絕，舌上滑胎不可医，痛引陰筋當死別。結胸之狀如痓病，從心至臍不可近，心中懊憹并躁煩，陽氣內陷非虛鞕。

○痞

痛為結胸否為痞，關脉皆沉本同類，關上若浮且瀉心，大黃黃連發渴煩

躁五苓对桔梗枳实湯最佳先與服之使行氣

仲景瀉心湯有五但满而不痛者宜半夏瀉心湯連姜甘芩参半枣色黄手足温者黄連瀉心湯黄連悪寒汗出者附子瀉心湯大黄黄連附子黄芩乾嘔食臭脇下有水氣者生姜瀉心湯半姜甘芩枣参連干姜雷鳴心下硬乾嘔心煩不得安者甘草瀉心湯半甘芩干姜連枣盖此非結热但胃虚客氣上逆也如下利不止心痞腹瀉以他藥下之利不止以理中湯與之利益甚此利在下焦宜赤石脂禹粮湯二味等分汗下解後心痞噫氣不除宜旋覆代赭湯甘参半姜枣如太陽病外症未除数下之遂热而利不止心痞表裡不解宜桂参湯甘术干姜

○發黄

寒湿在裡不能散熱蓄脾中成此患湿熱宿穀更相搏鬱食不消黄色縱頭面有汗際項止渴飲水漿曽莫聞浮滑緊數脉来時茵陳五苓皆可選（瘀熱在裏必發黄小宜麻黄連翹赤豆湯甚者皮姜東流水煎服更宜其漱水桃仁承氣）瘀血之類亦相類大便必黒此其異血証其間多發黄要須分別無舟戻白虎之症亦身熱大率異同難辯别白帍不能逐發黄盖為周身汗發越更有湿温并中風發黄大抵亦皆同湿則薫黄身盡痛面黄風中氣难通（凡發黄寸口無脉鼻上氣冷皆不可治小便不利為發黄輕則五苓散重則茵陳湯小便自利為蓄血輕則犀角地黄湯重則桃仁承氣湯）

發狂

發狂二証當别白陽毒蓄血皆憑脉陽毒發狂多乾嘔煩躁脉实并面赤蓄血如狂脉沉微但欲漱水不咽入小腹硬满小便利不發寒熱大便黒大抵當汗而不汗熱化為血如何散血上蓄兮喜（犀角地黄 中桃）

承氣 唸多血下 下抵當 蓄兮還悶乱更有火劫發狂時桂枝救逆湯加減 去芍加蜀漆牡蠣龍骨

發斑 傷寒陽症發斑有四惟毒溫至重紅赤為胃熱紫黑為胃爛一則下早一則下晚乃外感熱病發斑也以玄參白虎湯等合服之

溫毒熱病症兩般發斑瘾疹滿身間溫毒冬月胃寒氣至春始發在皮端熱病表虛而裏實熱毒不散錦紋斑不可發汗重開泄升麻湯輩可求安 凡發斑不可用發汗藥令瘡重開泄更增斑爛也宜升參湯麻參芩射干犀角甘草如吐血加生地芍藥熱毒乘虛入胃胃爛故發其熱微者赤斑五生一死黑斑十死一生 有內傷發斑者胃氣極虛一身之火遊行于外所致宜補以降之

發喘

傷寒喘急是其常先論陽明及太陽太陽無汗麻黃症陽明潮熱小承湯水停心下喘而咳加減青龍必可當陰症喘時須喘急反陰丹輩用為良 如發汗後汗出而喘不可便用桂枝无大熱者宜麻黃杏仁湯炙甘石羔

發渴

脉浮而渴太陽病有汗而渴陽明症渴而自利屬少陰三者不同須審訂自非大渴莫與水小渴惟宜滋潤亦若令劇飲心下痞変成水結难調理渴太陽無汗休供白虎湯汗後脉洪方可與此症思之要審量渴陽明有汗且休供五苓小便不利汗仍少脉浮而渴用為精陽毒燥盛黑奴用中暑黄連玄酒蒸

吐血

諸陽受病藴邪熱在表當汗〻不發熱毒入深結在中瘀血既停須吐血輕者犀角地黄湯重者抵當方能絶指下寸口脉沉遲吐血升麻安可缺

衄血

太陽〻盛衄〻已解時何幸福浮緊無汗係麻黃脉浮有汗桂枝屬二者服之不中病脈尚如前宜再服傷寒脉浮不發汗因至衄者麻黃湯止之故自汗脉浮者宜桂枝湯麻黃桂枝正分表裡不中病尚宜再服此活人書意也又云衄家不可攻其表汗出額上陷直視不得眠又云血家不可攻其表汗出則寒慄而振衄家脉微血已虛慎勿服之今病篤且看犀角地黃湯不止茅花須預速若脉微血虛則桂麻俱不可用小品犀角地黃湯茅花湯亦可陰症本來無此候少陰強發紅來觸下厥上竭不可医血流口鼻及耳目少陰病但欲無汗而強發之則衄血未知從何道來或從耳目口鼻中起出為上竭下厥為難治

須

吃噫

胃虛為噦名吃噫多因吐下緣虛極橘皮干姜退陰散或灸乳下皆得力又有陽明小柴胡視其前後部如何因虛攻熱必生噦仲

上海辭書出版社圖書館藏中醫稿抄本叢刊

景言之豈妄說。近有胃虛内熱痰火所致，必加竹瀝或竹茹，不拘白虎湯人參，大暑亦不可少。更有一症欲作汗，陰陽升降致屯如。胃氣上逆無休止，逡巡中止自然除。

○○譫語 鄭聲附

实則譫語虛鄭聲，兩般相似最難明。鄭聲重言不接續，元氣虛也。直視譫語而喘滿者死，下利不止亦死矣。大小便閉手足冷，更兼脉細是虛形。此鄭聲証。脉來洪數二便閉，秘譫語為因实得名。譫語之証本非一，或因下利或胃实。下利而譫語為有燥屎，主承氣湯。又云陽明病其人多汗，謂胃中燥，大便必堅，堅者譫語，承氣湯主之。三陽合病或瘀血，或是热入于血室。合病腹滿身重難以轉側，口中不仁譫語。又云脇下滿結胸狀，其人譫語，此皆热入血室。大抵發热陽脉生，反見陰脉斯為逆。

○煩躁

傷寒煩躁症如何，陽明証與少陰科。陽明脉長大便秘，陽明脉長自汗出，医復重發汗。

其人微煩不了。之者秘也。

傷風之候太陽多。太陽病。服桂枝湯煩不解者。宜刺風池風府。却與桂枝湯又云服桂枝後太陽湯不解者。脉洪大者宜白虎湯

陰盛陽虛復煩躁。少陰之症莫令訛。汗下而煩医者誤。傷寒可下、發汗而虛煩脉甚微

八九日必下壁痞往脉動陽者久而成萎、

病解而煩氣未和。更有虛煩宜竹葉。莫作傷寒致誤佗。虛煩熱疾與傷寒相似。得病二三日、脉不浮、不悪寒、身不疼痛、但熱、而煩、非表候不可發汗、如脉不緊实、但热、或不煩、非裏实不可下。五六日已汗復下、胃浩、渴滿、不嘔頭汗、寒热煩渴此為未汗下必危、饋損但用竹葉石羔湯主之、其病自愈。解宜柴胡桂枝干姜湯黄芩姜甘牡蛎甘草

懊憹

傷寒懊憹意冲冲。或实或虛病胃中。結胃下早陽内陷。陽明誤下胃虛空氣（客）動鬲心中躁。梔子湯兼大陷胸。結胸陷胸湯主之舌上白胎者梔子湯　胃中燥屎宜承氣。腹滿頭堅不可攻。有燥屎者可攻腹微滿頭硬後軟者不可下之

怫鬱

怫鬱有虛〻有実要須仔細明証脉燥屎惟宜承氣湯吐下極虛
胃寒疾火薰汗出目須黄二陽并病面还赤脉来洪大榮氣長随
経医治何由失寸口脉洪而大者栄気長〻則陽盛怫鬱不得出散

驚惕

傷寒何故生驚惕吐下温針或火力下之詀語牡蠣湯妄用温針
干理逆風温被火多瘛瘲陽明被火汗流出脉浮火刼必亡陽三
者不同〻此疾少陽中風耳無聞吐下悸驚嘗惕〻

心悸

傷寒心悸有多端大抵三陽不一端太陽便利多飲水陽明煩嘔
小便难少陽吐下仍虛悸誤下煩時胃内乾脉来結代炙甘草小

建行三日間汗過自汗桂甘症肉瞤真武定須安此二症自汗過傳也仲景云發汗已多其人叉手自冒心心下悸欲得按者桂枝甘草湯又云太陽病發汗汗不解其人仍發熱心下悸頭眩身瞤動振振欲擗地真武湯主之

冒悶

三、陽併病必須冒宜刺大推當慎表下利面赤脉沉遲汗出中心常鬱懊吐下汗後或動經汲水灌身那得好汗下表裡已先虛汗出表和痊可保

乾嘔

陽明胃絡從頭走氣上逆行須便嘔陽明多嘔小柴胡胸中有熱黃連候水停心下茯苓甘先嘔後渴五苓救汗後餘热竹葉湯虛煩梔子豉湯授又有少陰嘔訖存真武湯中加減否

少陰病二三日不已至四五日腹痛小便不利四肢沉重疼痛而利此為有水氣其人必嘔或小便自利者玄武湯主之論中有加減法

○吐逆

吐有冷熱兩証異。内脉外形當仔細。（吐有胃冷胃热者。當以内脉外形辨之。）煩渴脉数手心熱。此是胃热之所致。（主竹茹湯）曾經汗下關脉遲。胃中虛冷理中治。（安元湯亦可）膈上寒痰四逆湯。汗後虛煩竹葉已。（橘皮湯亦可）少陰欲吐復不吐。必竟吐之當審詳。（若是手足寒冷脉弦遲不可下）

○霍亂

嘔吐而利名霍乱。四肢厥冷成斯患。寒多不飲理中丸。热多而渴五苓散。暑月忽然心撮痛。兩脚轉筋多冷汗。上吐下利并煩躁。水沉香蕭煎數盞（近時用藿香正氣散多見效藿苓芷腹皮紫陳桔朮厚半參甘前胡各等亦有用六和湯者寒熱用砂仁木瓜半杏參甘苓藿扁各等茹厚姜棗）

頭疼

三陽往往病頭疼隨証医治各異能太陽身熱麻黃証無熱陽明胃氣蒸少陽受病脉弦細小柴胡証自分明三陰太少無頭痛為是厥陰之形症非時（或有）痛首疾必是停痰濕氣并（痰証亦有或冷）

脇痛

少陽胆經隨脇過邪入此經必無那（當汗而下干嘔短氣汗出不惡寒）心下堅滿引脇痛十棗医治定須可陽明堅滿大便結項強不食并潮熱因而轉入少陽經唯用小柴湯緊切病人痞積貫臍傍痛引陰經名臟結

腹痛

腹痛有实亦有虛要視症與脉何如尺脉帶弦并泄利陽明虛痛建中湏閑脉若实大便秘更加腹滿寔中星陰症腹痛桂枝（宜散下之腹痛）祛太陽病医反下之目腹滿時痛属太陰桂枝加芍藥湯大实痛者加大黄湯胃中有邪胸中熱嘔吐黄連湯可除連甘姜桂各三ゞ二半八棗ゝ

咽痛

咽痛陰陽各異宜要湏脉症兩參之脉浮而數吐膿血此是陽毒之所為甘草半夏湯脉沉兼細手足冷或加吐利少陰兮少陰ゝ陽脉俱緊ゝ陽汗出要医治又有伏氣之為病非人寒冷着人肌咽喉先痛次下利作腎傷寒方可医若脉微弱者當喉中痛似傷寒非喉痺也

少陰二三日咽痛甘桔湯下利咽痛煩滿猪膚湯煎至半再入蜜煎生瘡难言苦酒入半夏末鷄子清罯煎含嚥或半夏桂枝甘草

○咳嗽

咳嗽三經要辨明太陽之明與少陰太陽停水青龍候小柴治咳值千金陽明能食咽必痛咳時頭痛定难禁少陰煩渴猪苓治洩利還須四逆靈忽然水氣因生咳真武湯攻效最深

○遺尿

風温被下必失溲鼾睡难言自汗流三陽合病身躰痛不覺遺尿亦可憂下焦不歸亦遺溺三者依方病可瘳忽然直視并狂語腎絶

如何得久留

腹滿

太陰腹滿必時痛合病腹滿身躰重三陰合病腹滿身重难以轉側陽明腹滿口舌乾微濇小柴胡可用陽明中風口苦咽乾腹滿微喘發热脉浮而緊下之則腹滿穀疸之時且調胃陽明病脉遲欲成穀疸下之則腹滿潮热更兼便不利勿令大下使之虚微和胃府宜承氣陽明脉遲腹滿而喘有潮热小承湯主之微和者胃氣也下後心煩而腹滿梔子厚朴湯宜尔汗後厚朴最為佳厚朴五物湯吐後小承當審諦傷寒吐後腹若滿宜小承當细辨太陰桂枝芍藥湯大実大黃湯可知治太陽病医反下之腹满時痛太陰所属桂枝加芍藥湯大実用大黃湯

蛔厥

胃冷仍加發汗重曰成蛔厥吐長虫（盖蛔厥者雖有大熱妄下冷藥犯之病必死急用乾姜理中加梅二个）原本屬厥陰症宜用烏梅與理中

自汗

傷寒自汗症有九衛不和兮桂枝候風温風湿及傷風中暑亦陽柔痓有霍乱下利四肢逆（霍乱吐利汗出發熱悪寒四肢厥冷拘急主四逆湯）陽明多汗津液漏少陰無汗或有之額上手足[背]時時透（陰不得有汗故知非少陰也但額上手背有耳）

頭汗

病人裡虛而表実玄府不開湊理密無能作汗潤皮膚陽氣上行頭上出津液既竭五内乾誤下裡虛成大疾頭有汗兮多塗頸際頸而还發黄病往来寒熱表未解（傷寒五六日已發汗而復下之胸脇微滿硬小便不利渴而不嘔但頭出往来寒熱而煩）

此為未解小柴胡桂枝湯

手足冷時非陰症傷寒七八日頭汗出微惡寒手足冷心下滿口不欲食大便堅脉細此為謂陽微厥有表復有裏也脉雖沉緊不得為少陰所以然者陰不得為有汗今頭有汗出故故非少陰也可以小柴胡湯

肝乘肺部刺期門傷寒發熱嗇嗇惡寒太陽欲飲酢漿其腹必滿身自汗出小便利其病欲解此肝承肺名曰橫當刺期門穴在乳下

心中懊憹梔子鹿陽明病下之其外有熱手足溫不結胸心中懊憹若飢不能食但頭有汗出者梔子湯主之

膈間堅滿茯苓湯六日爲詳宜審訂

欲得汗

陽加于陰有汗期遇關之脉要須知有時兩手忽無脉恰如重陰欲雨時病人本虛必發顫不盡汗後顫何為不顫不汗自然解陰陽和順更何疑先曾吐下兼亡血內無津液故如斯仲景云病有戰而汗出因得解者何也答曰脉浮而緊按之反芤此為本虛故當戰而汗出也若浮而數按之不芤此人本不虛若欲自解但汗出而不戰也病有不戰不汗而解者何也答曰其脉自微此以當發汗若吐若下亡血內無津液此陰陽自和必自愈也

止爱瀐瀐周身潤未時最忌水淋漓汗出如汗是惡証忽加喘急

病傾危停痰癖皆陽汗先須蕩滌要医治○傷寒最怕先有宿患如痰飲癖塊皆能陽汗不能得先開渠道經絡通為佳　水升火降陰陽合大汗來時方得圓○腎水升心火降離坎得交陰陽和合必大汗至矣

○舌上胎

陰陽但緊鼻中涕舌上滑胎勿妄治踡臥惡寒吮嘔痰腹內痛者須利○七八日以來微發熱手足溫者此為欲解或到七八日以上反大熱者此為難治設使惡寒者必欲嘔也腹痛者必欲利也　陽明溫脾并臟結色白胎滑多在舌○臟結無陽不可攻○臟結者無陽症不往來寒熱久靜舌上滑胎者不得易攻

濕脾丹田應有熱○溫痺之候舌上有胎者此丹田有熱胸中寒溫痺中濕也　陽明懊憹脇下堅枝子柴胡不徒設○陽明有二証心中懊憹舌上滑者枝子湯主之脇下堅滿不大便而嘔舌上胎者可與小柴胡湯上焦得通得下胃氣同和濈然汗出則解

○下膿血

傷寒表实裡還虛热氣乘虛腸裡屈下利膿血赤黃汁或如魚腦狀難拘太陽下之脉浮滑定知便血色殷如太陽下之脉滑濇而者必便膿血陽明下血而譫語热入血室病难除此症以汗出者當刺期門隨其實而瀉之濈濈然汗出而愈少陰膿血桃花症不爾刺之邪可除下利脉浮尺中濇或是發厥热如初二便皆圊膿血利悉見長沙仲景書一症傷寒發热四日厥及三四日復發厥少热多其病當愈四日至六日热不除必圊膿血又一症下利脉又浮數尺中濇其人必圊膿血

晝夜偏劇

衛風循環不暫停晝則行陽夜在陰衛独留陽々蹻盛陽盛陰虛夜不寧忽若留陰々蹻盛陰滿陽虛晝却爭暮譫晝了陰虛譫晝躁陽虛夜氣清婦人傷寒發经水適來晝則明了暮則譫語為热入血室又云下之後復發汗晝則煩躁不得眠夜則安靜不嘔不渴無表裡症脉沉微身

晝煩躁者，干姜附子湯主之。熱入血室。以陰虛而邪入之也。故暮譫
因下而復汗以亡陽而衛在陰也。故晝躁夜靜。
要須調衛各歸分。二氣諧和可漸平。

循衣摸床

傷寒吐下仍不解，大便不利潮熱在，循衣摸床惕不安，獨語犹如（脫陽者見鬼，脫陰者目盲）見鬼怪，微喘直視不識人，譫語發狂还可駿，大承服後脉弦重，忽若濇兮死何悔。

筋惕肉瞤

病人肉瞤并筋惕，汗後經虛真武敵，不然邪入大經中，狀如瘈瘲驚癇疾，發汗動經身振搖，宜用茯苓桂枝朮，動氣在左誤下之，忽尔肉瞤最為逆。

口燥咽乾

脾中有熱胃乾枯口燥咽乾津液無陽明白虎加參証少陽口苦小柴胡咽乾甚不可汗發發汗無津氣愈虛少陰口燥須急下腎經水少致焚如（少陰病得之二三日口燥咽乾急下承氣湯又云少陰病二三日咽痛者與甘草湯不差與桔梗湯此証切宜審用）蟲蝕上部声嗄惑咽乾食下名為狐

傷寒似瘧

傷寒似瘧三症詳血室陽明及太陽太陽汗出脈洪大桂枝各半合麻黄（太陽病八九日如瘧狀熱多寒少清便自利身痒宜桂枝）陽明忽爾還如瘧不嘔清便熱復涼脈若虛浮桂枝穩（或桂枝麻黄湯亦可）小承氣脈實相當（病者煩熱汗出即解如瘧狀日晡所發者屬陽明脈實者以承氣湯虛浮者桂枝湯）婦人熱入血凝結柴胡加入地黄湯（婦人中風七八日寒熱往來）

經水適斷，血結如瘧狀，小柴胡湯主之。

邪中二焦

寸口陰陽脉俱緊，上下二焦皆受病。清邪中上，潔為名；濁邪中下名渾。廕陰中于邪，必内慄，足膝逆冷，便溺出；陽中于邪，項必強，發熱頭痛，頸攣屈（腰痛膝酸也）。皆因霧露氣為傷，隨症治之宜審的。

多眠

多眠四症病殊形，風温、狐惑及柴胡，更有少陰同為四，當觀形與症何如。風温身熱當自汗（風温陰陽俱浮，自汗身重，多眠鼻鼾）。小柴脇滿項強拘（陽明中風，脉浮弦大而短氣，腹抑滿，脇下及心痛，其人嗜卧，一身及目悉黄，小便难，有潮热，宜小柴胡湯）。少陰自利但欲寐（六经中此一经最难辨难治，要審仲景云：其人欲吐不吐而煩，但欲寐，五六日自利而渴者，屬少陰。又云：少陰脉微沉細，但欲寐，汗出不煩，自欲吐，五六日自利，煩躁不得卧寐者死。又云：心中煩而不得眠，黄連阿膠湯。狐惑多眠非一途。狐惑證，嘿〻但欲卧，目瞑不得眠，瀉心、苦參湯主之。又一記：三陽合病，脉浮大関上，但欲寐，目合則汗。

不得眠

傷寒何事不得眠，汗出胃中多躁煩。其人欲飲水，當稍引之，榮衛和，即愈矣。或因吐下虛煩致，汗吐下後，虛煩不得眠，若劇者，必致反覆顛倒，心中懊憹，梔子豉湯。或曰大熱語言顛。陽毒熱病，皆不得眠。小便不利多發渴，脉浮發熱，渴欲飲水，小便不利。心煩少氣苦熬煎，忽若水停心下滿。傷寒瘥後熱尚在，陰未復時陽使然。病後虛煩不得眠，温胆湯主之。半夏、枳实各一，橘江一半，甘草一，加姜、棗、竹茹治。心胆怯者，又加味温胆湯同治。实、半、茹、桔、橘、麦冬、香附、柴〻、参、甘、姜、棗。但與猪苓可保全。胃中乾燥不得眠，猪苓湯。

小便不利

胃中乾則無小便，慎勿利之強自然。傷寒發汗後，而汗不止，津液少，胃中乾，小腸有伏熱，故小便不通，不可強利。

下焦有熱不通泄，量病浮沉用藥宣。咳而有水青龍候，傷寒不解，心下有水氣，乾嘔發熱而咳，或小便不利，小腹滿，心下滿脹，小便不利者，桂枝去桂加茯苓白朮湯。（下缺一句）大抵中濕發黃者，先利小便當使快。傷寒身色如金黃，如橘色，小便不利，腹微滿者，茵陳蒿湯主之。茵六大黃二梔一。陽明汗多津液無，卻以小便利為戒。陽若湊之陰分虛，小便難出熱中居。陰虛者陽必湊之，陽入陰分則膀胱熱而小便難。漏風不止桂加附，太陽病，發汗遂漏不止，惡風，小便難，四肢急，桂枝加附子湯主之。陽明風中小柴胡。一云小便不利真武湯。

○小便自利

太陽下焦有熱秘，小腹必滿便不利。小便不利反自利，此是抵當血證諦。陽明自汗小便結，忽若利時津液竭，屎雖堅硬不可攻，蜜銃用之斯要訣。或土瓜根猪胆加醋少許灌谷道導之。又問小便何故數，腎與膀胱虛熱作虛。則故令小便頻。熱則遲濇相擊搏。自汗不可服桂枝。趺陽脈濇是脾約。趺陽脈浮而濇，浮則胃氣强，濇則小便數，浮濇相搏，大便必硬，其脾必約，宜麻仁丸。胃中不和譫語時。調胃承氣宜斟酌。傷寒脈浮自汗，小便數，若胃中不和譫語者，少少與調胃承氣。

。大便不利

大便堅硬或不利通。大柴承氣可收功。亦有不可攻擊者。欵在前篇裡症中。寒則溏泄熱則垢。可見陰陽虛實候。歲火不及大寒行。民病鶩溏腸胃鳴。

。大便下利

傷寒下利多種數。要識陰陽勿差誤。三陽利時身必熱。三陰但温無熱具。合病自利葛根湯。或用黄芩無致誤。桂枝症，醫反下之，利不止，脈但喘汗者，葛根芩連湯。

自利不渴屬太陰，少陰下利腎虛故〔太陰症當温以四逆湯，少陰症虛故飲水自救也〕。外當認分內憑脉，內外並覌斯兩得。脉大由來却是虛，脉滑而數乃宿食。脇熱而利臍必熱〔太陽症外症未除而數下之，遂脇熱而利，利不止，心下痞硬，表裏未觧者，名桂枝人參湯，甘术干姜〕。譫語而利燥屎結，承氣湯。少陰心痛口煩燥，即與利之斯要訣〔少陰病，下利清水色青，心下痞必痛，口乾燥者，可下之，宜大柴胡湯。六經中独少陰病难治，有補瀉之法。不知少陰病下利，亦宜白通湯，葱白、干姜、附子。如服此不止，厥逆脉，宜此湯加猪胆人尿煎，再入胆尿服。若二三日至四五日腹痛，下利，小便不利，此為有水氣，其人或咳或嘔，宜真武湯。若真中少陰，不利，厥逆，脉微欲绝，裏寒外熱，反不悪寒，其人面或腹痛，乾嘔或利止，宜通脉四逆湯，甘姜附子〕。

狐惑症

虫食下部名曰狐，虫食上部名曰惑。狐則咽乾惑聲嗄，傷寒變壞成斯疾。面目下赤下白黑，但欲眠睡昏嘿嘿。更有䘌虫食臓間，舌上盡白齒無色〔狐惑之病，其氣如傷寒，嘿嘿但欲卧，目瞑不得眠，起則不可食。于喉咽者為惑，食于陰者為狐。狐惑之病並悪飲食，不欲聞食臭〕。

其面乍赤乍白乍黑食上部其聲嗄食下部其咽乾食上部瀉心湯主之食下部者苦參湯淹洗之食肛外者燒桂黃以薰之

上唇有瘡食其臟下唇瘡甚連肛食須看上下唇有無瘡有瘡則殺人緊要也多因下利而得之此証殺人為最急身痒如虫行因陽明病當汗而反無汗其身如虫行皮中之狀為久虛故也

百合

百脈一宗皆病形無復經絡最難明傷寒百合病者謂無經絡百脈一宗悉致病也皆因傷寒虛勞病後不平復變成斯病也欲卧却又不得卧欲行還復不能行飲食有美有不美雖如強健步難移勝如有寒復無寒如若有熱復無熱口苦小便還赤結藥纔入口即吐利如有神弄來作孽病後虛勞多變成百合地黃湯可啜其狀如身形如和脉微軟每尿微頭疼其病六十日愈若尿時不頭疼淅淅然如寒者四十日愈若尿時快然但眩者二十日愈也

辨傷寒疫氣同

春氣温和夏暑熱秋氣凄凉冬凛冽四時正氣自調匀不犯寒邪無病孽冬時寒凛欲圖客君子深藏宜入室中而即病曰傷寒觸冒寒邪成此疾毒氣若深不即病至春與夏邪方出春為温病夏為暑變態無端證非一乃若時行自不同盖是不時之氣失春時應煖而反大寒夏時應熱却寒慄秋氣清凉大熱來冬氣寒時似春日少陽一般病相似此是時行號温疫欲知正氣與天行要在潛心占斗曆

婦人傷寒

婦人此疾當分别身重身輕不同列産前身重且安胎産後血虚當補血水火相刑浸自傷榮衛不和多阻節平居水常養于木水

火相資血通徹。傷寒男子先調氣，婦人先調血〻室不蓄則一氣和諧，血室凝結水火相刑，伍行相剋以生，相扶以出，今医水當養木，水木相生，則榮養血室〻不蓄則脾無蓄積，脾無蓄積則剛躁。

左關浮緊汗為宜。正恐室中成血結。婦人左關浮緊不可下，當發汗以救血室，榮衛得和，津液自通，浹膚汗出而解也。

血室不蓄脾無蘊。剛躁不生免邪熱。產後多生三種病。大便堅閉難通泄。鬱冒仍兼自汗多。皆是血虛津液竭。血虛而厥〻必冒。〻家解時汗流浹。津液自少大便難。孤陽上出恐陰絕。三病皆血少陰虛，孤陽獨行所致，當補陰抑陽。惟有柴胡四物湯。庶可調和使安悅。

婦人熱入血室

婦人中風七八日。身熱續〻發寒熱〔慄〕。經水適來或適斷。熱隨陰血居其室。晝則明了暮譫語。狀如見鬼如瘧疾。無犯胃氣及三焦。小柴

胡證犹為的更刺期門以瀉肝邪去自然保安吉切須救療莫遲

二变来時恐無及婦人中風發熱悪寒經水適来得之七八日熱除後遍身凉胸脇痞满如结胷狀譫語者此熱入血室也其血必结當刺期門穴隨其實熱而取之也又云婦人中風七八日身熱續得寒熱發作有時經水適斷者此為熱入血室其血必结故使如瘧狀發作有時小柴胡湯主之又云婦人傷寒發熱經水適来晝則明了暮則譫語如見鬼狀无犯胃氣及上二焦自愈蓋經水斷後熱隨血去故自愈也无犯胃氣不可下也无犯上焦不必服小柴胡湯動胃氣也无犯中焦不必刺期門動荣氣也

○傷寒瘥後病

傷寒瘥後还喜唾胸裏有寒实無火此候偏宜服理中胃煖病除瘥自破大病以後其人喜唾久不了胸上有寒當温之宜理中丸主之劳復枳实梔子湯發熱小柴胡亦可腰中水氣牡蛎散日暮微煩脾不磨要須損穀自然安甘節吉兮自無禍

傷寒五臟死絶

水漿不下汗如油形体不仁喘不休此爲肉絶終難治更看何臟絶中求汗出髮潤爲肺絶唇吻反青肝絶憂脾絶口黒并黄色腎絶便失與遺溲心絶身似烟薰黒更兼直視與揺頭五臟皆絶無可療縱逢和緩也难瘳

傷寒死緩絶脉

傷寒死脉定难痊陽病見陰端可憐上氣脉散爲形損耳聾浮濇定難全譫語身热宜洪大沉細而微寿不延腹大泄利當微細緊大而滑帰下泉吐衄若得沉細吉浮大而牢嘆遊（逝）川陰陽俱虚热不止下脉下（數）散肉帰天如屋漏雀啄動来如彈石去解索蝦遊

魚翔脉証爭轉豆傴刀形疮悪下不至關陽氣絶上不至關陰氣

燥代脉来時不用医必定傾危難救藥

傷寒死候

傷寒死候要須知泄而腹满大難医舌本爛傷熱不已汗後脉躁（陰絶之脉）亦傾危汗出雖多不至足手循衣縫更何為卵缩舌卷証候悪口張目陷不多時赤斑五色一生在黑斑十死更何疑（凡發斑熱乘虛入胃胃爛故也）

兩感傷寒最大忌死期六日定难追

合病併病

合病併病當區别併病經傳合不傳二陽三陽全合病過經併病一陽先三陰三陽若合病病名兩感定难痊以故三陰無合例愚

成歌括啟來覽

本草必讀

炎帝神農氏姜姓牛首人身始嘗百草察熱温平之性辨其君臣佐使之義嘗一日遇七十毒神而化之法周天三百六十五度集藥品三百六十五種遂作本草經以療民疾而醫道立矣後之本草迭出增添藥類甚繁指南云不讀本草焉知藥性此乃醫之先務也

本草總括 計三十六句

天有陰陽彰六氣 風火熱温燥寒○熱一云暑

天以六爲節 寒暑燥濕風火天之陰陽也 三陰三陽上奉之 太陽奉寒 少陽奉暑 陽明奉燥 太陰奉温 厥陰奉風 少陰奉火

温涼寒熱四時行 春温夏熱秋涼冬寒温涼寒熱四氣是也皆洽於天 温熱者天之陽也 涼寒者天之陰也 此乃天之阴阳也 阳則升 陰則降

地有陰陽化五味木火土金水
地以五為制木土火金水地之阴阳也生長化收藏下應
之生應木長應火化應土收應金藏應水
酸苦甘辛鹹淡成酸苦甘辛鹹淡五味是也皆象於地辛甘淡者
地之阳也酸苦鹹者地之阴也此乃地之阴阳
也陽則浮
阴則沉
酸生於東方甲乙木應春氣溫入肝苦生於南方丙丁火
應夏氣熱入心甘生於中央戊己土應四季本氣平兼溫
涼寒熱本味甘兼酸苦辛鹹入脾胃辛生於西方庚辛金
應秋氣涼入肺鹹生於北方壬癸水應冬氣寒入腎淡
為五味之本故本草不言淡肤有生必有化木味化甘火味
化辛土味化鹹金味化酸水味化土苦其應臟腑則相同也
經曰天食人以五氣地食人以五味五氣入鼻
藏以心肺五味入口藏於腸胃
氣屬陽氣厚者為阳中之阳謂純陽也氣厚則發熱氣薄者
為阳中之阴氣薄則發泄
味屬阴味厚者為阴中之阴謂純阴也味厚則泄下味薄者
為阴中之陽味薄則通

辛散酸收淡滲泄鹹耎耎同軟苦瀉苦又堅軟甘緩辛藥本五味入五藏而為補瀉辛散謂散其表裏怫鬱也酸收謂收其耗散之氣也淡滲謂滲其內濕利小便也鹹軟謂軟其大便燥結之大熱也苦瀉謂瀉其上升之火也甘緩謂緩其大熱大寒也

酸苦涌涌仝湧泄為陰味辛甘發散氣陽輕又鹹味涌泄為陰淡味滲泄為陽有一藥兩味者或三味者一氣者或兩氣者輕清重濁之分氣味厚薄之異

經曰五味陰陽之用酸苦涌泄為陰辛甘發散為陽鹹味涌泄為陰淡味滲泄為陽不但氣為阳味為阴肰五味之中復有阴阳之殊辛散甘緩淡滲故發散為阳也酸收苦泄鹹軟故涌泄為阴也涌吐也泄利也滲泄利小水也此六者或收或散或緩或急或燥或潤或耎或堅以所利而行之調其氣使之平也四時五藏隨五味之所宜也故寇宗奭衍其说曰天地生物惟五氣耳五氣定位則五味生而變化無窮矣故曰生

堅風氣散故其味可用以燥氣收故其味可用以

物者氣成之者味也以奇生則成而偶以偶生則成而奇寒氣堅故其味可用以火熱氣軟故其味可用以散土者冲氣之所生無所不和故其味可用以緩氣堅則壯故苦可以养氣脉軟則和故鹹可以養脉骨收則強故酸可以养骨筋散則不挛故辛可以养筋肉緩不則痙故甘可以养肉堅之而後可以軟收之而後可以散欲緩則用甘不款則弗用：之不可太过太過亦病矣养生治疾者必先通乎此不適乎此而能已人之疾者寡矣

○以上李東垣用藥法象

輕清成象親乎上 味薄茶之類清阳出上竅氣無形陽也故上達 本乎天者親乎上上竅謂耳目鼻口也

重濁為體親下迎 味厚大黄之類濁阴出下竅味有質阴也故下 流本乎地者親下也下竅前後二阴也

陽化氣阴成形 万物皆肰

清之清者發腠理 清阳發腠理 清肺以助天真 清之清者發腠理 清中清者

陽中之陽氣厚至 黑附子氣之厚者乃阳中之阳也 故经云發熱

清之濁者实四肢清陽実四肢清之濁者実四肢
清中濁者荣華腠理
陽中之陰氣薄使白茯苓淡為在天之阳也阳當上行何謂利水
而泄下注云氣之薄者乃阳中之阴所以白茯
苓利水而下行肰而泄下六不離乎
阳之体故入足太陽经
濁之濁者走五臟濁陰走五蔵濁之濁走五臟
濁中濁者荣養于神
陰中之陰味厚旨大黄味之厚者乃阴中之
阴也故经云泄下
濁之清者帰六腑浊阴帰六府浊之清者帰六腑
浊中清者堅强骨髓
麻黄苦為在地之阴也阴當下行何謂發汗而
陰中之陽味薄爾升上经云味之薄者乃阴中之阳所以麻黄發
汗而上升肰而升上六不離乎
阴之本故入手太阴经
○猪味淡為阳中之阴所以利小便
○荼味苦為阴中之阳所以清頭目
黄帝曰阴阳者天地之道也万物之綱紀生殺之本始故神
農曰天以阳生阴長地以阳虫殺陰蔵阳化氣阴化形故清

陽為天濁陰為地清阳出上竅濁陰出下竅

○以上藥性陰陽清濁氣味厚薄淡家

要知外感如何治風以辛凉熱以醎寒熱淫同火淫與濕以苦熱苦寒以甘熱苦温治燥六淫全

風制淡肝春木酸生之道也失常則病風淫於内治以辛凉佐以甘辛以甘㥯之以辛散之熱制淡心夏火苦長之道也失常則病熱淫於内治以醎寒佐以甘苦以酸收之以苦發之湿制淡脾土甘中方化成之道也失常則病湿淫於内治以苦熱佐以醎熱以苦燥之以淡泄之燥制淡肺秋金辛收之道也失常則病燥淫於内治以苦温佐以甘辛以辛润之以苦下之寒制淡腎冬水醎截之道也失常則病寒淫於内治以甘熱佐以苦辛以辛散之以苦堅之蓋五味酸苦甘辛醎為五截之本也四時五行化生各順其道遠則病生古至設治以制変如風淫於内乃肝木失常火随而熾治以辛凉是為辛金剋其木凉水沐其火餘皆傚此但内経既曰風淫於内又曰風淫所勝盖自在泉而言則曰所勝六淫皆眛其治則一也或客勝主則鴻客補主或主勝客則鴻主補客随其㥯急以治之

則曰淫於内自司天而言

○以上主治六淫之藥之氣味

内傷苦欲分虛寔

○五臟苦欲補瀉㕥併歌　出内经藏氣㕥時論

肝苦急，急食甘以緩之　肝為將軍之官，志怒而急，急則自傷而苦之矣，宜食甘以緩之，則急者可平也

甘草

肝欲散，急食辛以散之　肝木喜條達而惡抑鬱，散之則條達，故食辛以散之　川芎

用辛補之細辛，用酸瀉之白芍藥　木喜辛散而惡酸收，故辛肝順其性為補，反其性為瀉，為補而酸為瀉也

心苦緩，急食酸以收之　心以長養為令，志喜而緩，緩則心氣散逸，自傷其神矣，急宜食酸以收之

五味子

心欲耎急食鹹以耎之万物之生心皆柔軟故心欲軟心病則剛燥矣宜食鹹以軟之蓋鹹從水化故能済其剛燥使軟也芒硝

用鹹補之澤瀉用甘瀉之人參黃芪甘草心火喜軟而惡緩故鹹為補甘為瀉也

脾苦濕急食苦以燥之脾以制水為事喜燥惡濕濕勝則傷脾土宜食苦以燥之白朮

脾欲緩急食甘以緩之脾以溫厚沖和為德故欲緩病則失其緩矣宜急食甘以緩之甘草

用甘補之人參用苦瀉之黃連脾喜甘而惡苦故苦為瀉而甘為補

肺苦氣上逆急食苦以泄之肺為清虛之藏行降下之令若氣上逆則肺苦之急宜食苦以泄肺氣黃芩訶子皮

肺欲收急食酸以收之肺以收斂為德主秋令者也故欲收病則失其政矣宜食酸以收之白芍藥

用酸補之五味子用辛瀉之桑白皮肺金喜酸收而惡辛散故酸為補而辛為瀉也

腎苦燥急食辛以潤之開腠理致津液通氣也腎者水藏喜潤而惡燥若燥則失潤澤之体而苦之矣宜食辛以潤之蓋辛者金之味能開腠理而泄其燥致能津液而使之潤又能通氣而令氣化也

黃栢知母

腎欲堅急食苦以堅之腎以寒水為象堅勁為德也病則失其堅矣宜食苦以堅之蓋苦物氣寒能滋水也

知母

用苦補之黃栢用鹹瀉之澤瀉苦能堅之故謂補鹹能軟堅故謂瀉

歌曰

肝急甘緩惟甘草　欲散辛者川芎了　補以辛者細辛能

瀉以酸者白芍巧

心緩酸收五味燥 欲軟鹹者用芒硝 補鹹澤瀉只一樣
瀉以參芪甘草調

脾湿苦燥白朮耽 欲緩甘者甘草全 補甘人參不須慮
瀉苦黃連何必述

肺氣上逆苦泄芩 欲收酸者白芍霧 補酸五味子必下
瀉辛桑白皮是能

腎燥辛潤知母蘗 欲堅苦者知母協 補苦黃柏可尋思
瀉鹹澤瀉有其益

〇五臟虛実補瀉

肝虛以陳皮生姜之類補之。注曰：虛則補其母，腎乃肝之母也。以熟地黃、黃柏補腎。如無他症，瀉青丸主之。実則瀉其子心

○肝実以白芍藥瀉之如無他症瀉青丸主之実則瀉其子乃心肝之子也以甘草瀉心

心 虛以炒塩補之如無他症硃砂安神丸主之肝乃心之母也以生姜補肝○心実以甘草瀉之如無他症重則単黄連湯軽則導赤散主之脾乃心之子也亦以黄連瀉脾

脾 虛以甘草大棗之類補之如無他症益黄散主之心乃脾之母也以炒塩補之○脾実以枳実瀉之如無他症瀉黄散主之肺乃脾之子也以桑白皮瀉之肺

肺 虛以五味子補之如無他症阿膠散主之脾乃肺之母也以甘草補脾○肺実以桑白瀉之如無他症瀉白散主之腎乃肺之子也以澤瀉〻腎

腎 虛以熟地黄〻柏補之如無他症六味地黄丸主之肺乃腎之母也以五味子補肺○腎本無実惟有補無瀉故無瀉腎之藥而澤瀉〻腎非瀉腎之真水也瀉去腎膀停蓄之邪水而真水亦得其養矣

升降浮沉法一般

風熱湿燥寒

肝心脾肺腎

升浮化降沉

生長成收藏

○藥類法象陰陽

風升生肝主春令於時手丑寅為陰中之陽風藥應之如防風
荊芥升麻葛根前胡柴胡羌活獨活川芎桔梗細辛白
芷麻黃藁夲薄荷秦艽蔓荊子鼠粘子之類自地而升天藥
應味之薄者味薄則通酸苦鹹平是也

熱浮長心主夏令於時卯辰巳為陽中之陽熱藥應之如黑附
子烏頭乾姜生姜肉桂桂枝丁香木祖草豆蔻白豆仁益
智子吳茱萸之類五秉天之氣味熱火之化藥應氣之厚者
氣厚則發熱辛甘溫揔是也

濕化成脾主長夏濕之化於時四季月各旺十八日脾不主時
受胃生化秉天氣味之中平氣平平味甘溫涼寒熱酸
苦辛鹹補瀉各從其宜人參黃芪甘草白朮蒼朮當歸熟
芐陳皮青皮半夏藿香檳榔三稜蓬朮

燥降收肺主秋令於旹午未申為陽中之陰燥藥應之如茯苓
猪苓澤瀉木通瞿麥滑石車前子燈心連翹麥門冬天
門冬五味子白芍藥之類自天而降地藥應氣之薄者氣薄
則發泄辛甘淡平寒涼是也

寒沉藏腎主冬令於旹酉戌亥為陰中之陰寒藥應之如大黃
朴硝黃芩黃連黃柏山梔子玄參知母生芐防已地揄
草龍胆茵陳天花粉石膏之類正秉天之氣味寒水之化藥
應味之厚者味厚則泄酸苦鹹寒是也

〇用藥升降浮沉補瀉之法

肝膽味辛補瀉酸氣溫補涼瀉　肝胆之經前後寒熱不同逆順互換入求責法

心小腸味鹹補甘瀉氣熱補寒瀉　三焦心胞絡補瀉同

脾胃味甘補苦瀉氣溫涼寒熱補瀉　各從其宜逆從互換入求責法

肺大腸味酸補辛瀉氣涼補溫瀉

腎膀胱味苦補鹹瀉氣寒補熱瀉

五藏更相平也一臟不平所勝平之此之謂也

〇論藥必本四時

凡用藥若不本四時以順為逆四時者春升夏浮秋降冬沉乃天地之升降浮沉化化者乃脾土中造化也是為四旹之宜故經曰補之瀉在味隨旹換氣凡言補〻以辛甘溫熱之劑及味之薄者諸風藥是也皆助春夏之升浮在人身乃肝心也凡言瀉〻以酸苦寒涼之劑併淡味滲泄之藥皆助秋冬之降沉在人身乃肺腎也

〇從時用藥

春溫宜涼夏熱宜寒秋涼宜溫冬寒宜熱晝則從升夜則從降晴則從熱陰則從寒肰病與旹逆夏反用熱冬反用寒如發表不遠熱攻裏不遠寒以其不住於中也又如傷寒冷雖夏月可

用辛热傷酒及素有热疟雖寒月可(用)寒苦肰省輎用也以人病言之病在上則宜升病在下則宜降病在外則宜淨病在内則宜沉病寒則治以热病热則治以寒變化至不一也故升降淨沉則順之所謂必先歲氣勿代天和也寒热温凉則逆之所謂調其氣使之平也豈可執一而論乎

身半下病梢能降身半上病根宜飧(音孫)凡藥根在土中者中半以上氣脉上行以生苗者為根中半以下氣脉下行以入土者為梢病在中焦以上者用根以下者用梢經云根升梢降凡藥根有上中下人身半以上天之陽也用頭中焦用身身半以下地之陰也用梢此述類象形之法也

五味横直細明說

酸能收緩能收散能束之以能收斂也

苦能燥濕能軟堅能直行而泄黄柏大黄之類是也

甘能緩急能上行而發甘草之類是也

辛能散結能潤燥能横行而散桂枝之類是也

鹹能軟堅能止之

淡能利竅能滲泄

六經引使畧端詳

○李東垣用藥引經報使大畧詩曰

太陽小腸共膀胱　藁本羌活是本鄉
陽明大腸足經胃　葛根白芷升麻強
少陽三焦膽二經　柴胡川芎為使寧　○古本只言柴胡
太陰肺是麻葱证　脾與升麻白芍親　升麻葱白白芷
少陰手心獨活細　腎經獨活併桂能　古本心言獨活
厥陰胞絡及肝經　又是柴胡川芎迎　古本只言柴胡
耽此皆外感雜症引經藥內傷虛損須於前書五藏虛實補
瀉藥內求之

君臣佐使無反畏

神農本草經分列藥有上中下三品上品藥一伯二十種為君主養命以應天無毒勢力和厚遣疾不為倉卒之效多服以服輕身延年中品藥一百二十種為臣主養性以應人無毒或有毒斟酌其宜祛患當速延數為緩可過病而補虛下品藥一百二十五種為佐使主治病以應地多有毒耑主攻擊傾損中和可除邪氣破積聚愈病疾即止不可常服此三

百六十五種治周天三百六十五度後陶隱居加名醫別錄三百六十五種合七百三十種名附三品之數周性制品治周良矣此以無毒有毒論君臣矣若製方之法主治病邪者為君為君之藥病多輔君分治者為臣為臣之藥次之處臣向導者為佐使為佐使之藥又次之等之於症所主同者則各苛分也假如治風以防風為君治上焦熱以黄芩為君治中焦熱以黄連為君治濕以防己為君治寒以黒附子為君蒸見何症以佐使藥分治之或倅導不敢純用苦寒則以辛熱為何導而監制之大緊券甬券性之等一君二臣三佐使治病之等一君二臣九佐使務要君臣之配合如父子兄弟之和氣主療同而氣味似旧方小反小畏六不甚拘若大反大畏間有同剤者必追虫太積仍有監制乃不殺也人非袪者可及也

〇用藥凡例　此乃李東垣據經義論藥性以為規則也

凡解利傷風以防風為君甘草白术為佐風宜辛散也

凡解利傷寒以甘草為君防風白术為佐寒宜甘發也

凡眼暴發赤腫以防風黄芩瀉火為君黄連當歸頭和血為佐兼以各經藥用之

凡眼久病昏暗以熟地黄當歸為君防風羌活為臣甘草甘菊之類為佐

凡瘧疾以柴胡為君隨所發皆所屬經分用引經藥佐之
凡痢疾腹痛以白芍藥甘草為君當歸白朮為佐見血先後
以三焦熱論
凡水瀉以白茯苓白朮為君白芍藥甘草為佐
凡諸風以防風為君隨治病藥為佐
凡嗽以五味子為君有痰者半夏為佐有喘者阿膠為佐有
熱無熱者黄芩為佐但分兩多少不同耳
凡小便不利以黄柏知母為君白茯苓澤瀉為佐
凡下焦有濕以草龍胆防已為君甘草黄柏為佐
凡痔漏以蒼朮防風為君甘草白芍藥為佐
凡諸瘡瘍以黄連當歸為君甘草黄芩為佐
以上皆用藥之大要若因病製方隨宜用藥不必拘此

十八反歌

本草明言十八反逐一從頭説與君人參芍藥與沙參細辛玄參
及紫參苦參丹參併前藥一見藜蘆便殺人白芨白蘞併半夏瓜
蔞貝母五般真莫見烏頭與烏喙逢之一反疾如神大戟芫花併

海藻甘遂以上反甘草若还吐蠱與翻腸尋常用之都不好蜜蠟莫與葱根覩石决明休見雲母藜蘆莫使酒来浸人若犯之都是苦

十九畏歌

硫黄朴硝見生嗔芭豆牵牛不順情水銀莫與砒礵見狼毒㝡怕密陀僧丁香尤恐鬱金見牙硝难合京三稜川烏草烏不順犀人參又忌五靈脂官桂善能調冷氣石脂相見便蹺蹊

七方十劑有機關

大七方　大小緩急奇偶複　複音福重也

大方君一臣三佐九其用有二病有兼症邪氣不耑不可以一二味治之者宜治大方或病在肝腎之下而位遠者所服湯散之數宜分兩多而頓服之亦大方也

小方君一臣二佐四其用有二病無兼症邪氣尚一不可以多味治之者宜以小方或病在心肺之上而位近者所服湯散之類宜分兩少而頻服之亦小方也

緩方有五有藥性無毒治本之緩方功自緩也有丸以緩之之緩方氣行遲也有甘以緩之之緩方如糖蜜大棗甘草取其甜能戀腸也有品件群衆之緩方或表裏兼同劑或升降兼同劑更相拘制各逞其能而不得肆其毒也有補上治上之緩方心肺之病不厭頻而少是也

急方有五有藥性有毒治摽之急方攻擊自速服後上涌下瀉奪病自捷是也有湯散蕩滌之急方下咽易散故也有急病急攻之急方如急中風不省牙關緊急用小續命湯是也有藥性急烈之急方如洩便閉塞借用備急丸是也有補下治下之急方肝腎之病不厭頓而多是也

奇方有二有藥味单行之奇方如独参湯之類是也有近病而宜用奇方凡數合於阳故宜下不宜汗

偶方有三有重複之複二三方合用有兩味相配之偶方如汎附湯之類是也有兩方相合之偶方如胃苓湯之類是也有病遠而宜用偶方凡數合於阴故宜汗不宜下

複方有三有重複之複二三方合用如桂枝二越婢一湯之類是也有分兩均同之謂複方者如胃風湯各等分之類

是也反復之復謂奇之不去則偶之是也

〇十劑中劑中遺寒熱二劑故陶隱居補之於後以尽厥旨〇宣通補瀉滑濇燥濕重輕寒熱

宣劑可以去壅如姜橘之屬是也故鬱壅不散宜宣劑以輕散之或升散之或宣越之皆謂之宣有積痰上壅有積瘀上壅有積食上壅有積飲上壅〇宣湧吐之劑也經曰高者因而越之若室塞煩悶者以病壅在上而用湧吐之也又曰木鬱則達如氣逆胃脇脹火上炎治以苦寒升散不愈則用發升之藥吐劑瓜蒂姜鹽参蘆之屬

通劑可以去滞木通防已之屬是也故留滞不行宜通劑以行之此中有發汗證〇痺留也飲留也痛亦留也通疏通之劑如小便滞而不通宜通草海金沙之屬月經不通通桃仁紅花之屬諸通竅亦肰不特此也凡痺飲痛留看于經絡之中關節不通亦宜疏劑

補劑可以去弱人参羊肉之屬是也故羸弱不足宜補劑以

扶之如氣虛用四君子湯血虛用四物湯及八珍大補之屬精不足補之以味攝生者病去而進以穀味尤妙

瀉劑可以去閉葶藶大黄之屬是也故閉結有餘宜瀉劑以下之閉有在裏在中者实則瀉之或散之如承氣之類亦有閉于经絡者隨経以瀉之如針灸是也

滑劑可以去着冬葵子榆白皮之屬是也故澁則氣着宜滑劑以利之有经濇與二便濇滑以利竅如大便燥結小便淋濇用火麻仁郁李仁冬葵子滑石是也

濇劑可以去脫壮礪龍骨之屬是也故滑則氣脫宜濇劑以收之前脫者小水不禁宜桑螵蛸益智子之屬後脫者大便滑脫不禁宜肉果訶子之屬阳脫自汗不止宜黄芪麻黄根之屬阴脫遺精〻滑宜龍骨牡蠣之屬血脫崩漏不止宜也榆阿膠之屬是也

燥劑可以去湿桑白皮赤小豆之屬是也故湿則為裏宜燥劑以除之湿有在上中下之分在皮在经在裏之別如夾食致瀉停飲成痰宜蒼术白术半夏茯苓之屬

肢体浮腫胸腹脹滿宜桑白皮大腹皮赤小豆之屬如水腫小便濇宜木通猪苓之屬分利之上焦及皮膚之湿宜風升辛散之劑沉寒痼冷寒湿吐利宜良薑黑附子之屬非沉寒積冷大熱大燥不可用

濕劑可以去枯紫石英白石英之屬是也故枯則為燥宜湿劑以潤之有減氣而枯有減血而枯湿為潤燥與滑類畧有同不辛以潤之蓋能散氣化液故也若硝石雖鹹寒本屬真陰之水乃潤燥要藥人病枯涸皴揭非金化肰亦有火化秉之此非湿劑莫能愈也

重劑可以去怯磁石鐵粉之屬是也故怯則氣浮宜重劑以鎮之如神志失守驚悸不寧昏冒用金箔硃砂琥珀之屬如傷寒下利心痞硬宜赤石禹餘湯之屬是也

輕劑可以去寔麻黄葛根之屬是也故实則氣蘊宜輕劑以揚之腠理閉悶噎塞中蘊輕者散揚之如寒邪客于皮膚頭頭痛身熱无汗宜麻黄湯升麻葛根湯之屬是也

寒劑可以去熱黄芩黄栢連大黄朴硝之屬是也

熱劑可以去寒乾姜肉桂黒附子之屬是也

湯散丸膏斟等分○丸之大者曰丹　漬酒、○藥有宜水煎者宜散
宜丸者宜膏煎者宜酒漬者亦有一物兼宜者
但古人以口咬細令如麻豆大為粗末煎之使藥水清汁飲
於腹中循行經絡易升易散今人以刀剉如麻豆大用之亦
㕮咀治也凡言等分分兩均等無異恭性補虛後方皆肰若
治病急方之分君臣大藥君藥用十分臣藥用七八分佐藥
用五六分使藥用三四分外有加減數全佐使病最重者雖
君臣分兩懸絶無疑譬之煙火硝黃轉移迴殊可不小心斟
酌之　○㕮音輔咀音嚼咀音沮含味
○五用　湯散丸膏漬酒

湯
者煎成清液也補須要熟利不嫌生並先較其水數煎飲多
寡之不全耳去暴病用之取其易升易散易行經絡故曰湯
者盪也行至高之分加酒煎去濕平寒加生姜煎補元氣加
大棗煎發散風寒加蔥白頭煎止痛加米醋煎去腸疾以蛋
開痰結以姜汁凡諸補湯滓兩劑並合加原水數復煎待熱
飲之亦敎一劑新藥其發表攻裏二者惟取頭服不及再煎
渣也從緩從急之不同耳
○盪音蕩滌器、又推盪　渣音　滓音子澱也

散者研羅成細末也宜旋製合不堪久留恐走泄氣味服之無効去急病用之不循經絡只去胃中及藏府之積故曰散者散也一云止去膈上病及藏府之積病氣味厚者白湯調服氣味薄者水煎和渣服

丸者作成圓粒也因病不能速去取其舒緩逐漸收功故曰丸者緩也治上焦如米粒大治中焦如小豆大治下焦如梧桐子大用水作丸者或稀糊丸者取最易化而治上焦也用稠糊丸者或飲糊丸者取最遲化能達中焦也或酒或醋丸者取其收散之意也去濕痰半夏南星共為細末用生姜搗碎絞取汁和半夏南星末作稀糊丸亦取其易化也以神麴糊丸者取其消食也以山藥糊丸者取其止清也煉蜜丸者取其遲化而氣循經絡也熔蠟丸者取其難化能固護藥之氣味勢力全備直過格而作效也

膏者熬成稠膏也藥分兩宜多水煎宜以渣滓復煎絞取濃汁熬成去久病用之取其力大滋補膠固故曰膏者膠也可服之膏或水或酒隨熬去滓謂調飲可摩之膏或油或醋隨熬隨搗敷患處蓋兼盡藥力

漬酒者煮藥酒也剉藥以絹袋盛之入酒罐煮熟埋地多日氣裂味濃或攻或補並著奇功補虛損者宜少飲旋取效也攻風濕症宜多飲速取效也如用酒浸時日常服更好○漬音恣也

真偽新陳仔細看

藥多有假者，誤服反致害人，必詢問經歷久而後能辨認。○藥宜陳者，惟麻黃、荊芥、組薷、陳皮、半夏、枳實、枳殼、吳茱萸、狼毒，其餘味之藥俱用近新者。有力若陳腐經黴點者皆不可用。

炮炙製度須遵法

○詩曰
芫花本利水，無醋不能通。菉豆本解毒，帶殼不見功。草果消臟效，連殼反見脹。胃黑丑生利水，遠志苗毒逢。蒲黃生通血，熱補血運通。地榆医血藥，連梢不住紅。陳皮常理氣，連白補胃中。附子救陰藥，生用走皮風。草烏鮮風痺，生用使人蒙。人言燒過用，諸石火煅及。入醋能為末，製度必須工。川芎炒去油，生用氣痺痛。

九藥入肺蜜製，入脾姜製，入腎用鹽，入肝用醋，入心用童便。凡藥用火炮、湯炮、煨炒者，製其毒也。醋浸、姜製、酥炙者，行經活血也。且如知毋、桑白皮、天門冬、麦门冬、生地黃、熟地黃、何首烏，忌見鉄器，用竹刀、銅刀切之，犯鉄必患三患痛。遠志、巴戟、麦門冬、蓮子、烏藥之類，如不去心，令人煩燥。猪苓、茯苓、厚朴、桑白皮之類，如不去皮，耗人元氣。柏子、火麻、益智、草果之類，如不去皮，令人心痞。當歸、地黃、蓯蓉酒洗去

土生精活血無令滿悶桃仁去仁双仁有毒傷人用去皮
尖不生疔瘡蒼朮半夏陳皮用湯泡洗去其燥性麻黃炮
去頭汁庶不煩心人參桔梗常山去蘆庶不嘔當知水
飛火煅醋淬酒浸另研等項必遵古法

○按雷公炮製法有十七　宋朝雷斆雷敩二公

曰炮音庖　曰爁　曰煿音薄火乾也　曰炙　曰煨盆中火也　曰炒

曰煅　曰煉　曰製　曰度　曰飛　曰伏　曰鎊音滂削也

曰摋音薩側手擊曰摋又揮散也俗作撒　曰曬　曰曝同暴　曰露

熟升
生降古經傳
凡病在頭面及手梢皮膚者須用酒炒欲其上
騰也病在咽下臍上者須用酒浸洗病在下者
生用欲升降藥行者半生半熟如大黃知母黃柏必用酒製
者恐寒傷胃也要知体厚者生用体薄者炒用肰炒製必有
火毒收貯用之隨炒隨用以火助火

及時煎服知禁避

○煎藥法

大概煎煮多用沙罐須洗淨擇人煎之如補湯慢火煎熬汗
下及治寒溫藥緊火煎服如劑大水少則藥味不出劑小水
多則煎耗太過無力煎時以溫紙封罐口及并熟用絹濾去
藥渣取清汁服之則行經絡而去病若濃濁則并力不行反
滯為害活人云補湯須用熟利藥不嫌生補藥用水二盞煎
至八分或三盞煎至一盞利藥一盞半煎至一盞或一盞煎
至八分中兒小兒以意減水數
又主病藥宜先煎如發汗則以麻黃為主須先煎麻黃一二
沸然後入餘藥全煎餘倣此止汗先煎桂枝和解先煎柴
胡下藥先煎枳實吐藥先煎梔子溫藥先煎乾姜行血先煎
桃仁利水先煎猪苓止瀉先煎白朮消渴先煎天花粉止痛
先煎白芍藥發黃先煎茵陳發斑先煎青黛發狂先煎石膏
嘔吐先煎半夏勞力感寒先煎黃芪感冒傷寒先煎先煎羌
活暑疟先煎香薷風病先煎防風腹如雷鳴先煎煨生姜濕
疟先煎蒼朮
煎藥用炭為上桑柴次之抱朴子言仙經云一切仙藥不得
桑木煎則不服

○服藥法

凡服藥病在上者食後徐徐服病在中者食遠服病在下者

宜空心頓服之以達下也○病在四肢血脉者○宜飢食而在晝○病在骨髓者○宜飽食而在夜○若嘔吐难納藥者○必徐：一匙一匙而進○不可太急也○又云少服則滋榮於上○多服則峻補於下○凡服後須三昔久方可食飯亦不可即眠令藥氣行也

○五味所禁

酸走筋、病無多食酸○苦走骨、病無多食酸苦○甘走肉、病無多食甘○辛走氣：病無多食辛○鹹走血：病無多食鹹　是謂五禁無令多食

○服藥禁忌

有朮勿食桃李及雀肉胡荽大蒜青魚鮓等物○有藜蘆勿食狸肉○有巴豆勿食蘆笋羹及野猪肉　有黃連桔梗勿食猪肉　有地黃勿食蕪荑○有半夏菖蒲勿食飴糖及羊肉○有細辛勿食生菜　有甘草勿食菘菜即白菜及海藻○有牡丹皮勿食生胡荽　有商陸勿食犬肉　有常山勿食生葱生菜　有空青硃砂勿食生血物　有茯苓勿食醋物　有鱉甲勿食莧菜　有天門冬勿食鯉魚○凡服藥不可多食生胡荽及蒜雜生菜　又不可多食肥猪犬肉油膩肥羹魚鱠腥臊等物○又不可食諸諸消物果実等　凡服藥通忌見死屍及產婦淹穢事○

○妊娠禁服藥類　娠音申妊娠孕也

蚖（蚖蝶）斑（斑猫）水蛭（音窒）及虻虫（音盲）○烏頭附子（黑附子）配天雄○野葛水銀

并巴豆○牛膝薏苡（薏苡仁）與蜈蚣○三稜代赭（代赭石）芫花麝○大戟蛇蜕

（音退）黃雌雄（雌黃雄黃）○牙硝芒硝牡丹（丹皮）桂○（官桂）槐花牽牛皂角同○半

夏南星（天南星）與通草○瞿麥乾姜桃仁○硇砂乾漆蟹爪甲○地膽

茅根都不容○

合宜一七是僊册○

○隨症用藥心法

外感四氣頭頭痛須用川芎○如不愈加各引經藥○太陽川芎○

陽明白芷○少陽柴胡○太陰蒼朮○少陰细辛○厥陰吳茱萸○巔

頂痛須用藁本太公川芎○肢節痛須用羌活太公風湿亦用○小

腹痛須用白芍藥○惡寒而頭痛加桂○惡熱而痛加黃柏○

腹痛須用青皮○脇下痛往來潮熱日晡潮熱須用柴胡○

腹中窄狹須用
蒼朮○肌
熱及吞痰
須用黃芩○
胃中熱嘈
須用梔子○

胃脘痛須用草豆蔻寒痛則宜胃中有火不宜○腹脹須用
厚朴白芍藥○腹中實熱大便燥結須用芒硝大黃○小便
黃須用黃柏數者濇者加澤瀉如莖中痛者用甘草稍○上
焦溼熱須用黃芩鴻肺火○中焦溼熱及痛須用黃連鴻心
火一下焦溼腫及痛須用酒洗防己草能胆黃柏知母鴻膀
脫火○口渴須用葛根茯苓禁半夏○内傷脾胃肌熱及虛
汗須用黃芪○脾胃受溼沉困無力怠惰嗜臥及公溼痰須
用白术○心下痞須用枳實黃連虛痞亦當當用○宿食不
消用枳實黃連佐以神麴麥牙更好○飲水多致傷脾胃須
用白术茯苓猪苓○水濁須用白术白茯苓白芍藥
内傷氣分補氣須用人參○氣虛驚悸恍惚須用茯神○
破滞氣須用枳殼利肺多服損胃中至高之氣○氣剌痛須
用枳殼看在何部分以引經藥導使之行則可○公滞氣須
用青皮瀉肝多服損真氣○治氣之擦木細行中下焦氣○
香附快滞氣○陳皮泄逆氣○紫蘇散表氣○厚朴泄衛氣
○換抑泄至高之氣而下行○藿香之馨香上行胃行○沉
香降真氣○片腦麝香散真氣○治氣之本○氣鬱及上升
之氣須用川芎香附山梔黃芩黃連○陰火衛上須用知母
黃柏佐以木香盖氣鬱
上升皆屬火也

內傷血分

補氣血不足須用炙甘草或益母草夏枯草牛膝枸杞子龜板○血寒須用姜與桂○血熱須用生地黃苦參○和血須用當歸如血刺痛用當歸詳上下用根梢○破滯血須用桃仁紅花蘇木血竭牡丹皮○血崩須用蒲黃阿膠地揄百霜草棕櫚灰○血痛須香乳沒藥五靈脂凌霄花○血燥須用乳酪血液之物

內傷痰嗽須用五味子喘者用阿膠○太痰須用半夏熱痰加黃芩風痰加天南星胃中寒痰痞塞用陳皮白朮

瘡痛不可忍須用黃柏黃芩詳上下根梢及引經藥

眼痛不可忍須用黃連當歸以酒浸洗

凡用純寒純熱藥中須用甘草以緩其力寒熱相雜者用甘草以調和其性中滿者禁用甘草此其大略觸類通於各門可也

治風

風屬陽善行數變自外而入以鬱正氣故治風多風行氣開表藥又風入久變熱熱能生痰宜用祛風化痰藥又熱極生風風能燥液宜用清熱潤燥藥

治熱

治熱以寒寒藥屬陰故治熱多陰藥又鬱火宜發散宜用風門藥火鬱則發之升陽散火也夫熱燥皆屬陽宜與治燥門

通看。

治濕 氣虛不能運化水穀而生濕。濕宜補氣除濕藥。又且調中消導藥。行濕利二便藥。外濕宜汗散。宜用風門藥。風能勝濕也。夫濕寒皆屬陰。宜與治寒門仝看。

治燥 燥因血虛而肰。蓋血虛生熱。熱生燥是也。宜用解熱生津藥。及滋血潤燥藥。夫燥熱者皆屬陽。宜與治熱門通看。

治寒 治寒以熱。熱藥屬陽。故治寒多熱藥。外寒宜汗散。宜用風門藥。寒從汗解也。夫寒濕皆屬陰。宜與治濕門通看。

治瘡 瘡屬熱屬毒。故治瘡多清熱解毒藥。氣逆血滯。又宜行氣活血藥。

食治 孫真人謂醫者先曉病源。知其所犯。以食治之。食療不愈。肰後命藥。藥不特老人小兒相宜。凡嬌養及久病厭藥。窮乏無資藥者。俱宜以飲食調治。

凡言食某物忌某物者。養生家法也。脾盛善食者不拘。

傷寒彙言

內經熱論篇

（冬時中於寒邪即病名曰傷寒不即病者寒毒藏於肌膚至春变為溫病至夏变為熱病此熱病之辨也篇首言熱病者皆傷寒之類故以名篇若篇內岐的之所对則謂即病之傷寒篇終乃有溫與暑之論）

黃帝問曰今夫熱病者皆傷寒之類也或愈或死其死皆以六七日之間其愈皆以十日以上者何也不知其解願聞其故（熱病始於傷寒証治大同小異故日皆傷寒之類）岐伯對曰巨陽者諸陽之屬也（巨陽太陽也言其統攝諸陽為諸陽之所宗屬也）其脉連於風府（風府穴名在腦後入髮際一寸大筋內宛宛中疾言其肉立起言休其肉立下督脉陽維之會）故為諸陽主氣也（風府督脉也總督諸陽故為諸陽主氣）人之傷與寒也則為病熱熱雖甚不死（寒毒薄於肌膚阳氣不得發越而反怫鬱故為病熱）其兩感於寒

而病者必不免於死。一藏一府表裏俱受寒邪謂之兩感 帝曰：願聞其狀。謂傷寒病熱及兩感之狀 岐伯曰：傷寒一日，巨陽受之，以其脈經頭項循腰脊，以其下九字旧本無吳崑借補者 故頭項痛，腰脊強。二日陽明受之，陽明主肉，其脈俠鼻絡於目，故身熱目疼而鼻乾，不得卧也。陽明主肉是以身熱，身熱是以不得卧 三日少陽受之，少陽主膽，其脈循脇絡於耳，故胷脇痛而耳聾。三陽經絡皆受其病，而未入於府者，故可汗而已。府旧作藏，吳崑改此。已，止也。言未及於府者可汗而止，則夫已入於府者為不可汗，又可止也 四日太陰受之，太陰脈布胃中絡於嗌，故腹滿而嗌乾。五日少陰受之，少陰脈貫腎絡於肺，繫舌本，故口燥舌乾而渴。六日厥陰受之，厥陰脈循陰器而絡於肝，故煩滿而囊縮。三陰經絡皆受其病，而已入於府者，故可下而已。三陰以下十九字旧

本無吳崐僭補者言已入府者可下而止則夫未三陰三陽五藏
入於府者為不可下又可知也
六府皆受病榮衛不行五藏不通則死矣所謂其死皆以六七日之間者如此其不
兩感於寒者七日巨陽病衰頭痛少愈八日陽明病衰身熱少愈
九日少陽病衰耳聾微聞十日太陰病愈衰腹如故則思飲食十
一日少陰病衰渴止不滿舌乾已而嚏十二日厥陰病衰囊縱少
腹微下大氣皆去病日已矣所謂其愈皆以十日以上者如此帝曰治之奈何岐
伯曰治之各通其藏脉病日衰已矣言隨六經之病通其藏脉去其寒邪則病日止矣其
未滿三日者可汗而已其滿三日者可泄而已此言其傳經之邪自表入裏如上文
言者若其寒邪傳不以次與夫崇經不傳表裏變易則隨證脉處治
吐下汗和蚤暮異法此三十二字旧本無吳崐僭補之欲人通變云耳帝曰熱病已愈時

有所遺者何也遺邪氣衰太不盡如遺之在人也岐伯曰諸遺者熱甚而強食之故有所遺也若此者皆病已衰而熱有所藏因其穀氣相薄兩熱相合故有所遺也薄兩物摩盪之名帝曰善治遺奈何岐伯曰視其虛実調其逆從可使必已矣虛実有差其孰為逆孰為從皆宜調用之則可使必止也帝曰病熱當何禁之岐伯曰病熱少愈食肉則復多食則遺此其禁也天産作陽厚味發熱故食肉則復其旧病食入於陰長氣於陽故多食則熱有所遺帝曰其病兩感於寒者其脉應與其病形何如岐伯曰兩感於寒者病一日則巨陽與少陰俱病則頭痛口乾而煩滿頭痛巨阳証口乾煩滿少陰證二日則陽明與太陰俱病則腹滿身熱不欲食譫言譫言妄謬無序也身熱不欲食譫言陽明證腹滿太陰証三日則少陽與厥陰俱病則耳聾囊縮而厥水漿不入不知人六日死耳聾

少陽記囊縮而厥厥陰記帝曰五藏已傷六府不通榮衛不行如是之後三日乃死何也岐伯曰陽明者十二経脉之長也其血氣盛故不知人三日其氣乃盡故死矣故不知人三日六字為句凡病傷寒而成温者先夏至日為病温後夏至日為病暑所謂冬旹寒毒藏於肌膚至春變為温病至夏變為暑病熱極重於温也暑當與汗皆出勿止暑邪在表令人自汗自汗雨則暑邪當與汗皆出勿得止之謂止之畜邪為患也

傷寒論

経云春氣温和夏氣暑熱秋氣清凉冬氣冰寒此則四時正氣之序也然正氣亦能為病春傷於風夏必洞泄夏傷於暑秋必痎瘧秋傷於温冬必咳嗽冬傷於寒春必病温春時應暖而反寒夏時應熱而反凉秋時應凉而反熱冬時應寒

而反温非其時而有其氣此則時行不正之氣也（凡時行之為病從春分以後秋分以前天有暴寒者皆為時行寒疫也一名旹行傷寒此是節候有寒傷於人非觸冒之過也）若夫冬時天氣嚴寒水氷地凍萬類深藏君子固密則不傷於寒而体虛之人觸冒之者乃為傷耳其傷於四時之氣皆能為病而獨以傷寒為毒者以其最為殺厲之氣也中而即病者名曰正傷寒中而不即病者其寒毒藏於肌肉膚之間伏於榮衛之內至春因温煖之氣所發者名曰温病（春分以後夏至以前）至夏因暑热之氣而作者名曰热病（一名暑病夏至以後）熱病重於温病也雖曰傷寒寔為熱病热病乃汗病也夫正傷寒者一日足太陽經受病太陽者膀胱之經也為三陽之首故先受病發热惡寒頭項痛背膊腰脊強其脉浮二日足陽

明経受病陽明者胃之経也身熱目痛眼眶骨痛鼻乾不得眠其脉長
三日足少陽経受病少陽者膽之経也耳聾胷脇痛寒热往来嘔
而口苦其脉弦三陽経絡始相傳病未入於腑故皆可汗而解四
日足太陰経受病太陰者脾之経也為三陰之首是故三日已前
陽经受病訖傳之於陰而太陰受病焉腹満咽乾手足自温或自
利不渴或腹満時痛其脉細沉細其病邪在胸膈故可吐而愈五日
足少陰経受病少陰者腎之経也舌乾口燥而渇其脉沉沉濇六日
足厥陰経受病厥陰経者肝之経也煩満嚢縮其脉微緩此則三
陽三陰倶受病毒氣在胃故可下而愈七日病法當小愈所以然
者三陽三陰諸经傳病竟故也今七日已後病反甚者欲為再経

病也。再经病者，是陰陽諸經絡重受病故也。八日病不觧者，或是諸陰陽経络重受於病，或因發汗吐下之後毒氣未盡，所以病證犹有也。九日已上病不除者，或初一経受病即不能相傳，或已傳三陽経訖，而不能傳於陰，致停滞累日病證不罷者，或三陽三陰傳病已竟，又重感於寒，名為兩感傷寒，則腑臟俱受病，故日數多而病候改变，更有初得病潮熱自汗，詀語發渴，不悪寒反悪熱，揚手擲足，揭去衣被，或發黄斑狂乱，五六日不大便，則知病在正陽明胃腑也。其兩感傷寒者，一日太陽與少陰俱受病，則頭痛口乾煩滿。頭痛，太陽証；口乾煩滿，少陰證。二日陽明與太陰俱受病，則身热不食詀語腹滿。身热不食詀語，陽明；詀腹滿，太阴證。三日少陰陽與厥陰俱受病，則耳聾囊縮厥逆耳聾少陽記囊縮厥逆厥陰証水漿不入則不知人六日而死又有冬時。復有非節之暖名曰為冬溫毒與傷寒大異也。有病溫溫病冬者。汗出輒復熱。而脈躁疾。病不為汗衰。狂言不能食。病名陰陽交。陰陽交者死。

盖傷寒乃大病也。生死反掌。要隨機應變而治之也。設若脈證不明。誤用姜附四逆也湯麻黃麻黃湯令人汗多亡陽。誤用承氣大承氣湯令人大便不禁。誤用姜附四逆湯令人失血發狂。正為辛熱損其汗液寒涼耗其胃氣。燥熱助其邪熱。粗工誤人。莫此為甚。傷寒邪自外入実無定体。或入於陽經。或入於陰経。非但始太陽終厥陰論也。有自太陽始。日傳一経。六日傳至厥陰。邪氣衰而不傳而愈者。或有邪氣不衰而再傳者，或有始終只在一經者，或有間經而傳者，或有傳至二三經而止者，或有越經而傳者，或有初入太陽不作鬱熱，便入少陰，而成真陰證者，或有直中陰經，而成真寒證者，有證變者，有脉變者，有取證不取脉者，有取脉不取證者，又有二陽三陽同受而為合病者，有太陽陽明先後受而為併病者，有日傳二經而為兩感者。蓋病有標本，先病為本，後病為標。治有逆從，逆者正治，謂以寒治熱，以熱治寒，此乃逆病氣而正治之也。從者反治，謂以熱治熱，以寒治寒也，[illegible]病氣而從治之也。若夫常病用常法，理固易知。設有感冒非時暴寒而誤作傷寒治者，有勞力感寒而誤作真傷寒治者，有雜證類傷風而誤作傷寒治者，有直中陰經真寒證而誤作傳經之熱證治者，有溫熱病春溫病夏熱病而誤作正傷寒治者，有暑證而誤作傷寒治者，有如狂而誤作發狂者，有血證發黃而誤作濕熱發黃者，有蚊跡而誤作發斑者，有動陰血而認作鼻衄者，有譫語而認作狂言者，有獨語而認作鄭聲者，有女勞復而認作陰陽易者，有短氣而認作發喘者，有痞滿而認作結胸者，有心下硬痛下利純清水而俗呼為漏底者，有噦而誤作乾嘔者，有併病而誤作合病者，有正陽明腑病而認作陽明經病者，有太陽證無脉而便認作死證者，有裏惡寒而認作表惡寒者，有表熱而誤作裏熱者，有陰極發躁而誤作陽證者，有少陰病發熱而誤作太陽證者，有標本全不曉者。此幾件終世不相認者，比比皆然。若不明脉識證，論方得治，但一概妄治，則殺人矣。且如麻黃湯、桂枝湯仲景立治冬時正傷寒正傷風之方今人通治非時暴寒温暑之證則誤之甚矣又將傳經之陰證混同立論豈為善乎若夫寒邪自三陽傳次三陰之陰證外雖厥逆內則熱邪耳若不發熱四肢厥冷而惡寒者此則直中陰经之寒證也蓋先起三陽氣分傳次三陰血分則熱入深矣熱入既深表雖厥冷而內真熱邪也经云亢則害承乃制熱極反兼寒化也若先熱後復厥逆者傳經之陰證也經云熱極厥亦深熱微厥亦微定矣故宜四逆湯柴胡四逆湯大承氣湯酌微深而治之也如其初病便厥但寒無熱此則直中陰經之寒證也輕則理中湯重則四逆湯輩以温之經云發熱惡寒者發於陽也無熱惡寒者發於陰也尚何疑哉有病一經而用寒

藥熱藥之不同如少陰證有用白虎湯四逆湯柴胡四逆湯之寒藥者少陰證有用真武湯四逆湯通脉四逆湯之热藥者是知寒藥治少陰乃傳經之热證也是知热藥治少陰乃直中陰経之寒證也

治

正傷寒者大汗之大下之感冒暴寒者微汗之微下之勞力感寒者温補之解散之温热病者微解之大下之陰證者似陽證者温之陽證似陰證者下之陽毒者分輕重下之陰毒者分緩急温之陽狂者下之陰厥者温之濕热發黄者利之下之血證發黄者清之下之發斑者清之下之譫語者下之温之痞满者消之瀉之結胸者解之下之太陽證似少陰者温之少陰證似太陽者汗之衄

血者解之止之發喘者汗之下之咳嗽者清之解之在表者汗之散之在裏者下之利之在上者因而越之陷下者升而舉之從乎中者和解之直中陰經者補溫之若解表不開不可攻裏日數雖多但有表證而脉浮者尚宜汗之若表證解而裏證存者不可發表日數雖少但有裏證而脉沉實者急當下之如直中陰經真寒證脉無熱惡寒不寒渴尚宜溫補切忌寒涼若仝而異者明之似是而非者辨之盖辨脉定經識證用藥真知其為表邪而汗之真知其為裏熱而下之真知其為直中陰经而下溫之如此而汗如彼而下又如彼而溫之麻黄湯麻黄承氣湯承氣投之不差姜附湯回逆理中理中用之必當病奚逆乎然必須分輕重緩急老少虛实久病新發湯

婦人胎産室女經水大凡有産臨而傷寒者與男子傷寒治法不同若無胎産治亦相同婦人室女經水適來適斷寒熱似瘧者即是熱入血室但當和解表裏久病者過經不解壞證也新發者始病也老者血氣衰少者血氣壯緩者病之輕也急者病之重也寒藥熱服熱藥涼服中和之劑溫服戰汗分四證要知邪正盛衰傷寒四證照常例而治之也學者宜究心焉

時行證候

時行病者是春時應暖而反寒夏時應熱而反冷秋時應涼而反熱冬時應寒而反溫非其時而有其氣是以一歲之中病無少長率相似者此則時行不正之氣也從春分後夏至前其中無暴大

寒不氷雪而人有壯熱為病者此則屬春時陽氣發於冬時伏寒变為温病也從春分以後秋分以前天有暴寒者皆為時行寒疫也一名時行傷寒此是節候有寒傷於人非觸冒之過也若三月四月有暴寒其時陽氣尚弱為寒所折病熱猶小輕也五月六月陽氣已盛為寒所折病熱則重也七月八月陽氣已衰為寒所折病熱亦小微也其病與温病及暑相似但治有殊耳時行病始得一日在皮二日在膚三日在肌發汗愈四日在胸微吐愈五日入胃入胃乃可下也熱在胃外而下之熱承虚便入胃肰病要當復下之不得下胃中餘熱置此為病二死一生此輩不愈胃虚熱入胃爛微者赤斑出五死一生劇者黑斑出十死一生病人有強弱

相倍也若初得病起身無熱但狂言煩躁不安精神語言不相主當者勿以火迫但以猪苓散即五苓散取吐得吐隨手愈不得吐多不瘥也時行氣病時行傷寒一日足太陽经受病二日足陽明經受病三日足少陽经受病皆可汗而愈四日足太陰經受病其病在胸膈可吐而愈五日足少陰经受病其病在腹可下而愈六日足厥陰經受病此為三陽三陰俱受病毒氣入於腸胃故可下而愈七日洽當小愈所以然者三陽三陰经傳病竟故也今病不除者欲為再經病也再经病者謂經络重受病也

傷寒脉歌　　脉以證別證因脉求

傷寒傷風何以判寒脉緊濇風浮緩傷寒脉浮緊傷寒脉陰陽緊濇寸陽也尺陰也陰陽俱

盛。謂尺寸一般緊是寒傷於榮，濇是主無汗。○傷風
脉浮緩○風緩寒緊暑虛熱洪 傷寒惡寒風
惡寒傷寒惡寒　傷風惡風 傷風自汗寒無汗。傷風有汗　傷寒無汗 陽屬膀胱併胃胆陰
居脾腎更連肝浮長弦細沉微緩脉證先將表裏看陰病見陽脉
者生陽病見陰脉者死
傷寒脉之綱領浮中沉遲數有力無力。按至骨而見曰有力　按至骨而無曰無力

傷寒六经正病

太陽則頭疼身热脊強。頭項痛背膊腰脊強 一日傳至太陽膀胱经發热惡寒 陽明則
目痛眼眶骨痛鼻乾不眠。二日傳足阳明胃经身热目痛鼻乾不得眠 少陽耳聾脇痛寒热
嘔而口為之苦。三日傳足少陽胆經耳聾胸脇痛寒热往來嘔而口苦 太陰腹滿自利。瀉溏尺寸
沉而津不到咽。四日傳足太阴脾经腹滿咽乾手足自温或自利不渴或腹滿昔痛 少陰舌乾口燥。

五日傳足少陰腎厥陰煩滿囊拳六日傳足厥陰經絡难拘日數
经舌乾口燥而渴肝经煩滿囊縮
標本須明後先。先病者為本、後病者為標寒傷營榮寒傷而風傷衛。太陽為首爾之。
經经邪在可解肌解而腑可下。傳经五六日、邪入胃可下之。陽明為正陽明胃府病可下、
之主焉。少陽原乎中治。和解禁汗禁下。三陰经三門利乎変治有中中直
有傳。经傳謂傳足經足六而不傳手经手六則可以寒為足经足六之所司。
謂傳足经足六而不傳手經手六不可蓋熱為手經手六之所寃。
傷寒金口訣三十七方
這傷寒。世罕稀。多少庸醫莫能知。仲景名函名函遺著節庵泄。泄漏方千
金不易傷寒秘。方不同。治更異。治雜証而有方治傷寒而有治方即治也、治即方也。節庵或
自立方、或因方加減、故四時傷寒各有例。四時傳変傷寒各有治法惟有冬月
云方不同更異、

正傷寒○霜降以後○春分以前○名曰正傷寒○不與春夏秋冬春分至秋
霜降九月中春分二月中　謂之三
皆名曰時行同治○各有發表　升陽發表湯　寔表　表湯　蹀邪实兩妙方用在三
傷寒　治法
冬月臘無別治○他時不用真傷寒真中風○正傷寒表寔表虛各有中○
此二方　正中風
表虛自汗脉浮緩○傷風証　第二　蹀邪寔表　治正傷風證　蹀邪实表湯有奇功○　正傷風奪　汗者不可
服此表寔無汗脉浮緊○傷寒證　第一　升陽發表　治正傷寒　升陽發表湯　汗自鬆○背惡
方
寒背發熱○頭痛脊強一般說○俱屬太陽膀胱經○　熱此惡寒頭痛脊強　寒言証湯　傷風傷寒發
足太陽經　病狀一般　有汗無汗須分別有汗表虛無汗寔○有汗表虛脉浮緩
緊浮浮緩胸中決○但以有汗脉浮緩為傷風○無汗脉　無汗表实脉浮緩
浮緊　為傷寒以此分別二證　○春夏秋　第三　春分至秋
分名曰時行傷寒○春分二月中秋分另有方○通用羌活冲和湯○
八月中○寒露九月○節
九味羌活湯○春分至秋分此三皆天有暴寒者○皆為時行寒疫
也一名時行傷寒此是節候有寒傷於人通以九味羌活湯加減

治春溫

春分至夏至前有患頭疼發热不悪寒口渇者為温病也之用辛涼之藥微解肌不可發大汗裏證見者用寒涼之藥急攻下之○三月後得此證者謂之晚發用羌活冲和湯不愈用六神通解散主之

夏熱

夏至後有頭疼發热不悪寒口渇者亦名温病愈加热者名热病用辛涼之藥微解肌不宜發大汗裏證見者用寒涼之藥急攻下之

秋治濕

立秋至霜降前有患頭疼發热不悪寒身体痛小便短者名湿病用辛涼之藥加燥剤以解肌不宜發大汗裏證見者用寒涼之藥急攻下之隨時加減細斟量○温熱湿三証俱以羌活冲和湯按時加減療之○春温月夏暑月温病熱病用升麻葛根赤芍藥柴胡黄芩黄連薄荷葉石膏甘草之類秋涼月湿涼病用蒼朮○劉河間治温病熱病用防風通聖散加減療之○病證與冬皆相似○三時ゝ行傷寒春温夏热秋湿病證與冬月正傷寒皆相似也浅深表裏脉中寒詳傷之浅者傷之溪者病在表者病在裏者病在半表半裏者俱以脉訣詳察是也

○脉有浮脉浮主表浮而有力無力是知表之虚实脉有沉○沉脉主裏沉而有力無力是知裏之寒热半浮半沉表裏傳中脉主半表半裏中而有力無力是知表裡緩急○中肌肉之間陽明少陽也有力無力求

虛寔有力者為陽為寔為熱或溫溫補或解和解○和解者和其內
寔無力者為陰為虛為寒熱解其外邪
細推吹音尋更有汗吐下三法汗吐下滲和解溫補五法當施當設莫留停不通用汗
吐下滲和解溫補息方○兩感證傷寒兩感日雙傳二日傳一日太陽少
以變化而治之也
陰連膀胱與腎脉沉大浮口乾頭痛是真原頭痛巨陽証口乾煩滿
少陰經證○頭疼惡寒
邪入表口乾而　二日陽明與太陰沉長之脉胃脾兼目又痛鼻又
渴邪在裏
乾腹滿自利不能安○身熱不欲食譫語陽明經証腹滿太陰經証
身熱目痛邪在表不欲食腹滿邪在裏
三日少陽厥陰病膽肝脉息見沉弦耳聾脇痛囊縮厥耳聾少陽
經証囊縮厥陰經証三日傳六經
厥逆厥陰經証○耳聾脇痛寒熱而嘔　古人不治命由天變
邪在表煩滿囊縮邪在裏
解則當解矣苟復六日是再傳經表裏陰陽迭併受困　陶節庵泄
水漿不入而不知人六日死
漏方不問陰陽兩感傷傷寒兩感通用和沖靈寶飲○一服兩解陽經解陰經解
第四

雪洗湯更明表裏多少病治分先後細推詳表病多裏病微麻黄
葛根湯最奇如陽先受病者先以此方發表散之表緩裏急宜攻裏調胃承氣調胃承氣
湯急通之如陰先受病者先以此方攻裏下之寒中陰經口不乾身疼發熱自下利
脉沉細又無力回陽救急湯最的如裏先下利身体痛者又當以回陽救急湯温之都
言兩感無治法誰知先後有消息○結胸証候分輕重要知真偽雙解
柴胡双解飲六一湯六一順氣二方覓以手按心下硬痛乃結胸證也用六一順氣湯之治以手
按心下不痛乃滿悶也用柴胡双解飲加枳殼桔梗依姜仁治之
○若未經下者非結胸証也已經下之早者為結胸証也
○陽明證不得眠鼻乾目痛身熱微惡寒頭疼眼眶痛鼻乾不得眠脉来微洪足陽明經症
是根源第五柴葛解肌湯一劑猶如渴急遇甘泉○耳聾脇痛半表裏
耳聾胸脇痛寒熱往来嘔而口苦脉来弦數足少陽經証第六柴胡双解飲柴胡双解立甦痊○腹又

戴陽証

痛○咽又乾○腹滿而痛○咽乾而渴○手足自温○脉沉而有力○此因桂枝 第七
邪热從陽经傳入陰经也○足太陰经證

大黄湯可躅○太陰發黄頭有汗○足太陰脾經腹滿身目發黄小水不利大便實發渴或頭汗至
頸而逐○脉來沉重者○ 第八

茵陳將軍湯独羨○無熱自利是臟寒○足太陰脾經自受其寒身無热
自利不渴○脉來沉遲而無力○此屬藏寒○

加味理中湯最端○ 第九 行時晚發身大热時行三月
後謂之晚發證頭痛身热不惡寒○脉洪數○

第十 六神通解六神通解散須當啜○小水不利導 第十一

赤散○下焦蓄热憑斯決○傷寒小水不利○小腹滿或下焦蓄热或引飲過多○或小水短赤而渴脉沉數者以利
小便為先○通以此方治之○如初得病熱身无热但狂言煩躁不安○精采不與人當相主者○亦以此湯治之○

○一切下證並結胸○一切下證與結胃證 第十二 六一順氣六一順氣湯分明說○身有

熱○無惡寒頭無痛面赤○面赤微渴飲水不下咽○庸醫悞認為熱證○豈知虛火泛

上炎○殊不知元氣虛弱是无根虛火泛上也
自是戴陽名曰戴陽証多 十三 不曉○ 十三 復元湯服得

蓄血證

安然。身如朱（身黃如朱）眼似火（眼珠似火）發斑狂叫誤認我，病在三焦

無人識。壞傷寒証。十四 三黃石膏湯最可。發斑之證先欬嘔，耳聾足冷定

無他。（凡汗下不解，耳聾足冷煩）問欬嘔便是發斑之候。休發汗。愈斑爛（不可發汗，重令開泄，更加斑爛也）

十五 消斑青黛飲莫慢。勞力感寒證又異。十六 調榮養衛金不換。（調榮養衛湯）

內傷氣血外感寒。（內傷氣血外感寒邪）莫與傷寒一例看。身出汗熱又渴。（症）

（身熱而口渴，有汗不解，或經汗過渴不解，脈來微洪。）十七 如神白虎湯最確。（無渴不可飲此湯）十八 ○食積證

類傷寒。發熱不惡寒嘔逆，身不痛。頭痛休疑痰。只消加味調中飲。

氣口緊盛（右手氣口脈來緊盛即是）（飲食內傷）。（蓄）小水利，大便黑。（小腹滿痛）十九 桃仁

承氣（氣湯）對君說。熱邪傳裏蓄血證。血熱自利病安貼。（未服藥前而血）

自下者。為欲愈。○吐血（熱毒入深，吐盤（鼻衄成流）不止者）二十 另有方，生地芩連湯最切。若見

不必服藥。（血不止者）

結热利

目目口鼻並出血者則為上厥下竭不治之証也○

○陰格陽○陰盛格陽难遍詳○陰極發躁

徵渴面戴陽○二十一面赤○向戴陽者下虚也欵坐井中欵坐卧於泥水井中脉無力○脉沉遅無力或脉全無欲

絶者急服回陽返本湯○凡見厥冷下利語詰者不治○水不下咽瘀血證○煩躁渴欵飲水

水入不下咽者屬瘀血在上焦則邪热入裏也○二十二加味犀角地黄湯○血瘀結胸証亦用加味犀角地黄湯治

之○○真中寒○真厥證○寒邪直中陰经真寒證不従陽经傳来初病起無頭疼無身热止思寒面如刃刮故昏者

口不渴四肢厥冷或過肘膝或手指甲青或胃腹中满或腹痛吐

瀉或口吐白沫或口流冷誕或戰慄引衣目蓋踐卧沉重脉沉遅無

力或至無脉者二十三回陽救急湯連進○○陽毒發斑狂妄乱言大渴呼喊○脉洪数○面赤脉洪数有

力二十四三黄巨勝湯之證○○原無热○精采不與人相攝热結胱膀休悞下○

有患傷寒初得病○身无热○狂言煩躁不安○精采不與人相當○不

可相當不可認為狂發而用下藥○死者多矣○殊不曰邪热结膀

脱○名曰如狂証二十五桂苓飲子真奇異○心下硬痛利清水○下利清水纯結热利証

醫莫測，又譫語（譫病人自言也），又發渴身热，黄龍湯（二十六）勿錯。（身無热者用六一順氣湯）

○頭搖口噤名痙痓（傷寒重感寒濕則成剛柔二痓，頭向赤項強直，手足搐，頭搖口噤，身背反張，與瘈瘲同治）

發痓

法，如聖飲（二十七）内抽添訣。○瘥後昏沉热渴語（傷寒瘥後昏沉，發热作渴，詀語尖神）

百合卷

柴胡百合湯（二十八）休越。（○百合病勞復食復俱全，此方治之）○六陽證過汗多（曰發汗太多，衞虛亡

六陽証

陽，汗不止。）亡頭眩振振，病不和（目汗後太虛，頭肉瞤筋惕，筋肉跳，虛太眩振振歎倒地，前記共此動也）

甚。（○或下後利不止，疼痛。脉來無力者。）身溫（二十九）經益元湯最和方治之。○男女勞復

陰陽易。逍遙湯（三十）治。脉沉痾。○脚氣證類傷寒，禁用補劑與湯丸。（禁用

補劑，淋洗）及暑中身热寒中冷。（暑中三陽所患必热，脉來數；寒中三陰所患必冷，脉來遲。）

浮風弱濕脉之端。（起於風者脉來浮，起於濕者脉來弱。）便閉嘔逆難伸屈。加減（三十一）續命

湯保全。○撮空證仔細認，休認風證悞人命。尋衣摸床為證驗。又

越経証

手捫胸不識人。讝言昏沉不省人事只因汗熱相傷肺。只因汗熱秉于肺金元氣虛而不能自主持。三十二升陽散火效如神。升陽散火湯睡覺中忽言語。夢寐昏昏神不主。稀粥與之雖吞嚥形如中酒多不欒。心火剋肺越経證。傷寒後心下不硬腹中不滿。二便如常。身無寒熱漸變神昏不語。或睡中独自語一二句目赤唇焦舌乾不飲水。稀粥與之則嚥。不與則不思形如醉人。三十三此丙熱邪傳入手少陰心経。目心火上而逼肺金所以神昏。名曰越経證。瀉心導赤湯急取。○身熱渴。不頭疼。不惡寒神思昏昏乱語言。三十四倫語口干無小水不利大便黑。悞投涼藥喪黄泉。病傳心脾夾血證。當歸活血湯最玄。○夾痰證。類傷寒。寒熱昏迷頭又眩。涎干口中為證驗。七情内傷損之根。神出舍空乱言語。三十五加味導痰湯可增。○大頭病。是天行。頭項腫疼寒熱煎。一劑芩連三十六消毒飲。痰飲喉痺盡安痊。天行大頭病發熱惡寒頭項腫

痛脉洪敢非痰火治之其喉痺○狀是先賢千古秘不是知音莫

者亦照此方治之

浪傳○

三十七 再造散

終

一 升陽發表湯麻黄○羌活風芎升白芷○二 疎邪實表湯桂枝○羌活防風芎白术○三 羌活

衝和湯芎芷○風术辛甘芩地黄○十神湯蘇升葛附○芎甘陳芷芍麻黄○四 冲和靈寶飲

羌防○芎芷辛甘芩地黄○餞上柴胡併乾葛○石膏兩感是奇方○五 柴葛解肌湯羌芷○芍

藥甘草桔梗芩○六 柴胡雙解飲黄芩○半夏參甘芍藥陳○七 桂枝大黄湯芍藥○甘草柴

胡枳實加○八 茵陳將軍湯梔子○厚朴枳實甘草芩○九 加味理中湯參术○乾姜甘草桂

陳芩○十 六神通解散羌活○川芎蒼术細辛芩○甘草麻黄石膏滑○時行晚發此方尋○

十一 導赤散即五苓散○滑石山梔甘草添○十二 六一順氣湯柴芩○芍藥朴實硝黄草○十三 復元

湯附参薑艸○五味門冬知母連○十四三黄石膏湯麻黄梔子豆豉一合當○十五消班青黛
飲柴胡○生地玄参梔子都○知母石膏犀角好○黄連甘草大参和○葛蔯退黄湯梔柏○柴胡
滑石及升麻○芩連龍膽通甘草○便寔須黄弱用参○十六調榮養衛湯芪参歸术柴升甘
草真○陳羌防風生地黄○川芎細辛前止湯○十七如神白虎湯石膏知母晚粳米甘艸○人
参五味麥門冬○山梔子易天花巧○十八加味調中飲山査○神麯白术枳寔嘉○蒼术陳皮
厚朴艸○黄連草果炒乾姜○十九桃仁承氣湯硝黄歸芍柴青寔桂草○二十生地芩連湯芎
芍○柴胡梔子桔甘犀○二十一同陽返本湯附子乾姜甘艸兩方同○肉桂陳皮門冬麥○人参
五味臘茶香○二十二加味犀角地黄湯○丹芍歸紅陳桔草○二十三同陽救急湯附子乾姜甘草
古方詳○肉桂人参白术炒○陳夏茯苓五味鑲○二十四三黄巨勝湯石膏寔梔甘草大黄硝
○二十五桂苓飲子用澤瀉○知母黄柏术梔甘○二十六黄龍湯朴寔硝黄○人参當歸甘草當○

上海辭書出版社圖書館藏中醫稿抄本叢刊

陶節庵秘用三十七方即註槌法

第一
升陽發表湯麻黃。麻黃湯麻黃杏仁桂枝甘草羌活風芎升白芷。即麻黃湯
治冬月正傷寒。發熱惡寒頭項痛背膊腰脊強無汗脉浮緊
此是足太陽膀胱經受邪為表証當發汗。以頭如斧劈身似
火熾者。

麻黃去根節　杏仁去皮尖　甘草　羌活。防風　川芎
升麻　白芷　水二鍾薑三片葱白頭二莖槌法加江西淡豆
豉一撮煎之熱服取汗宜厚被覆首裹足汗出藥止不得多
服。

喘者去升麻加葛根　身体痛者去杏仁加蒼木芍藥　身
痒面赤者以其不得小便出故也去杏仁升麻白芷加柴胡
赤芍藥　胸中飽悶者加枳殼桔梗　本經感寒深重服湯
不作汗宜再服。至二三劑而汗不出者死　本經汗後不解

者宜再服量審輕重用麻黄升麻分多寡為當

第二 疎邪寔表桂枝湯 桂枝湯桂枝赤芍藥甘草羌活防風芎白术 即桂枝湯

治冬月正傷風發熱惡寒頭疼脊強自汗脉浮緩此是足太陽膀胱經受邪為表證當寔散邪無汗者不可服此湯

桂枝 赤芍藥 甘草 羌活 防風 川芎 白术 水二鍾姜三片棗二枚槌法加膠漆飴二匙煎之温服

喘加杏仁柴胡 胸中飽悶加枳殻桔梗 汗不止加黄芪

第三 羌活冲和湯 芎芷風术辛甘芩地黄 九味羌活湯

治春夏秋三時感冒非時暴寒發熱惡寒頭痛脊強無汗脉浮緊此是太陽膀胱經受邪是表證宜發散不與冬時正傷寒全治法 其春夏秋感冒非時傷寒風亦有身熱惡寒風頭痛脊強自汗脉浮緩宜表實本方去蒼术加白术汗不止去細辛加蜜炙黄芪 即加減冲和湯汗再不止以小柴胡湯加桂枝芍藥一錢效 此湯非独治三時暴寒春可温治夏

可治热。治秋可治濕。治雜証亦有神功也。

羌活　川芎　白芷　防風　蒼朮　細辛三分或五分不可多

甘草　黄芩　生地黄　水二鍾姜三片棗二枚煎至一鍾。

槌法加搗葱白頭汁五匙入藥再煎一二沸。如發汗热服止

汗温服。夏月加知母石膏。名神朮湯。

如服復此湯後不作汗。本方加蘇葉。喘而身热悪寒。本方加

杏仁。汗後不解。宜要服汗下兼行　加大黄。釜底抽薪之法

如胃中飽悶去生地黄加枳殼桔梗

治

十参神湯蘇升葛附。芎甘橘赤芷芎麻黄。

紫蘇葉　升麻喘者去之　葛根　香附　川芎　甘草　陳皮

白芷　赤芍藥解煩熱利小便　麻黄苦温發表泄衛實去榮中寒　喘加杏仁

中滿氣窒加枳殻　加姜三片葱白頭二莖水煎熱服取

汗。

○大凡風寒之於表，不過發汗，如麻黄湯、桂枝湯，而体認病不真者，不可輕用麻桂二方，只以九味羌活湯、十神湯等揣而用之，此藥平穩，不過發表取汗而已。

第四

冲和靈寶飲羌活，防芎芷辛甘芩地黄。饒上柴胡併乾葛，石膏兩感是奇方。

治兩感傷寒，起於發熱惡寒，頭痛舌乾口燥，以陽先受病多者，以此擬湯之，中病即愈。

羌活　防風　川芎　白芷　細辛　甘草　黄芩

生地黄　柴胡　乾葛根　石膏　水二鍾，煨生姜三片，棗

二枚槌法加黑豆一撮煎之溫服取微汗為愈

如不愈如表證多而甚急者方可加用麻黃葛根為解表如裏証多而甚急當者先以調胃承湯為攻裏如以陰証自中病發熱不渴身痛下利脉沉細無力踡臥昏重者又當先救裏溫之以回陽救急湯是分表裏虛而治此其權變大法也。

第五

柴葛解肌湯羌芷芍藥甘草桔梗芩　即葛根湯

治足陽明胃経受邪病身熱微惡寒頭疼眼脏痛鼻乾不得眠脉来微洪宜解肌　此候属明陽経病其正陽明胃府病别有治法　正陽明胃府病用大柴胡湯或六一順氣湯主之

柴胡　葛根　羌活　白芷　芍藥　甘草　桔梗

黃芩　本経無汗惡寒甚者冬月去黃芩加麻黃三時去黃芩加紫蘇葉　水二鍾姜三片棗

二枚槌法加石膏末一錢煎之熱服

第六

柴胡雙解飲黄芩半夏參甘陳芍藥即小柴胡湯

治足少陽胆經受病耳聾胷脇痛寒熱往來嘔而口苦脉來弦數屬半表半裏宜和解此證胆無出入有三禁不可汗下利小便也止有小柴胡湯一方隨病加減治之再無別方

柴胡　黄芩　半夏製姜　人參　甘草　陳皮　白芍藥

水二鍾姜一片棗二枚槌法入生艾葉汁三匙煎之温服

嘔加竹茹姜汁　渴加知母天花粉　痰多加貝母瓜蔞仁　齒燥無津液加石膏　嗽加五味子金沸草　鼻血加生地黄　脇痛加青皮　未經下而心中飽悶者非結胷証也乃表邪傳至胷中未入於府証雖滿悶尚為在表加枳殼桔梗服效未効再加黄連瓜蔞仁一服豁然　心下痞滿加枳实黄連　內熱甚錯語心煩不得眠加黄連山梔子黄栢　小便不利加白茯苓　大便泄瀉加猪苓澤瀉白朮白茯苓　夾熱而利加炒黄連白芍藥　寒熱似瘧加桂枝　壞証加鱉甲　虛煩類傷寒證加竹葉炒粳米　少陽陽明合病口燥目疼加葛根芍藥　男子熱入血室加生地黄　婦人

熱入血室，加當歸、紅花。老婦人傷寒無表症，其熱勝者，加大黃。甚者再加芒硝。

第七 桂枝大黃湯。芍藥、甘草、柴胡、枳實，加。即桂枝湯內加大黃

治足太陰脾經受病。腹而滿痛。咽乾而渴。手足自溫。脉沉而有力。此因邪熱從陽經傳入陰經也。

桂枝　大黃　芍藥　甘草　柴胡　枳實

本經不惡寒而喘者，去甘草，加大腹皮。水二鍾，姜一片，棗二枚，槌法加檳榔磨水三匙，煎之，溫服。

第八 茵陳將軍湯。梔子、厚朴、枳實、甘草、芩

治足太陰脾經，腹滿。身目發黃。小水不利。大便實。發渴，或頭汗至頸而還。脉來沉重者。

茵陳　大黃（稱將軍）　山梔子　厚朴　枳實　甘草　黃芩

大便自調者，去大黃、厚朴，加大腹皮，利小便，以清為效。水

二鍾姜一片槐法加燈心一握煎之熱服以利為度

但頭汗身無汗小便不利渴飲水漿身必發黃加猪苓澤瀉白朮白茯苓滑石

第九　加味理中湯参朮乾姜甘艸桂陳苓

治足太陰脾經受病身無熱自利不渴脉来沉遲而無力此為藏寒本經自受其寒也

人参　白朮　乾姜　甘草　肉桂　陳皮　白茯苓

水二鍾姜三片棗二枚煎之臨服槐法加炒陳壁土一匙調服取土氣以助胃氣

本經嘔吐者加半夏姜汁　本經腹濡満時痛者去甘艸急温之　本經踡卧沉重利不止者少加附子　利後身体痛者急温之加附子　自利腹満不痛者加木香磨姜汁調服和之　厥陰經消渴氣上衝心飢不欲食食即吐蛔腹痛大便实者加大黄發少許利之

第十六神通解散羌活川芎蒼朮細辛芩甘草麻黄石膏滑時行晚發

此方尋

治昔行三月後謂之晚發頭痛身熱不惡寒脉洪數先用羌活冲和湯不愈後復此湯

羌活　川芎　蒼朮　細辛　黄芩　甘草　麻黄　石膏

滑石　水二鍾姜三片槌法加淡豆豉一撮葱白頭二莖煎之熱服取汗中病即止

十一導赤散即五苓散滑石山梔甘草湯

治傷寒小水不利小腹滿或下焦蓄熱或引飲過多或小水短赤而渴脉沉数者以利小便為先惟汗後而亡津液與陽明汗多者則以利小便為戒

猪苓　澤瀉　白朮　白茯苓　桂枝　滑石　山梔

甘草　水二鍾姜一片燈心二十莖搥汁加塩二字調服

中湿身目黄者加茵蔯　水结胃证加木通　如小水不利而見頭汗出者乃陽脱也　如初得病起身無热但狂言煩躁不安精彩語言不與人相主當者亦以此湯治之以指探吐得吐即愈

六十二 順氣湯 柴芩芍藥朴实硝黄草

本方可代大承氣湯小承気湯調胃承湯三一承氣湯大柴胡湯大陷胃湯等方

治傷寒热邪傳裏大便结实口燥咽乾怕热話語揭衣狂妄揚手擲足斑黄陽结厥潮热自汗胸腹满硬遶臍疼痛等症

柴胡　黄芩　芍藥　厚朴　枳实　芒硝　大黄　甘艸

水二鍾滚三沸後入藥煎至八分搥汁臨服加鐵鏽水三匙調服立效取鐵性沉重之義最能墜热開结

潮热自汗話語發渴不悪寒反悪热揚手擲足揭衣被狂妄斑黄大便实者俱屬正陽明胃府病依本方　口燥咽乾

大便実者属少陰経依本方　下利純陽心下硬痛而渴者
属少陰経依本方　怕热発渴譫矣手足下冷下热大便実
者陽厥記属厥陰経依本方　舌巻囊縮者難治須急下之
　譫語発渴大実便遠脐硬痛者有燥屎依本方　热病目
不問謂胃水已竭不能照物病已篤矣惟宜急下依本方目
中不了了即目不明也　轉屎氣者謂下泄也有燥屎為旨
下之依本方如更衣者止後服不必盡剤也不更衣者宜再
少與大便通者愈　结胃证心下硬痛　不可近燥渴譫語
大便実者依本方云甘草加甘遂桔梗　凡傷寒過経及老
弱并氣血兩害之人或婦人産後下証戒有下後不鮮戒有
表証尚未除而裏證又急故有此戒　大凡傷寒邪热傳
裏结実須有热氣深浅用薬今之庸俗不分當急下可小與
宜微和胃気之論一概用大黄芒硝乱投湯剤之下因茲枉
者多矣夫傷寒之邪傳来非一治之亦當有别耳病有上中
下三焦俱傷者則痞滿燥実堅俱全宜用大氣湯厚朴之温
以消痞枳実之苦寒以泄滿大黄之苦寒以泄実將热苦硝
之鹹寒以潤燥軟堅去其病斯愈矣上焦傷者有痞滿実而
無燥堅用小承気湯厚朴枳実以除痞滿大黄以泄実热不
用芒硝因不燥甚堅軟恐傷下焦血分之真陰謂不代其根
本也中焦傷者無痞滿而有実燥堅用調胃承氣湯大黄以

泄实芒硝潤燥軟堅甘草和中不用厚朴恐傷上焦虛無亂之元氣若夫大柴胡湯則有表證尚未除而裏證又急不得不下者以此湯通表裏而緩治之猶有老弱及氣血兩虛之人亦宜用此故經云轉藥孰緊有芒硝者緊也大承氣湯最緊小承氣湯次之調胃承氣湯又次之大柴胡湯又次之其大柴胡湯加大黃小柴胡湯加芒硝方為轉藥蓋為病輕者設也仲景云又蕩滌傷寒熱積皆用湯液切禁丸藥不可不知也

十三

復元湯附參姜卅五味門冬知母連

治有患傷寒身熱無惡寒無頭痛面赤微渴飲水不得入咽不煩便佐燥悶目無精光口舌無倫論語脉數無力庸醫不識呼為熱證而用凉藥悞矣殊不知此因汗下太過元氣虛弱是無根虛火泛上名曰戴陽證

熟附子　人參　乾姜　甘草　五味子　麥門冬　知母

黃連　水二鍾姜一片棗二枚葱一莖煎之槌法加童便三匙冷服

十四 三黄石膏湯麻黄梔子豆豉一合嘗

治陽毒發斑身黄如塗朱眼珠如火狂叫欲走六脉洪數煩渴欲死面赤鼻乾齒黄舌燥過經不解已成壞証表裏皆眛熱款發其汗病熱不退又復下之大遂便頻小便不利亦有錯治温証而成此証者又八九日已經汗下後脉洪數身壯熱拘急汎重欲治其内由表未解欲發其表則裏証又急趦趨不能措手待瞥而已昧不知熱在三焦閉塞經絡津液焚衛不通遂成此証又治汗下後三焦生熱脉洪詁語不休書夜喘息鼻時加衄身目俱黄狂叫欲死者通用此湯治之

黄連　黄芩　黄栢　石膏　麻黄　山梔子　淡豆豉合一

水二鍾姜三片棗二枚槌法加細茶一撮煎之熱服

十五 消斑青黛飲柴胡生地玄参梔子都知母石膏犀角好黄連甘草

大参和

治熱邪裏傳裏實表虛血熱不散熱氣乘虛出於皮膚而為斑也輕則如疹子重則如錦紋重甚則斑爛皮膚或本屬陽

誤投熱藥。或當汗而不汗。或當下不下。或下後未鮮。皆能致
然不可發汗重令開泄。更加斑爛也。然而斑之方萌。與蚊
相類。發斑多見於胸腹。蚊跡惟見於手足。脈陽洪大。病人皆
憒。先紅後赤者。斑也。陽脈不洪大。病人自靜。先紅後黃者。蚊
跡也。其或大便自利。怫鬱氣短。燥糞不通。黑斑者。不治也。
凡汗下不解。耳聾足冷。煩悶欬嘔。便是發斑之候。

青黛　柴胡　生地黃　玄參　山梔子　知母　石膏

犀角　黃連　甘草　人參　大便實者去人參加大黃　水二鍾。姜一片。

棗二枚。煎之臨捷加苦酒一匙調服。一云醋。

補

茵陳退黃湯。梔柏。柴胡滑石及麻升。芩連龍膽通甘草。便實須黃弱用參。

治傷寒發黃證。身目俱黃如金色。小便如濃煎黃柏汁。諸藥不效者。

茵陳　山梔子　黃柏　柴胡　滑石　升麻　黃芩　黃連

龍膽草　木通　甘草　大便實者加大黄　體虛弱加人參　加燈心水煎服

○外用生姜搗爛時時於黄處擦之其黄自退

十六

調榮養衛湯　芪參歸朮柴升橘甘草羌活防風生地黄川芎細辛

加減好古

治因時有患頭疼發熱惡寒身体沉倦作痛脚腿痠疼無加自汗或口微渴脉浮空而無力庸医不識因見頭疼發熱惡寒便呼為正傷寒而大發汗其所以輕重而誤人多矣殊不知勞力內傷氣血外感寒邪宜用甘溫之劑則愈名曰勞力感寒証○有下証者大柴胡湯下之則痊

黄芪　人參　當歸　白朮　柴胡　升麻　陳皮　甘草

羌活　防風　生地黄　川芎　細辛　水二鍾姜三片棗

二枚槌法加葱白頭二莖煎之温服
喘嗽去升麻加杏仁　痰盛者去防風細辛加瓜蔞仁貝母
口渴加知母天花粉　乾嘔者加製半夏　汗不止去細
辛加芍藥　胃中煩熱加山梔竹茹　胸中飽悶加枳殼枳
実桔梗　腹痛去黄芪白术加芍藥乾薑和之　其因血鬱
内傷有痛處或大便黑去黄芪白术羌活防風細辛加桃仁
紅花太甚者加大黄下冬瘀血則愈後仍用本方調理　其
内傷夾外感者以補中益氣湯八味為主從六經所見之症
加減用之　如見足太陽經証頭項痛腰脊強加羌活藁本
桂枝　如見足陽明經症身熱目疼鼻乾不得眠倍升麻加
葛根　如見足少陽經證耳聾胷脇痛倍柴胡川芎加黄芩
半夏　如見足太陰經証腹満咽乾加厚朴枳実　如見足
少陰經証舌乾口燥而渴加桔梗生甘草　如見足厥陰經
證煩満囊縮倍川芎　如変証発斑倍升麻加葛根玄参
内傷夾痰加半夏竹瀝仍入薑汁傳送

十九
如神白虎湯　石膏甘草知母晚粳米人参五味麥門冬山梔子易
天花粉

治身熱口渴、而有汗不解、或經汗過、渴不解、脉来微洪宜用此湯、此藥為太忌

石膏　甘草　知母　晚粳米　人参　五味子　門冬

山梔子　如大渴心煩背悪寒者、去山梔子用天花粉、　心煩者、加竹茹一團　水

三鍾、姜一片、棗二枚、槌法加淡竹葉十片煎之熱服

兼治湿温証熱不退、而大便溏者、依本方加蒼朮

六
加味調中飲　山查神麯白朮枳寔嘉蒼朮陳皮厚朴艸黄連草果

炒乾姜

治食積証、類傷寒、頭疼發熱不悪寒、氣口脉来緊盛、即是飲食內傷、但身不痛、與為異耳、經云、飲食自倍、腸胃乃傷、食輕則消化、食重則吐下、此良法也

山查　神麯　白朮　枳実　蒼朮　陳皮　厚朴　甘艸

黄連炒姜汁　草果　乾姜炮　腹中痛加梔仁　痛甚大便

實热去草果乾姜加大黄下之　水二鍾姜一片煎之槌法

臨服加木香磨取汁調服

心中兀兀欲吐者與乾霍乱同吐法用滚水一碗入塩一撮

皂莢末五分探吐

十九

桃仁承氣湯　硝黄帰芍柴青实桂草

治热邪傳裏热蓄膀胱其人如狂小便自利大便色黑小腹

满痛身目俱黄話語燥渴為蓄血証脉沉有力宜用此湯下

尽黑物則愈未服藥前而血自下者為欲愈不必服

桃仁　芒硝　大黄　當帰　芍藥　柴胡　青皮　枳實　桂枝

甘草　水二鍾姜一片煎之臨服槌法加蘓木汁三匙調服

二十

生地芩連湯　芎芍柴胡梔子桔梗甘草

治鼻衄成流，久不止者，或熱毒入深，吐血不止者，若見耳目口鼻並出血者，則為下厥上竭，不治之証也。

生地黄　黄芩　黄連　川芎　芍藥　柴胡　山梔子

桔梗　甘草　犀角如無犀角，升麻代之

水二鍾，棗二枚，煎八分，槌法加茅根搗汁，磨京墨調飲。如無茅根，以藕搗汁亦可。

外用紙法：水紙搭於鼻中。

如出血過多，錯語失神，撮空閉目，不知人事者，全治法。

二十一

回陽返本湯

附子　乾姜　甘艸兩方同。　肉桂　陳皮　門冬麥　人參　五味　臘茶香。　本方與回陽救急湯相彷彿

治陰盛格陽，陰極發躁，微渴、面赤，欲坐卧於泥水井中，脈沉遲無力，或脈全無欲絶者，不可服涼藥，若誤認為熱証而投涼藥，死不可復生。知服熱藥而躁不止者，宜再服，躁自定矣。決不可服涼藥也。

大附子炮用　乾姜炮　甘草炙　肉桂　陳皮　麥門冬

人参　五味子　臘茶　嘔吐者，加姜汁炒半夏。無脉者，加猪胆汁一匙。向戴陽者，下虛也。澄清泥漿水二鍾，加葱七莖，黄連少許，煎之。槌法：臨服加蜜五匙，頓冷服之，取汗為效。

二十二

加味犀角地黄湯丹芍歸紅陳桔草。

治煩躁渴欲此飲水，水入不下咽者，屬瘀血在上焦，則邪熱入裏也。

犀角　生地黄　牡丹皮　赤芍藥　當歸　紅花　陳皮　桔梗　甘草　水二鍾，姜三片，煎之。槌法：臨服加生藕節汁（搗）三匙，温服。

兼治有傷寒衄血將解未盡，或熱極吐血不盡，醫不知其証，遂用凉藥止住，其血留结心胃之間，故滿痛而成血結胸。

證。亦可加味犀角地黄止治之、

二十三
回陽救急湯　附子。乾姜甘草古本詳。四逆湯　肉桂人参白术炒。橘陈夏

茯苓五味子鑲。

治寒邪直中陰經真寒證。不從陽經傳來。初病起無頭疼。無身熱。止惡寒。面如刀割。或唇青口不渴。四肢厥冷。或過肘膝。或手指甲青。或胃腹痛中滿。或腹痛吐瀉。或口吐白沫。或口流冷涎。或戰慄引衣目蓋。蜷卧沉重。脉沉遲無力。或至無脉者。

大附子製用　乾姜炮　肉桂　人参　甘草炙　白术炒

陳皮　半夏製　白茯苓　五味子　水二鍾姜三片煎之

槌法臨服加麝香三釐調服中病以手足温和即止不得多服如後止可用加味理中湯加減治之

無脉者加猪胆汁一匙　嘔吐不止加姜汁　泄瀉不止加
升麻黄芪　嘔吐泥沫或有小腹痛加盐炒吴茱萸

二十四
三黄巨勝湯石膏梔寔甘草大黄硝
治陽毒發斑。狂妄乱言。大渴叫喊。目赤脉数有加。○發斑黄
大渴大便燥实上氣喘急舌卷囊缩者难治权以此湯刼之
黄連　黄芩　黄柏　石膏　山梔子　枳实　甘草
大黄　芒硝　水二鍾姜一片枣二枚煎之槌法臨服加泥
漿清水二匙調服

二十五
桂苓飲子用澤瀉知母黄柏术丼。
治有傷寒初得病起。身无熱。但狂言煩躁不安。精采不與人
相當。不可認為發狂。而用下藥。死者多矣。殊不知此因邪熱
结膀胱。名曰如狂證。
桂枝　猪苓　澤瀉　知母　黄柏　白术　梔子　甘艸

水二鍾姜三片煎至一鍾槌法加滑石末一錢煎三沸温服

取微汗為度

二十六

黄龍湯　朴实硝黄人参當帰甘草

治有患心下硬痛下利純清水譫語發渴身熱庸医不識此記但見下利便呼為漏底傷寒而便用熱藥此之就如抱薪積火誤人多矣不知此因熱邪傳裏胃中燥屎结实此利非内寒而利乃日逐自飲湯藥而利也直急下之名日结实利證身有熱者宜用此湯身无熱宜用六一順氣湯

厚朴　枳寔　芒硝　年老氣血虛者去之　大黄　人参　當歸

甘草　水二鍾姜三片枣二枚煎之槌法加桔梗一撮再煎

一沸熱服

二十七

如聖飲　羌風芎芷芍夏歸烏柴草芩

治傷寒重感寒濕則成剛柔二痓　頭向赤項強直　手足搐
頭搖口噤身背反張與瘛瘲同治法
羌活　防風　川芎　白芷　芍藥　半夏　當歸
烏藥　柴胡　甘草　黃芩　無汗是剛痓加麻黃蒼朮
有汗是柔痓加桂枝白朮　口噤咬牙者如大便實用大黃
利之　水二鍾姜三片煎之槌法臨服加姜汁竹瀝溫服

二十八
柴胡百合湯　生地人參知母草陳芩

此傷寒瘥後昏沉發熱作渴。譫語失神。及百合病。勞復食復并
證皆治之。
柴胡　百合　生地黃　人參　知母　甘草　陳皮
黃芩　水二鍾姜三片棗二枚槌法加醋炙鱉甲煎之溫服
瘥後乾嘔錯語失神呻吟睡不安者加黃連犀角　有微頭
疼。加羌活川芎　嘔吐。加姜汁炒半夏　作渴。加天花粉

咳喘加杏仁宜再審或加麻黄、胃中虛煩加竹茹竹葉。

胃中煩熱加山梔子、胸中飽悶加枳殼桔梗、胃中觜陽。為血少加當歸茯神遠志、虛汗加黄芪、脾倦加白木、腹如雷鳴加煨生姜、劳復時熱不除加葶藶子烏梅生姜汁、食復加枳實黄連、甚重加大便實者加大黄。

二十九

温經益元湯　附子人参白木輿陳苓甘草黄芪白芍藥肉桂當歸生地黄

治因汗後太虛頭眩振振欲倒地。併肉瞤筋惕。及因發汗太多。衛虛亡陽。汗出不止。或下後利不止。身疼痛。脉来無力者悉皆治之。

大附子製　人参　白木炒　陳皮　白茯苓　甘草炙

黄芪蜜炒　白芍藥炒　肉桂　當歸酒洗　生地黄　水二鍾

姜三片棗二枚　槌法加糯米一撮煎之温服

嘔者加姜汁製半夏　渴者加花粉　飽悶去地黄加枳殼

虛人去芍藥　有熱去附子　利不止去當歸地黄加升麻

陳壁土　汗後惡風寒屬表虛去附子肉桂生地黄加桂枝

膠飴

三十

逍遥湯　參　知母　（犀）角　甘（草）　滑　（竹）青　連　柴　地（韭）根

治有患傷寒新瘥後氣血未平餘熱未盡劳動助熱復还於經絡因與婦人交接淫慾而復發不易有病者謂之劳復曰交接淫慾而無病人反得之病者謂之陰陽易皆見舌出數寸而死者多矣此証取难治○狀瘥後發大熱昏沉錯語失神小腹絞痛頭不躰舉足不能移眼中生花四肢拘急百節解散熱衝胃在男子則陰腫入腹剌痛在婦人則裹急連腰胯重引腹內痛此男女劳復陰陽易也若手足攣拳其脉離經者皆治也其不可易而自病復發謂之女劳復通用逍遥湯加減治也之

人參　知母　犀角　甘草　滑石　竹青　黄連　柴胡

生地黄　韭菜根　水二鍾姜三片棗二枚煎之植法臨服

入燒裩襠布灰末一錢五分調服有沾汗出為效汗不出再
服以小水利陰頭腫即愈

三十一
加減續命湯羌活防風川芎蒼白朮麻黄栢桂枝芍甘防己寒暑風湿
虚寔別
治脚氣証類傷寒頭疼身熱惡寒支節痛便閉嘔逆脚軟屈
弱不能轉動但起於脚膝耳禁用補劑及淋洗
羌活　防風　川芎　蒼朮　白朮　麻黄　桂枝　芍藥
甘草防己　水二鍾姜一片棗二枚燈心二十莖煎之槌法
加姜汁調服
暑中三陽所患必熱脉来数去麻黄桂枝　加柴胡黄芩黄栢
寒中三陰所患必冷脉来遲加附子　起於風者脉来浮
加独活　起於濕者脉来弱加牛膝木瓜　元氣虚者加人
参少許　大便实者加大黄

三十二 升陽散火湯 人參○白术 白芍 白茯神○柴胡 黃芩 生甘草○陳橘皮 當歸

與麥門○

治傷寒熱証○又手捫胃○尋衣摸床○讝語昏沉○不省人事○俗医

不識是病便呼為風証○而用風藥○悞人多矣○不知汗熱柔

於肺金○元氣虛而不能自主持○名曰撮空証○小便利者可治○

小便不利者不可治○

人參 白术 白芍 白茯神 柴胡 黃芩 甘草

陳皮 當歸 麥門冬 有痰者加半夏 泄瀉者加升麻

大便燥實 詀語發渴者 加大黃 水二鍾 姜三片 棗二枚

槌法加金首飾煎之熱服

三十三 瀉心導赤湯 黃連○黃芩 梔子 滑石○茯神 知母 人參 草○門冬 犀角

地黃緣○

治傷寒後心下不硬，腹中不滿，二便如常，身無寒熱，漸變神昏不語，或睡中独自語一二句，目赤唇焦，舌乾不飲水，稀粥與之則嚥，不與則不思，形似醉人。此乃熱邪傳入裏手少陰心經，因心火上逼肺金，所以神昏，名曰越經證。

黄連　黄芩　山梔子　滑石　茯神　知母　人參　甘草

麥門冬　犀角　生地黄　水二鍾，姜棗煎之，槌法加燈心一撮，煎沸熱服。

三十四

當歸活血湯　赤芍　柴胡　參　甘　地黄　殼　桃仁　紅花　姜　桂心　换却茯苓與白朮

治有患无頭疼，無悪寒，止則身熱發渴，小水利，大便黑，口出無倫論語，殊不知内傷心脾二經，使人昏迷沉重，錯語，故名夾血証，如見鬼祟。

當歸　赤芍藥　柴胡　人參　甘草　生地黄　枳殼

桃仁　紅花　乾姜炒　桂心　服三帖後去桃仁紅花乾姜桂心換用白茯苓白朮　水二鍾姜三片楂法入酒三匙調服

三十五　加味導痰湯　南星　陳皮　半夏　白茯苓　甘草　枳實　芩連　桔　人參　白朮　栝蔞仁

治有患憎寒壯熱頭痛昏沉迷悶上氣喘急口出涎沫此因內傷七情以致痰迷心竅神不守舍神出舍空則痰生也名曰夾痰証如見鬼祟痰証類傷寒與此同治法

天南星姜汁炒　陳皮　半夏　白茯苓　甘草　枳實

黃芩　黃連　桔梗　人參　白朮　栝蔞仁　水二鍾姜三片棗二枚煎之臨服楂法加竹瀝姜汁温服

三十六 芩連消毒飲 荆防羌活川芎白芷蒡枳殼桔梗連翹射干甘草柴胡

火病方

治天行火頭病發熱惡寒頭項腫痛脉洪或作痰火治之其喉痺者亦照此方治之

黄芩　黄連　荆芥　防風　羌活　川芎　白芷

牛蒡子　枳殼　桔梗　連翹　射干　甘草　柴胡　先加大黄利去一二次　後依本方去大黄加人参當帰調理　水二鍾姜三片煎之槌法加竹瀝姜汁調服

三十七 再造散 附茯参桂羌防芎細草生姜

治患發熱惡寒頭項痛腰脊強無汗用發汗藥二三劑汗不出者粗工不識此証不論時令遂以麻黄重藥及火劫取汗誤人多矣殊不知陽虚不能作汗故有此證名曰无陽証

熟附子　黄芪　人參　桂枝　羌活　防風　川芎
細辛　甘草　煨生姜　夏月加黄芩石膏　水二鍾棗二
枚槌法再加炒白芍藥一撮煎之温服

傷寒出汗良方法

一傷寒用發表藥不汗出。將紫蘇葉煎湯。以瓷器盛之。置於被内。兩
膝下燻之。

一傷寒連日不出汗。昏睡不省。身熱語亂。此汗不出也。用滚湯一大
茶壺、布包。放病人脚下、踏之。一時汗自下而上。其病即愈。

一傷寒汗不出。用生姜綿裹。周身擦之。其汗即出。

傷寒止汗良法

一傷寒服發汗藥。出汗過多者。以此粉撲之。用炒麦麸皮、糯米粉、龍骨、牡蛎、煅等分為末、和勻。周身撲之。其汗自止。

醫方考云。汗多有亡陽之戒。故用龍骨牡蛎之澁以固脫。入糯米粉麦麸皮者。取其粘膩云爾。乃衛外之兵也。

二十七如聖飲羌風芎芷。夏芍帰烏柴草芩。○二十八柴胡百合湯生地。人參知母草陳芩。○二十九温經益元湯附子。參术麥艸與陳芪。白芍肉桂當帰地。亡陽瞤惕效如神。○三十逍遥湯參知犀草。竹青柴連滑地根。○三十一加減續命湯羌活。防風川芎蒼白术。麻黄桂枝芍甘巴。寒暑風濕虛寔別。○三十二升陽散火湯人參。白术白芍白茯神。柴胡黄芩生甘草。陳皮當帰與麦門。○三十三瀉心導赤湯黄連。黄芩梔子滑石添。茯神知母人參艸。麥冬犀角地黄緣。

三十四 當歸活血湯 赤芍○柴胡參甘地黃殼○桃仁紅花姜桂心○換却茯苓與白朮○ ○加味導 三十五

痰湯南星○陳皮半夏白茯苓○甘草枳實芩連桔○人參白朮乾姜仁○ ○ 三十六 芩連消毒飲劑

防○羌活川芎白芷藭○枳殼桔梗連翹射○甘草柴胡大痛方○ ○再造散 三十七 附芪參桂○羌防

芎辛草生姜○

病机賦

藥推寒熱温凉平和之義酸苦甘辛鹹淡之味升降浮沉之性宣通補瀉之能○
外感風寒宜分經而解散內傷飲食可調胃以消鎔胃陽主氣司納受陽常有
餘脾陰主血司運化陰常不足胃乃六腑之本脾乃五臟之源胃氣弱則百病
生脾陰足則萬邪息○病多寒冷鬱氣、鬱發熱或由七情動火、動生痰有因
行藏動靜以傷暑邪或是出入雨水而中濕氣亦有飲食失節而生濕熱倘或房
勞過度以動相火制服相火要滋養真陰祛除濕熱須燥其脾胃外濕宜表散內
濕宜淡滲陽暑可清熱陰暑可散寒尋火尋痰分多分少而治究表究裏或汗
或下而施痰因火動治火為先火因氣生理氣為本治火輕者可降重者從其性而
升消理氣微則亟調甚則究其源而發散寔火可瀉或瀉表而或瀉裡虛火宜補或

補陰而或補陽暴病之謂火怯病之謂痰寒熱濕燥風五痰有異温清燥潤散五治不同有因火而生痰有因痰而生火或鬱久而生病或病久而成鬱木火土金水五鬱當分達（木鬱達之謂吐之令其條達也）發（火鬱發之謂汗之令其疏散也）奪（土鬱奪之謂下之令无壅凝也）泄（金鬱泄之謂滲泄解表利小便也）折（水鬱折之謂抑之制其衝逆也心下逆滿者下之逆也）五鬱宜審鬱則生火生痰而成病、則耗氣耗血以致虛病有微甚治有逆（逆者正治謂以寒治熱以熱治寒此乃逆病氣而正治之也）從（從者反治謂以熱治熱以寒治寒又如寒因熱用熱因寒用通因通用塞因塞用伏其所主先其所因其始則同其終則異）微則逆治甚則從治病有標本急則治標緩則治本法分攻補虛而用攻實而用補少壯新邪專攻是則老衰久病兼補為規久病兼補虛而兼解鬱陳癥或蕩滌而或消磨積在胃腸可下而愈塊居經絡宜消而痊補陽補氣用甘温之品滋陰滋血以苦甘之流調氣貴乎辛凉和血必須辛熱陽氣為陰血之引導陰血乃陽氣之依歸陽虛補陽而陰虛滋陰氣病調氣而血病和血陰陽兩虛惟補其陽，陽生而陰長；氣血俱病，只調其氣，氣行而血隨。

張仲景出，見内經載傷寒而其變迁反覆之未詳備也，故著論立方以盡其變。劉河間出而始發明治温暑之法，李東垣出而始發明治内傷之法，朱丹溪出而始發明陰虚發熱類乎外感内傷，及濕熱相火為病甚多，以隨証著論。故曰外感法仲景，内傷法東垣，熱病用河間，雜病用丹溪。

病有感，有傷，有中。感者在皮毛，為輕；傷者兼肌肉，為稍重；中者入藏府，為最重。風有傷風、感風、中風，寒有傷寒、感寒、中暑寒，暑有感暑、傷暑、中暑，當分輕重表裡，治各不同。又如中濕、中氣、中毒，皆云中。中者，中也，謂邪直入於中也，故為重病。

聖哲察診審證以制方，因方而見藥。○張仲景處方藥品甚少。○李東垣用藥多至二十餘味。○服藥太多者謂之傷藥。

望聞問切

醫方理義甚微玄大要胸中有轉旋望聞問切宜詳審又要醫家記得全第一看他人氣色潤枯肥瘦起和眠活潤死枯肥是寔瘦爲虛弱古今傳讖侢即知腰內痛攢眉頭痛與頭眩手不舉時肩背痛步行艱阻腳疼痠叉手按胸內痛按中臍腹痛相連但起不眠痰夾熱貪眠虛冷使之然面壁蜷身多是冷仰身舒展熱相煎身面目黃脾濕熱唇青面黑冷同前第二應聲清與濁听他真武及狂言声濁即知痰熱盛聲清寒內是其源言語真誠非寔熱狂言號叫熱深纏称神說鬼踰墻壁胸膈停痰或發顛更有病因循日久聲音遠失命歸泉三問病因經幾日日間大腑泄和堅食少食多宜冷熱因何致病審其源飲食稍通容易治不進之時療必難喜冷定知心內熱亦有發燥發渴宜服熱劑不可妄投涼藥好温乃屬藏家寒亦有性温而好熱者但服熱藥

不安方為熱也　尿血赤黄真内熱（亦有下元虚敗而尿黄者不可例以為熱）　尿清定是冷之縁　四切脉知生死候

浮沉遲数脉之端　指内明言諸証脉　望聞問切不虚言

瘧疾門　明論醫方

（脉）瘧脉自弦、数者多熱宜汗之弦遅者多寒宜温之弦短者傷食弦滑者多痰弦緊者宜下之浮大者宜吐虚微无力為久病洪数无力與微皆虚代散則死

（論）夫瘧有風瘧暑瘧湿瘧食瘧、母諸瘧之不同不過風寒暑湿之外感七情五味内傷之所致也治瘧當先發散寒邪有、汗有无汗无汗者要有汗散邪為主有汗者要无汗正氣為主病不退者又須分利陰陽以柴苓湯最効甚者或以截薬而除之不二飲是也不愈乃氣血俱虚要扶胃氣為本露姜養胃湯又有延綿不休彌歳越年謂之瘧母黄甲丸不可少也

病 温瘧寒熱相并及先熱後寒者宜小柴胡湯或煩躁小赤便澁素有瘴氣不伏水土而吐發瘧者五苓散或寒多熱少者小柴胡加桂枝主之多熱但熱者白虎湯主之多寒但寒者柴胡桂姜湯主之或大便秘間日發作者大柴胡下之如常瘧用青皮湯久瘧脾胃虛宜養胃湯或四獸飲截瘧者用七宝飲累月連已歷吐後不愈者宜鱉甲烏梅丸久瘧而成痞氣又名瘧母宜服丹溪瘧母丸内外失守真邪不分陰陽偏勝寒熱交攻乃成瘧也有一日一發有二日一發有三日一發有間一日連二日發氣血俱受病有夜與日各發有上半日發有下半日。發有發於後者其始發之時欠伸畏寒戰慄頭痛或渴或先寒後熱或先熱後寒或單寒不熱或單熱不寒或寒少熱多或寒多熱少

治 治療之法當先發散外邪有、汗有无汗无汗者要有汗散邪為主有汗者

要无汗正氣為主肰散邪正氣病不退者又須分利陰陽以柴苓湯最效甚者或以
截藥而除之不二飲勝金丸之類截之不愈乃氣血大虛要扶胃氣為本露姜養胃
湯養胃丹之類又有綿延不休彌襆越歲經汗吐下過榮衛虧損邪氣伏藏脇間結為
癥瘕謂之瘧母瘧瘧飲黄甲丸之類蓋瘧有新久淺深治有緩急次序宜以脉
証參驗量其虛實而療之概要為太陽經為寒瘧治多汗之阳明經為熱瘧治多
下之少陽經為風瘧或曰寒熱瘧治多汗〔和〕之此三陽受病為之暴瘧有夏至後處暑前
乃傷之淺者在三阳經則總為之寒瘧在處暑後冬至前乃傷之重其三陰經
瘧作於子午卯酉日少陰瘧作於寅申巳亥日者厥陰瘧作于辰戌丑未日者太陰
之瘧也
一凡瘧方来正發不可服藥服藥在于未發兩時之先否則藥病交争轉為深害

當戒之

一九人素虛弱裏以劳役内傷挾感寒暑以致瘧疾寒熱交作肢体倦怠乏力少氣以補中益氣湯加黄芩芍藥半夏有汗及寒重加桂枝倍黄芪熱盛倍柴胡黄芩湯加麥門冬天花粉

一久瘧乃屬元氣虛寒蓋氣虛則寒血虛則熱胃虛則惡寒脾虛則發熱陰火下流則寒熱交作或吐逆不食泄瀉腹痛手足逆冷寒戰如慄皆脾胃虛弱若誤投以清脾截瘧二飲多致不起宜補中益氣湯若手足厥冷加大附子

一瘧後飲食少進四肢无力面色痿黄身体虛弱以四君子湯合二陳湯加黄連姜汁炒枳殼麩炒生姜煎服

一凡瘧後大汗亡汗者乃榮血不足之候以人参養榮湯主之

（方）

散邪湯 三才陳氏

川芎　白芷　麻黄　白芍藥　防風　荊芥　紫蘇　羌活　甘草

右剉一劑生姜三片葱白三根水煎露一宿次早温服○有痰加陳

皮の有温加蒼朮の夾食加香附子の按右方治瘧无汗當発汗散邪為主

○正氣湯 三山陳氏方　柴胡　前胡　川芎　白芷　半夏　門冬　檳榔　草果

青皮　茯苓　桂枝　甘草　右剉一劑生姜三片棗一枚水煎預先熱服

○柴胡桂姜湯　治瘧疾但寒小便不利嘔而渴者宜此　柴胡 二匁　桂枝 乙匁

栝姜根 一匁五分　黄芩 二匁　牡蛎 二匁　甘草 二分　毎服水煎服

○清脾飲　治瘴瘧脉弦数往来寒熱口苦咽乾小便赤澁毎服姜三片棗一枚煎七分

温服

○四獸飲　治五藏氣虚喜怒不節陰陽相勝與胃相搏発為瘧疾

人參　白朮　茯苓　甘草　陳皮　半夏　草菓　烏梅　大棗

生姜　水煎温服

○人參養胃湯　治瘧疾寒多熱少內傷生冷外感風寒并久瘧胃虛

半夏　厚朴　橘紅　甘草　蒼术　藿香　草果　茯苓　人參

姜棗煎服

○七寶飲　治一切瘧疾无問寒熱多少及山嵐瘴氣者宜此

檳榔　青皮　厚朴　陳皮　恒山　草果　甘草

每服半水半酒烏梅二个煎露一宿空心温服

○柴苓湯　治瘧往來寒熱煩渴小便不利者可方即小柴胡湯與五苓散合用

○对金飲子　治瘧疾愈後調理脾胃　蒼术　陳皮　厚朴　甘草　草果

煎棗姜服

○鱉甲烏梅丸　治連年吐後不愈者　鱉甲一斤　甘草炙　恒山酒炒二斤

草果　烏梅五个　人参七分　知母酒炒　貝母　梹榔各乙兩半　青皮一分　陳皮

右為細末酒糊為丸空心温酒送下七十丸忌猪血鷄羊魚腥油膩

○丹溪潛消瘧母丸　治久瘧不愈而成痞氣者　青皮去穰　桃仁去皮尖

鼈甲為主　紅花　神麯　麥芽　三稜　蓬术　海粉

香附子已上并用醋炙各乙兩　右為末將前神麯為丸如桐梧子大每服七十丸白湯送下

○黄甲丸　治瘧疾成塊後發熱久不愈者　硃砂　阿魏　川山甲　梹榔各一兩

雄黄五錢　木香　右為細末浸黑豆搗成泥丸梧桐子大淡姜湯下五十丸

忌生冷

○不二飲　治一切新久寒热瘧疾一剤截住神効

常山　梹榔　知母　貝母　右剉每服四錢酒一鍾煎至八分不可

過熱〻則不效露一宿臨服日五更溫發勿令婦人煎服藥

○勝金丸　治一切寒熱瘧疾胸膈停痰發散不愈者　常山四兩好酒浸一宿晒乾

蒼朮米泔浸晒乾二兩　檳榔　草菓各二兩　右各為末將酒浸常山餘酒煮糊

為丸如梧桐子大每服五十丸未發前臨卧時涼酒送下便卧至鷄鳴時再進

七十九忌生冷熱物

○治痞氣方　因瘧母經久而成者用白鴿一隻去內不用將人參白朮朴硝各三

錢入鴿內以綿縫之合用好醋煮乾汁為度去藥只。止食其肉三四次服未服肉

先用朴硝三錢馬蓼花三錢飛面三錢白鴿糞三錢共搗為膏攤痞塊處一昼

夜覺為痞鳴方可服可鴿肉輕者服二个重者服五六個除根

○斬鬼丹　東方甲乙木芭豆取肉　西方庚辛金白礬

南方丙丁火官桂　北方壬癸水青黛　中央戊己土硫黄

五月五日午時用五家粽尖和前藥為末丸豆大用綿裹塞鼻中治瘧疾

陳皮三錢　香附二錢　常山　白芷　貝母各二錢　甘草一錢

每服用水半酒烏梅二个空心服

諸症辨疑

瘧意風暑不止之邪也近山則山嵐近海則瘴氣古方雖有瘴瘟寒食牝牡之分而世医混治不一也古是脾寒丹溪論瘧飲内經独言風諸書偏載暑原病多端亦皆有見病机云胸内多瘧夏傷於暑秋感於湿故發于瘧也治當清之今人每用脾寒燥剤而无祛暑之藥其不相投也甚矣瘧者先擄於暑次感於湿遇寒食而衝動暑則為本湿則為標原因暑少湿多今用藥暑多湿少

反助其熱，故延綿也。殊不知寒中多熱，熱內多寒，今用燥劑治其標而未治其本，何以得痊？丹溪云：按本經曰：瘧脉自弦，弦數者多熱，宜汗之；弦遲者多寒，宜溫之；弦短者傷食；弦滑者多痰；弦緊者宜下；浮大者宜吐。此治瘧之大法。其病熱多寒少脈者（少脈者）屬心，名曰溫瘧；但寒多熱少，腰痛足冷者屬腎，名曰寒瘧；先寒而后大熱，咳嗽者屬肺，名曰癉瘧；熱長寒短，筋脉抽縮者屬肝，名曰風瘧；寒熱相停，嘔吐痰味者屬脾，名曰食瘧。發于三阳者，多熱少寒而發于晝；發于三陰者，寒多熱少而發于夜。故陰陽者非壯之瘧也。治瘧之法：溫瘧則用柴苓湯，寒瘧則用桂附二陳湯，癉瘧則用參蘇飲，風瘧則用烏藥順氣散，食瘧則用清脾飲，食少則用養胃湯。發于三陽宜養胃祛邪，三陰宜調脾截。七情內傷，善食汗多，則用四獸飲；陰瘧則用升提湯。陰陽分肰後方行截補之藥。清而不愈，則以七宝飲、鼈甲烏梅丸、斷瘧飲。瘧愈之後陰陽兩虛，梦遺，咳嗽，不善保養，遂成劳瘵。瘧中惟其用心過度，劳役憂心，最爲難治。若能清心養体，節食，避風，依此調治，无不愈矣。或問予曰：瘧者脾寒也，多起于傷食。予答之曰：非也。盖瘧發於秋令者最多，然四時俱有飲食，何独秋令而傷食者多耶？大抵夏傷於暑，秋感于湿，遇寒食而衝動，安得独謂傷食乎？

○主方

柴胡　茯苓　白术各一钱　陳皮　半夏　黄芩陰瘧除之

姜水煎服。○飲食不思，加麥牙、青皮、山查各五分。○若陽分汗多，加人參、黄芪各七分，去乾葛。○陰分加酒炒芍藥一钱、川归身、川芎、生地黄各八分。○或用升麻八分。○寒痰停飲，加草果仁。○痰盛加貝母、知母炒。○截瘧加青皮、常山、梹榔、貝母各一钱。○久瘧徵邪潮热，加四君子。祛邪之藥，四物同用。

○柴苓湯　治温瘧热多寒少，口煩燥，心神不定，睡卧不静。

小柴胡　甘草

半夏　黄芩　人参　瀉澤　猪苓　白术　茯苓　官桂

○桂附二陳湯　治寒（瘧乃寒）多腰疼足冷　附子　半夏　陳皮　茯苓　甘草

肉桂各等分　姜棗煎服

○烏藥順氣散　治風瘧熱長寒短筋脉抽搐者，或加柴胡茯苓各一分　厚朴製

黄芩　白术　青皮　半夏泡　茯苓　甘草減半　草果　柴胡　姜棗煎服

○七宝飲　此方專治截瘧之法　方見前

○四獸飲　治五藏氣虛喜怒不節陰陽偏勝結聚涎飲，發為瘧疾　方見前

○鱉甲烏梅丸　治瘧久不愈者　方見前

○弍十四味斷瘧飲　治久瘧　常山酒炒　草果　檳榔　枳殼　陳皮

青皮　川芎　白芷　柴胡　桔梗　荊芥　白术　人参　紫蘇

蒼术 桂皮 半夏 良姜 茯苓 知母酒炒 甘草 乾葛 烏梅

杏仁 各等分姜棗煎食前服再煎發日早服忌猪羊鷄半月

○鬼哭丹 治諸般瘧疾 菉豆乙两 信石明者四分 右研極细以蒸餅為丸如菉豆大每服三丸以臨發日早五更以新汲水朝東送下忌油麵生冷葷腥

○浸酒藥 治久瘧服諸藥无効者 常山炒 蒼术浸炒各一两 草果 青皮

陳皮 貝母 甘草各五分 鼈甲一片炙 烏梅炒四分 久瘧加人参四分

右剉製用老瘧酒半鍾一瓶中浸藥每早食前服一二盞忌惱怒勞佚冷食

○癆瘧飲 專治久瘧无汗悪寒潮熱及小兒府瘧 地骨皮 川常山炒

桂皮 地黄 麻黄 當歸 白芍藥 甘草 人参 知母炒 貝母

茯苓 右各五分姜棗煎服

瘧疾主方　風瘧　暑瘧　濕瘧　痰瘧　食瘧　瘴瘧　瘧母

主瘧方柴蒼白朮陳皮甘草與葛根　若一日一發及午前發者邪在陽分加枯黄芩白茯苓製半夏〇頭痛加川芎〇熱甚加軟石膏〇口渴加知母麥門冬石膏〇若間日一發或三日一發及午後發或夜發者邪在陰分加當歸川芎酒炒白芍熟地炒知母酒洗紅花酒炒黄柏升麻提起陽分方可截之〇若間一日連發二日或日夜各發者氣血俱病加人參黄芪白茯苓當歸川芎白芍熟地以補氣血〇若陽瘧多汗用黄芪人參白朮以斂之無汗用柴胡蒼朮白朮黄芩葛根以發之〇若陰瘧多汗用當歸白芍熟地黄芪黄柏以斂之無汗用柴胡蒼朮川芎紅花升麻故加以發之故曰有汗者要無汗止氣為主無汗者要有汗散邪為主〇若病人胃氣弱飲食少或服截藥傷脾胃而少食者加人參酒炒白芍大麥芽〇若飲食停悶或有食積者加神麯麥芽枳實黄連〇若痰盛加姜製半夏天南星枳實炒黄枯芩炒黄連〇若欲截之加檳榔黄芩青皮烏梅肉常山〇若日久虛瘧寒熱不多或無寒而但微熱者邪氣已無只用八物湯加柴胡黄芩黄芪陳皮以滋補氣血

痢疾門　古名滯下俗呼痢疾刮腸

脉下痢之脉宜微小不宜浮洪宜滑大不宜弦急宜身凉不宜身熱經所謂身凉脉細者生身熱脉大者死是亦大概言之耳不可一途而論也叔和云下痢微小却為生脉大浮洪无瘥日

病夫痢乃濕熱食積三者之所成也多由感受風寒暑濕之氣及飲食不節有傷脾胃宿積鬱結而成也下有赤黄白黑五色也其濕熱先傷於氣分者下痢則白色名曰氣痢　濕熱先傷於血分者下痢則赤色名曰血痢　氣血俱傷則赤白兼下青色者風黄色者食積黑濕者色勝也或下鮮血或下瘀血或下紫黑血或下白膿或赤白相混或下如豆汁或下魚腦髓或下如屋漏水此為感之有輕重積之有淺深也其症大便窘迫裏急後重數至圊而不能便腹中疼痛○大便了而不了者血虛也數至圊至〔而〕不能便虛氣也○脾胃氣陷或經年月名曰休息痢○小兒多一種驚痢青積不臭

朱丹溪曰：痢赤屬血，自小腸來；痢白屬氣，自大腸來；黃色是食積，是〔自〕胃中來。劉河澗曰：養血而下痢自止，行氣而後重自除。○先賢謂行血則便膿自愈，調氣則後重自除，此治痢之要法也。○語云：痢无止法，霍无截法。○語云：始痢宜下，久痢宜補。身热脉大者半生半死。一云不治。○下痢如魚腦髓者半生半死。大小同

下痢不治症 大小同

下痢有純紅者不治。○下痢有純黑者不治。○下痢如塵腐色者不治。○下痢如屋漏水者不治。○下痢日久大孔如孔者不治。○下痢如竹筒注水者不治。○下痢如〔唇〕朱紅者不治。

○小便絶不通為胃絶不治。○小兒赤白同下，久而不禁，小便赤澁，腹痛發热，唇紅舌瘡，氣促心煩，坐臥不安，狂渴飲水，穀道傾陷，時復如容，面粧，飲食全不進者，並不治。

論　痢之為病，多因夏月暑热内甚，内傷生冷，使脾胃不和，湿热内為〔甚則〕痢矣。仲景治法多以利

下宜大承氣湯或木香檳榔丸暑熱內甚而成痢下純血者宜香薷湯合黃連解毒湯或承氣湯或解毒湯或三黃熟艾湯地榆散阿膠湯等擇而用之久痢不止者當服白术安胃湯及真人養臟湯一切下痢頭疼發熱身痛者宜人參敗毒散一切老少患痢者晝夜無度或四肢厥冷者不可妄以為寒投用姜附之類皆胃氣下陷宜用升提之藥則手足自溫如李東垣除濕湯用之多效

治痢要旨　行氣和血開鬱散結瀉脾胃之濕熱消臟腑之積滯○經云食積氣滯而為痢其初只宜立效散一即服愈或木香導氣湯以推其邪以徹其毒皆良法也痢稍久者不可下胃虛故也調中理氣湯加味香連丸之類擇而用之痢多屬熱亦有虛與寒者虛者補之寒者溫之以神效參香散主之蓋痢之初邪毒正盛宜推蕩之不可用粟殼訶子收澀之藥則淹纏不已痢之稍久真氣下陷宜收澀之不可用巴豆牽牛通利之藥劑用

之則必致殺人又有下痢噤口而不食者亦有二也有脾虛有脾熱虛者參苓白术散熱
則芩連湯或倉連煎之類
治法熱赤者清之以當歸黃連白芍藥大黃朴硝通利之次則芩硝黃入當歸枳殼甘草清
解之痛而身熱者以柴胡川芎活散之冷白氣痢者溫之以乾姜檳榔木香寬（利）之次其澤
瀉炒山梔子滑石茯苓車前子木通以利水其或長夏多雨人受濕病故痛而腰重便難脚
如沙墜蓋風復能勝濕以蒼术羌活防風已發散之久痢腸胃氣弱虛墜者以升麻川芎升
升提之脾胃氣虛以人參黃芪當歸白术補之○治法通利之後腹内已清二便流利以百中
散蒼養藏湯固澁之此治痢之大法也

方

加清熱化滞湯治痢主方　黃芩　白芍藥　陳皮或青皮　枳殼　白茯苓
澤瀉　甘草　檳榔　木香　川黃連　加姜水煎

凡病初感積滯濕熱正熾下之以大黃朴硝。血痢加炒黃芩地榆當歸川芎。白痢加厚朴枳殼。赤白兼下加桃仁紅花當歸尾川芎滑石陳皮乾姜炒。肚痛加芍藥當歸枳殼延胡索澤蘭葉。裏急後重加木香檳榔。食積加山查枳實神麯麥芽。下如豆汁加白朮蒼朮防風。濕勝小水少加木通澤瀉白茯苓炒山梔。白痢久者去檳榔枳殼黃芩黃連加白朮黃芪茯苓。赤痢久弱下後未愈去芩連加當歸白芍白朮熟地川芎阿膠珠。下後二便流利惟後重不去者此氣陷于下也以升麻川芎提之。痢久滑泄腹下已清二便流利加罌粟殼訶子阿膠。久痢氣血兩虧加人參黃芪當歸川芎升麻肉蔻

治痢主方 王節齋

黃芩　黃連　白芍藥 以上三味痢疾必用之藥　木香　枳殼　檳榔

甘草。腹痛加當歸砂仁。後重加滑石。白朮加白痢白茯苓炒滑石陳皮初欲下之再加大黃

兼食積加山查枳實。紅痢加當歸川芎桃仁初欲下之再加大黃。紅白相雜加當歸川芎桃仁以理血滑石陳皮蒼朮以理氣有食積亦加山查枳實。白痢久胃弱氣虛或下後未愈去檳榔枳殼或芩連芍藥加白朮黃芪茯苓陳皮砂仁炙乾姜。紅痢久胃弱血虛或下後未愈減芩連加當歸川芎熟地阿膠陳皮白朮。色赤黑相雜此濕勝也小便赤澀短少加木通澤瀉茯苓山梔以分利之。血痢加當歸川芎生地桃仁槐花久不愈去檳榔只殼減芩連再加阿膠炒側柏葉炒黑乾姜白朮陳皮。痢已久而後重不去此大腸墜下去枳殼檳榔用條實黃芩加升麻以升提之。嘔吐食不得下加軟石膏陳皮山梔仁入生姜汁緩呷之以瀉胃口之熱。有一樣氣血虛而痢者用四物湯加人參白朮陳皮黃連黃芩阿膠之類以補之而痢自止。有一樣寒痢用黃柏木香酒炒白芍當歸炒乾姜砂仁厚朴肉桂之類。得痢而誤服濕熱止澀之藥則

雖稍久亦宜用前法以下之下後方調之〇得痢便用前法止下之而未愈又用前調理法以治之而久不愈此爲虛寒而滑脫可於前虛補寒溫二條擇用更加龍骨赤石脂罌粟殼烏梅肉收濇之藥

〇

導滯湯　一方无肉桂甘草有枳殼　治下痢膿血裏急後重腹痛作渴日夜无度

白芍藥　黄芩　當歸　黄連　木香　檳榔　大黄　甘草　肉桂　水煎服

大要以白芍甘草和中止腹痛惡熱痛加黄芩惡寒痛加姜桂〇以木香檳榔行氣除後重氣分加枳殼滑石寬腸血分加當歸桃仁和血〇以秦艽皂子治腸風〇黄芪黄連以解清熱毒〇白术陳皮調胃〇茯苓澤瀉滲濕〇山梔枳殼消積〇嘔吐加石膏陳皮山梔姜汁〇痢已後重不解公檳榔換條芩加升麻提之〇虛者减芩連大黄〇氣虛加白术黄芪沙仁〇血虛加川芎當歸阿膠側柏葉炒乾姜〇此方行氣和血深合經旨

〇

香連化滯湯　治赤白痢疾初起積滯不行裏急後重頻登圊而去少腹痛者症宜先用此下之

木香　黄連　當歸尾　白芍藥　黄芩　黄栢　枳殼　檳榔　滑石　大黄

水煎空心服

○白术和中湯　治下痢白多不拘新久或用前香連化滯湯下後未愈者用此和之　白术　白茯苓

白芍藥　當歸　陳皮　黄芩　黄連　木香　甘草　水煎食前服

○當歸調血湯　治下痢紅多不拘新久或用前香連化滯湯下後未愈者用此調之

當歸　川芎　白芍　桃仁　黄芩　黄連　升麻　水煎空心服　如白痢加炒吴茱萸酒炒芩連　○赤白痢加白术白茯苓陳皮香附

○逐瘀湯　治赤痢血痢痛不可忍　枳殼　白茯苓　茯神　白芷　川芎　赤芍　生地

莪术　木通　五靈脂　生甘草　桃仁　大黄　阿膠炒

水煎入蜜三匙再煎温服

○大承氣湯　治初患熱痢先宜下之後用黄芩和之　厚朴　枳殼　芒硝　大黄

○木香檳榔丸　治痢數至圊而不能谷遷墜刮痛名曰氣痢丸痢三服三服去其積滯然後治痢　木香　檳榔　青皮

陳皮　黄連　黄柏　枳殼　當歸　香附　莪术　牵牛　大黄　水調為丸每服百丸

○香薷飲　香薷　厚朴　稨荳　甘草

○黄連解毒湯　治一切热痢口喝發热　黄連　黄芩　黄栢　山梔子

○三黄熟艾湯　治热痢諸症　黄連　黄芩　黄栢　山梔子　熟艾　水煎服

○地榆散　治中暑血痢腹痛昏迷　地榆　赤芍　黄連　青皮　每服四錢沸湯調下

○阿膠湯　治热毒傷寒入胃下痢膿血　黄連　黄栢　山梔子　阿膠　水煎

○白术安胃湯　治一切下痢膿血併久泄瀉者　白术　白茯苓　五味子　烏梅　車前子　粟殼　水煎服

○真人養藏湯　治大人小兒冷热不調下痢赤白或如膿血魚腦髓裏急後重腹痛併酒毒便血等症　人参　白术　當歸　芍藥

木香　肉果　訶子　粟殼　肉桂　甘草　水煎温服

右按安胃養藏二方内有温澀之藥當審用或久服寒凉而傷胃虚滑或歲運寒水濕土司天而成痢者則寒濕客於藏府久則不愈及脾胃虚弱服寒藥不得者宜用初不可便投

○人參敗毒散　治热毒下痢頭疼發热不進飲食者　○又治瘧疾發热合境皆然加白芍黄連尤効

柴胡 前胡 羌活 独活 枳殼 桔梗 茯苓 川芎 人參 甘草 生姜煎 湯調服

○升陽除湿湯 治晝一夜泄多 四肢厥冷者 白朮 白茯苓 白芍藥 防風 蒼朮 姜水煎

○立效散 治赤白痢疾膿血相兼裏急後重肚腹疼痛 黄連二兩吴茱萸炒 枳殼一兩麩炒 右為末每服三錢空心黄酒送下泄瀉米湯下噤口痢陳倉米湯下 ○按此方治挾積氣滯而為痢者以黄連清熱枳殼破氣清平之劑

○木香導氣湯 治痢疾初起腹痛紅白相雜裏急後重發熱噤口無問老幼先与一服甚效 木香 黄連 厚朴 檳榔 白芍 歸尾 茯苓 大黄 朴硝 小便赤加滑石木通 水煎空心服

○香連丸 治冷熱不調下痢赤白膿血相雜裏急後重 川黄連五兩吴茱萸二兩五錢同川連水拌勻令氣透二時然後以銅鍋炒川連紫色去吴茱萸用川連 ○又法黄連五兩粉草二兩為末同用蜜水略拌濕置銅鍋中重湯蒸良久取出晒乾如此者九次用 木香一兩二錢 肚疼甚者加乳香沒藥各二錢 右為細末以醋糊丸如梧桐子大每服廿五丸空心温酒清米湯送下

○參苓白朮散 人參 白茯苓 白朮 山藥 米仁 白扁豆 桔梗 甘草 連肉 砂仁

○百中散　粟殼二兩，以水浸少頃，撈起，去筋膜，好白蜜拌炒黄色　厚朴一兩，以姜汁拌炒，令香透，然後以二兩同粟殼為末，每服一茶匙，以米湯少加蜜調下

○五苓散　治伏暑下痢，分利陰陽　白朮　白茯苓　猪苓　澤瀉　肉桂

○三白散　治脾胃虚弱，下痢赤白，腹痛無時　白朮　白茯苓　白芍藥　水煎

○芩芍湯　治下痢赤白相雜，腹痛不可忍者　黄芩　白芍藥　水煎　汪李子用沙仁代香薷，代木香，大黄代檳榔

○清藏解毒湯　治素有積熱，下痢白膿，腹痛拮脹，晝夜無度，漸至大便閉結，小便不通，此三焦有實熱也，服此即愈。或下痢純紅或赤白相雜皆效

黄芩　黄連　黄栢　山梔　連翹　枳實　蒼朮　大黄　木通　車前子

滑石　海金沙　水煎，空心服

○下痢發飽　六一散用人參白朮煎湯調下，頻服自止

○汪李子云：痢久不止，氣血俱虚故也，大補氣血則痢自止，不必用澁藥

○六神丸　調痢要藥　木香溫脾胃，逐邪氣止下痛，白痢倍之　黄連解暑毒，清藏府，厚腸胃，赤痢倍之　枳殼寬腸胃　茯苓利水

神麯　麥芽　二味消積滯　各等分為末神麯打糊為丸梧桐子大每服五十丸赤痢甘草煎湯下白痢干姜煎湯下赤白痢干姜甘草煎湯下

○姜茶煎　老生姜春茶葉各等分新水煎服盖姜助陽茶助陰二者皆能消散又且調和陰陽況於暑毒酒食毒皆能解之不問赤白冷熱疫痢腹痛通用

○梅蜜飲　○治熱痢用陳白梅好茶葉蜜水各半煎服○治冷痢用生姜汁蜜水各半煎服仍將木香肉豆蔻為佐　○蜜最治痢

○柴苓湯　小柴胡合五苓湯　柴胡　甘草　半夏　黄芩　人參　猪苓　澤瀉　白茯苓　白术　肉桂

萬氏方治痢十法

凡下痢發熱惡寒頭痛身痛此為表証宜微汗和解用蒼白术陳皮芍甘草生姜三片煎○其或腹痛後重小便短此為裏証宜和中疏氣用炒枳壳製厚朴芍陳滑甘草煎○其或下墜異常積中有紫黑血而又痛甚此為死血症治當用擂細桃仁滑石行之或口渴及大便門口燥辣是名挾熱加芩或口不渴身不熱喜熱手熨是名挾寒加姜桂○其或下墜在血泄之後

此為氣滯証宜於前藥加檳榔一枚 ○其或在下則纏住在上則嘔食此為毒積未化胃氣未平當認其寒則温之熱則清之虚則用參朮補之毒解積下而食自進○其或力倦自覺氣少懶食此為挾虚証宜加白朮當歸身尾甚者加人參又十分重者止用此一條加陳皮補之虚回而痢自止○其或氣行血和積少但虚坐努責此為無血症倍用當歸身尾卻以生芍藥生地黄而以桃仁佐之復以陳皮和之血生自安○其或墜纏退減十之七八穢積已盡糟粕未實當用炒芍藥炒白朮炙甘草陳皮茯苓煎湯下固腸丸三十粒然固腸丸性燥恐尚有滯氣未盡行者但當單飲此湯固腸丸未宜遽用蓋固腸丸有去濕實腸之功○其或痢後糟粕未實或食粥稍多或飢甚方食腹中作痛切不可驚恐當以白朮陳皮各半煎服和之自安○其或久痢後體虚氣弱滑下不止又當以藥澁之可用訶子肉豆蔻半夏白礬甚者添牡蛎可擇而用之然須以陳皮為佐恐太澁亦能作痛又

甚者炙天樞氣海○右前方用厚朴專滞凝之氣然厚朴性大温而散久服大能虛人滞氣稍行即去之餘滞未全則用炒枳殻陳皮然枳殻亦能耗氣比之厚朴稍緩比之陳皮稍重滞氣稍退亦當去之只用陳皮以和衆藥然陳皮去白有補瀉之兼若爲參术之佐亦能作補藥用○凡痢疾腹痛必以白芍藥甘草爲君當歸白术爲佐惡寒痛者加肉桂惡熱痛者加黄芩達者更能參以歲氣時令用藥萬舉万全豈在乎執方而已哉

噤口痢　米谷绝不進者曰噤口痢　胃口熱甚故也

一論噤口痢其症有冷有熱有冷熱不調皆須發散表裏如手心熱目赤是熱宜用敗毒散如手心冷及純下白痢是寒宜用土蓮飲

○敗毒散　柴胡　前胡　羌活　獨活　枳殻　桔梗　茯苓　川芎　甘草　加陳米　水煎服

○土蓮飲　土蓮肉　帶心皮磨爲细末每服三錢　清米湯調服

○石蓮飲　石蓮子 去殼用肉為末每服五分米湯下

○川連飲 治飲食不下多是胃口熱甚　川黃連　人參　甘草 一方加石蓮肉 水煎終日呷之如吐再強飲但得一呷下咽便好

○殺花散　糯穀一升炒出白花去殼用生姜自然汁拌濕再炒燥為末每服一匙白湯下

○藥評　甘草 痢疾初起不宜用　黃連 厚腸胃者以腸胃所挽內濕熱為腸澼下痢膿血腹痛待此苦寒瀉濕熱則痢止除痛腸胃自厚　枳殼 治裏急後重寬大腸氣通則痛刺止氣利則後重除　烏梅 除冷熱痢血痢　蜜 氣平微溫味甘最治痢　陳皮 主氣痢　白芍藥 下痢肚腹刺痛後重必用之者以能收斂濕熱邪毒而脾之正氣自舒

發明發熱四証

內傷發熱是陽氣自傷不能升達降下陰分而為內熱乃陽虛也故其脉大而無力屬肺脾

陰虛發熱是陰血自傷不能制火陽氣升騰而為內熱乃陽旺也故其脉數而無力屬心腎經曰脉大而無力為陽虛脉數而無力為陰虛無力為虛有力為實　○傷寒發熱是寒邪入衛與陽

氣交争而為外热陽氣主外為寒所傷而其失職故為热其脉浮緊而有力是外之寒邪傷衛也治
主外宜服九味羌活湯

○九味羌活湯　羌活　防風各一錢半　川芎一錢　蒼术一錢有汗換用白术　白芷五分　細辛五分　甘草五分
黄芩　生地黄各一錢　水煎姜棗煎服

傷暑發热是火邪傷心元氣耗散而邪热入客於中故發為热汗大泄元氣以動其脉虛遲而
无力是外之热邪傷荣也治主内宜服清暑益氣湯

清暑益氣湯　黄芪一錢　蒼术一錢半　升麻一錢　人參　白术　陳皮　神麯　澤瀉各五分
甘草　黄栢　當歸　青皮　麦門冬　葛根各三分　五味子九粒
水一鍾半煎五分不拘時服

王節斎云世間發热症數傷寒者数種治各不同外感内傷是大關鍵音乾鑰也　張仲景論傷

寒傷風此外感也因風寒之邪感於外自表入裏故宜發表以解散之此麻黃桂枝之義也以其感於冬（今年霜降後）春（次年春分前）之間寒冷之月即時發病故謂之傷寒而藥用辛熱以勝寒若時非寒冷則藥當有變矣如春溫之月則當變以辛涼之藥夏暑之月則當變以甘苦寒之藥故云冬傷寒不即病至春變溫（溫病春分至夏至）至夏變熱（熱病夏至後）而其治也必因時而有異也又有一樣冬溫之病謂之非其時而有其氣蓋冬寒時也而反病溫焉此天時不正陽氣反泄用藥不可溫熱又有一樣時行寒疫却在溫煖之時時本溫暖而寒反為病此亦天時不正陰氣反逆用藥不可寒涼又有一樣天行瘟疫熱病多發於春夏之間沿門闔境相同者此天地之病氣當隨時令參運氣而施治宜用劉河澗辛涼甘苦寒之藥以清熱解毒已上諸證皆外感天地之邪者也若飲食勞倦內傷元氣此皆真陽下陷內生虛熱故李東垣發補中益氣之論（製補中益氣湯方）用參芪等甘溫之藥大補氣血而提其下陷此用氣藥以補

氣之不足者也又若勞心好色內傷真陰、、血既傷則陽氣偏勝而變為火矣是為陰虛火旺勞瘵之証故朱丹溪發陽有餘陰不足之論用四物湯當歸川芎芍藥地黃加黃柏知母補其陰而火自降此用血藥以補血之不足者也益氣補陰皆內傷症也一則因陽氣之下陷而補其氣以升提之一則因陽火之上升而滋其陰以降下之一升一降迥然不同矣又有夏月傷暑之病雖屬外感却類內傷與傷寒異蓋寒傷形寒邪客表有餘之症故宜汗之暑傷氣元氣為熱所傷而耗散不足之症東垣所謂清暑益氣者是也製清暑益氣湯方　又有因時暑熱而過食冷物以傷其內或過取涼風以傷其外此則非暑傷人乃因暑而自致之之病治宜辛熱解表或辛溫理中之藥却與傷寒治法相類者也凡此數症外形相似而實有不同治法多端而不可繆用故必審其果為傷寒傷風及寒疫也則用仲景法果為溫病熱病及瘟疫也則用河間法果為氣虛也則用東垣法果為陰虛也則用丹溪治如是則庶无差悞，以害人性命矣。今人但見發熱之証，一皆認作傷寒外感，率用汗藥以發其表；汗後不解，又用表藥以涼其肌。設或虛證，是不死哉！間有頗知發熱屬虛而用補藥，則又不知氣血之分，或氣病而補血，或血病而補氣，誤人多矣。故外感之與內傷，寒病之與熱病，氣虛之與血虛，如冰炭相反，治之若差，則輕病必重，重病必死矣。可不畏哉！可不謹哉！予每欲合此數症，合為一書，使界限判然，而治法昭著，以惠斯人，未遑也。故略發梳其以為後日張本云。

暑　醫學入門

暑熱汗渴需虛實。暑病身熱自汗口渴面垢而已，餘症皆後傳變。或兼內傷，必先問其人素虛胃弱，或大病大勞後，勝暑中傷者，宜清暑益氣；素強盛壯實，无虛損病者，宜

治暑和中陰陽經絡最难拘。靜居高堂大廈得病似熱症，屬心脾經者，皆名中暑，陰症；動作田野道途得病似傷風症，屬膀胱經者，名中暍，陽症。其實一也。但日曝暑氣而言曰中暑，自被日逼而言曰中暍。然暑初入自口鼻牙頰，達手心主心胞絡，以火從火，故古治暑迷取冷水灌溉回甦。入肝則眩暈頑麻，入脾則昏睡不覺，入肺則喘咳痿躄，入腎則消渴，非專手心主

而無傳入也　中暍也傷深也冒淺也伏深也分輕重○中暑歸心神昏卒倒傷暑肉分周身煩躁或如針刺或有赤腫蓋天氣浮於地表故人之氣亦浮於肌表也冒暑入腸胃痛惡心嘔瀉伏暑即冒暑久而藏伏三焦腸胃之間熱傷氣而不傷形旬月莫覺變出寒熱不定霍亂吐瀉膨脹中滿瘧痢煩渴腹痛下血等症但暑病多無身痛間有痛者或為燥浴水濕相搏耳

暑風暑濕厥傷何如○即暑暍症但以手足搐搦為風手足逆冷為厥

丹溪心法　暑乃炎月炎夏也盛熱之氣看人也有冒有傷有中三者有輕重之分虛實之辯或腹痛水瀉者胃與大腸受之惡心者胃口有痰飲也此二者冒暑也可用黃連香薷飲清暑益氣湯蓋黃連退暑熱香薷消蓄水或身熱頭疼燥亂不寧者或身如針刺者此為熱傷肉分也當與解毒湯白虎湯加柴胡如氣虛者加人參此為傷暑也或咳嗽發寒熱盜汗出不止脈數者熱在肺經用清肺湯柴胡湯天水散之類急治則可遲則不救盛火乘金也此為中暑也凡治病須要明白辯別慎勿混同施治春秋間亦或有之切莫執一隨病處方為妙

○暑證用黃連香薷飲　挾痰加半夏天南星　如虛加人參黃芪

暑病内傷者用清暑益氣湯　暑氣一作風是痰用吐。暑風挾痰挾火實者可用吐法　○孫思邈云長夏宜服五味子人參麥門冬以收耗散之金　○戴云暑風者夏月卒倒不省人事者是也有因火者有因痰者火君相二火也暑天地二火也内外合而炎爍所以卒倒也痰者人身之痰飲也因暑氣入而鼓激痰飲窒㝵心之竅道則手足不知動躡而卒倒也此二可吐

内經曰火鬱則發之吐即發散也量其虛实而醒後可用清劑治之

注夏　注夏屬陰血虛元氣不足也夏初春末頭疼眼花腿瘦脚軟食少体弱五心煩熱口苦舌乾精神困倦无力好睡胸膈不利形如虛怯脉乱无力是名注夏宜補中益氣湯去柴胡升麻加炒黄栢白芍藥挾痰者加天南星製半夏陳皮煎服又或用生脉湯

○補中益氣湯　黄芪　人參　甘草　當歸　白朮　柴胡　升麻　陳皮　水煎

○生脉散治暑生津　人參　麥門冬　甘草　水煎　或加五味子

○

參歸益元湯　人參　當歸　白芍酒炒　熟地黃　白茯苓　麥門冬　五味子　陳皮

黃栢　知母　甘草　加棗一枚烏梅一个炒米一撮水煎服

○飽悶加炒仁白豆蔻　○惡心加烏梅蓮肉炒米　○嗽加竹茹　○煩躁加酸棗仁竹茹　○瀉加炒白朮山藥砂仁烏梅去熟地黃栢知母　○小水短赤加木通山梔　○胃脘不開不思飲食加厚朴白豆蔻益智仁砂仁蓮肉去熟地知母黃栢　○腰痛加破故紙小茴香　○腿痠無力加牛膝杜仲上膝痛亦有杜仲　○夜熱加地骨皮　○頭目眩暈加川芎　○虛汗加黃芪酸棗仁白朮　○夢遺加牡蠣山藥辰砂椿樹根皮　○虛煩熱加辰砂酸棗仁竹茹　○口苦舌乾加山梔烏梅乾葛

明醫論云　脉暑傷於氣所以脉虛弦細芤遲体狀無餘　夏月有四証傷寒傷風脉互見中暑熱病疑似難明　脉緊惡寒謂之傷寒　脉緩惡風謂之傷風　脉虛身熱謂之傷暑　脉盛壯熱謂之熱病　○中暑中暍皆熱証也靜而得之謂之中暑動而得之謂之中暍又謂之中熱乃夏火之氣也中暑者熱中心經也其証煩渴自汗面垢脉虛或腹痛肚瀉或嘔噦燥悶重則熱壅而昏不知人事俱用香薷飲加減元虛脫者用

生脉散加减

○論暑之為病在天為熱在地為火在人為心是以暑中人先於心凡中者身熱頭疼煩渴口燥甚則昏不知人手足微冷或吐或瀉或喘或滿入肝則眩暈頑麻入脾則昏睡不覺入肺則喘滿痿躄入腎則消渴其脉多沉伏一時中暑切不可便與冷水幷臥濕地古法以熱湯先灌及用布衣蘸熱湯熨臍下及氣海續以湯淋布上令煖氣透徹臍腹俟其甦醒進以黄連香薷飲五苓散若体虚者香薷飲子霍乱吐瀉來復丹二氣丹夾食則用胃苓湯夾風則脉沉而浮有搐搦當以黄連香薷飲加羌活却不可驚痛治之多致不救若旅途卒然中暍暈倒急扶在陰凉處掬熱土以臍上撥開作竅令人尿於中以待求熱湯幷生姜或大蒜各一塊嚼爛以湯送下立甦

○病夫暑者相火行令也夏月人感之自口齒而入傷心包絡之經其脉虚或浮大而散或弦細芤遲蓋熱傷氣則氣消而脉虛弱其外証頭疼身熱自汗口乾煩渴面垢倦怠

少氣或背寒惡熱氣甚者迷悶不省而為霍乱吐利痰涎嘔逆腹痛瀉利下利發黃生斑皆是其症又甚者火热制金不能平木搐搦不省人事其脉虚浮者风也虚者暑也俗曰暑风治以黄連香薷飲加羌活或只双解散加香薷尤妙

治 大抵治暑之法宜清心利小便為主若自汗甚者不可利之以白虎湯清解之次分表裏治之如在表頭疼惡寒双解散加香薷及二香散十味香薷飲之類在半表半裏泄瀉煩渴飲水吐逆五苓散主之热甚煩渴者六一散清之若表解裏热甚宜解毒下神芎丸酒蒸黄連丸等或人平素虚弱及老人冒暑脉虚下利渴而喜温或逆厥不省人事宜竹葉石膏湯加附子半个冷服以五苓散治之夏月暑証不可服諸热燥藥致斑毒發黃小便不通悶乱而死矣

○

方 香薷飲 治伏暑飲引口禁咽乾或吐或瀉

香薷半斤 黃連 厚朴 白扁豆各七分

四味俱用姜汁拌和炒{如}香水煎入酒少許少沉冷服乃效○姜能祛暑和中
惟氣實者宜用一方香薷厚朴白扁豆甘草无黄連
医方考云夏至後暑热吐瀉煩心者此方主之冷服暑阳邪也干於脾則吐瀉干於心則煩心香薷之
香入脾清暑而定吐瀉黄連之苦入心却热而治煩心暑邪結於胃中非厚朴不散暑邪蹈於脾胃
非扁豆无以和中然必冷服者經所謂治温以清凉而行之是也
无暑邪者必誅罰太過慎服

○黄連香薷飲 即香薷飲加黄連 黄連 香薷 厚朴 白扁豆 甘草

○十味香薷飲 即黄薷飲合四君子湯加黄芪木瓜陳皮
○治暑氣和脾胃 香薷 厚朴 白扁豆 甘草
人參 白术 白茯苓 陳皮 黄芪 木瓜 水煎

○二香散 一切外感風寒暑湿之病内傷飲食生冷之无恙宜此方
香薷飲合藿香正氣散一名薷藿散 香薷一錢二分 扁豆炒
厚朴姜汁炒 黄連姜汁同炒 藿香 半夏姜汁炒 陳皮 大腹皮 桔梗
紫蘇 白茯苓 蒼术 白芷 各一 甘草二分 姜枣煎

○五苓散 治中暑傷寒温热表裏未解頭疼發热口燥咽乾煩渴及飲水不止小便赤澁霍乱吐瀉
心神恍惚腹中氣塊小腸氣暑热不散黄涓(?)腎渴等症

猪苓　澤瀉　白术　白茯苓　肉桂　白水煎

本方去桂名四苓散　○本方加茵陳名茵陳五苓散　○本方加辰砂名辰砂五苓散　○一方加大黄、枳、治痢疾能積聚食黄、併酒疸，量人虚弱用之　○陽毒加升麻白芍去桂　○狂言妄語加辰砂酸枣仁　○頭痛目眩加川芎羌活　○咳嗽加桔梗五味子　○心氣不定加人參麦門冬　○痰多加陳皮半夏　○喘急加馬兜鈴桑白皮　○氣塊加山楂蓬术　○心热加黄連石連肉　○身疼拘急加麻黄　○口乾嚼水加烏梅乾葛　○眼黄酒疸及五疸加茵陳木通滑石　○鼻衄加山梔子烏梅　○伏暑鼻衄加茅根煎調百草霜末　○五心热加知芎加桔梗柴胡　○有痰有热加人參桑白皮前胡　○水腫加甜葶藶木通木香滑石　○弔腎氣加吴茱萸枳殻　○小腸氣痛加小茴木通　○霍乱轉筋加藿香木瓜　○小便不通加木通滑石車前子　○大便不通加大黄芒硝　○喘咳心煩不得眠加阿膠　○疝氣加小茴香川楝子檳榔表桂姜葱煎入盐一捻同服　○女子血加桃仁丹皮　○嘔吐去桂加半夏生姜

○

清暑益氣湯　治長夏湿热蒸人，人感之四肢困倦，精神短少，懶於動作，胸滿氣促，肢節疼痛，或氣高而喘，身热而煩，心下痞悶，小便黄而數，大便溏而頻，或利或渴，不思飲食，自汗体重，或汗少者，血先病而氣未病也。其脉中得洪緩，若湿热相搏，加必以遅遅，病雖互換少差，其脉暑湿令則一也，宜清燥之劑治之，用清暑益氣湯

黄芪　人参　當歸　甘草　蒼术　白术　澤瀉　升麻　乾葛　神麯

青皮　陳皮　黄柏　五味子　麦門冬　共十五味

用黄芪一钱止汗除热，人参五分，當歸甘草各三分補中益氣，蒼术一钱

白术 澤瀉各五分 滲利除濕 升麻一分 乾葛二分 善解肌熱 又以風勝濕也 濕勝則食不消而作痞滿 故以炒神麯五分 青皮二分 陳皮五分 以消食快氣 胃惡燥 故以黄柏三分 借甘味瀉熱補水 虚者滋其化源 以五味子 麥門冬二分 救暑傷肺金 ○中暑忌汗下温針 醫方考云 長夏濕熱蒸炎 四肢困倦 精神減少 懶於動作 煩心便黄 渴而自汗 脉虚者 此方主之 ○ 夏至長夏則兼濕令矣 故此方兼而治之 暑熱蒸炎 表氣易泄 而中氣者 又諸氣之源 黄芪所以實表而固易泄之氣 白术 神麯 甘草 所以調中而培諸氣之原 酷暑横流 肺經受病 人參 五味子 麥門冬 一以補肺 一以收肺清 此三物名曰生脉散 經所謂扶其所不勝也 火盛則水衰 故又以黄柏 澤瀉滋其化源 液生則口渴 故又以當歸 乾葛生其胃液 清氣不升 濁氣不降 升麻可升清氣不降 二皮可理 蒼术之用 為兼長夏濕也

○

六和湯

治暑者傷心脾 霍亂轉筋 嘔瀉 寒熱 痰嗽 痞喘 頭目昏痛 肢体浮腫 便腫 胃暑背寒 伏熱欲冷 瘴痢 中酒 煩渴 畏食 又暑毒客上焦 胸膈痞塞 上氣喘急 渴藥入口即吐 加麝少許神效 如日間目

暑夜感風露 小加蒼羌活

婦人胎前產亦宜

半夏 砂仁 杏仁 人參 甘草各二分 白扁豆 木瓜

赤茯苓 藿香各四分 香薷 厚朴各八分 白术 加姜棗煎温服

醫方考云 夏月病人霍亂轉筋 嘔吐泄瀉 寒熱交作 倦怠嗜卧 伏暑煩悶 小便赤澁 或利或渴 中酒 胎產 皆可服之 ○六和者 和六府也 脾胃者 六府之總司 故凡六和不和之病 先以脾胃而調之 此知務之醫也 香能開胃竅 故用藿香 砂仁 辛能散逆氣 故用半夏 杏仁 淡能利濕熱 故用赤茯苓 木瓜 甘能調脾胃 故用扁豆 白术 補可以去弱 故用人參 甘草 苦可以下氣 故用厚朴 夫開胃散逆 則嘔吐除 利濕調脾 則二便治 補虚去弱 則胃氣復而諸病平 蓋脾胃一治 則水精四布 五經並行 雖百骸九竅 皆太和矣 况於六府乎

○六一散　一名益元散　一名天水散　治中暑身熱小便不利或大便瀉此胃脘積熱也宜此暑門方治大人小兒暑天水瀉中暑熱煩渴引飲小便不利此藥性涼除胃脘積熱又淡能滲濕故利小便而散濕熱也

滑石六兩　甘草一兩　取天一生水地六成之之義二味為細末為一処和勻加蜜少許溫水調下无蜜亦可　欲冷飲者新汲水或井水調下或熱白酒調下或煉蜜丸如芡實大用滾湯化下解利傷寒發汗煎豆豉湯下　每服水一鍾葱白五寸豆豉五十粒煮取汁一鍾調下併三服効為度

○春澤散　治中暑渴方即五苓散加人參

人參　猪苓　茯苓　白术　澤瀉　肉桂

○理中湯　治中暑霍乱吐瀉

人參　白术　乾姜　甘草　或加陳皮青皮

○清上梅蘇丸　清上焦熱潤肺生津止渴

烏梅二兩　溫水洗淨取肉　白糖霜二兩　南薄荷葉末二兩半

共搗成膏丸如彈子大每用一丸口中噙化行路備之解渴最妙

○千里水葫蘆丸　治路上行人熱作渴茶水不便用此藥備之候渴時取用一丸噙化止渴生津清熱止嗽化痰

硼砂　柿霜　烏梅肉　薄荷葉　白糖霜　等分細研末用烏梅肉為丸

夏月多食冷物及過飲茶水致傷脾傷霍乱吐瀉故治暑藥多用溫脾消食治湿利小便之藥医

者要識此意 ○若既傷暑復傷生冷外熱內寒宜先治其內溫中消食次治其外清暑補氣
而以理脾為主。於前陰陽二條內相兼取用東垣清暑益氣湯已兼此意 其用黃芪人參
白朮甘草當歸麥門冬五味子黃柏升麻葛根是清暑補氣也 蒼朮陳皮青皮神麯澤
是治內補脾也

內傷　夫內傷因七情鬱〻結飲食勞役為不足之病始生於裏而發於表也其病倦怠四
肢不收頭疼時作時止其熱始盛于心腸間次發于肢体稍遇風寒時〻畏懼氣短喘促懶于
言語脉必微細或弦而數或虛而大而數 只此分辨則內外易見矣 ○一論飲食傷脾則不能生
血故血虛則發熱〻則氣散血耗而無力或時易飢或時飽悶不思飲食變病百端如遇外感
重者則先理外感六分而治內傷四分見効即住如外感輕則內傷藥用六分矣 能治百病其
効如神 ○東垣云夫飲食不節則胃病胃病則氣短精神減少氣不足以息言語怯弱

腹中不和口不知穀味或胃當心而痛或上支兩脇痛甚則氣高而喘身熱而煩胃既病則脾無所禀受故亦從而病焉若形勞役則脾病脾病則怠惰嗜卧四肢不收或食少小便黄赤大便或秘或泄或虛坐只見些白膿或泄黄糜無氣以動而懶倦怠臥脾既病則胃不能獨行津液故亦從而病焉若外感風寒俱無此證故易分別耳　○虛實之證不可不知因以内傷不足之病誤作傷寒外餘有感之證汗之吐之差之毫釐謬之千里實實虛虛醫殺之耳　○夫傷寒為六淫之病風寒始於表而漸傳於裏則初病發熱惡寒頭項背強腰痛當汗之及其邪入於裏熱盛内實譫語狂妄當下之不愈則發斑黄、欬逆變生諸症矣

○一論中氣不足或誤服剋伐四肢倦怠口乾發熱飲食無味或飲食失節勞倦身熱脉洪大無力或頭痛惡寒自汗或氣高而喘身熱而煩脉微細軟弱自汗體倦少食或中氣虛弱而不能攝血或飲食勞倦而患瘧痢等證因脾胃虛而不能愈者或元氣虛弱感冒風寒而不勝發表用此代之或入房而後勞役感冒而後入房者急加附子　○龔雲林先生云人之一身以脾胃為主脾胃氣實則肺得其所養肺氣既盛水自生焉水升則火降水火既濟而全天地交泰之令矣脾胃既虛四藏俱無生氣故東垣先生著脾胃内外傷等論諄諄然皆以固脾胃為本所製補中益氣湯又冠諸方之首觀其立本方本首可知

矣。故曰補胃不若補脾，正此謂也。前所治症，救各等篩，當做此而類推之，是方之妙，俱註以表明之。

○

補中益氣湯

黃芪 蜜炒，勞役甚者倍半　人參 久嗽肺有火者去之　甘草 炙，以上三味除肌熱燥熱之聖藥　當歸 酒洗，和血

白朮 土炒，助脾　柴胡 引少陽清氣左升，大除勞熱　升麻 引胃氣右升而復其本位，同柴胡須用酒各炒三遍，如咳嗽及有汗者用蜜炒斂而降之

陳皮 導氣，又能同諸甘藥益元氣，獨用瀉脾　○虛甚者升麻柴胡只用一分，汗多者全去之。參芪朮有用至一斤一服者，甘草有用至二三斤一服者，加姜棗煎，巳未午初時溫服，傷之重者連進二服，如得微汗即愈。○忌多言勞役，靜養一二時辰，久方進美食以助之。○常服去升柴，加黃柏三分以滋腎水，紅花二分入心養血，多用破血。○如感風寒頭痛發熱，加防風川芎白芷羌活，汗多增黃芪。○如汗多去升麻柴胡，加炒酸棗仁，夜間不睡亦服之。○如虛火炎上加玄參。○如陰虛生火加酒炒黃柏知母，夏月亦可常用。○如陰虛生痰加貝母。○如泄瀉去當歸，加白茯苓煨白芍澤瀉。○如氣虛甚者少少加製過大附子，以行參芪之力也，手足冷或腹痛亦加之。○如心刺痛者乃血澁不足，倍當歸加白豆蔻。○如用心太過，神思不寧，怔忡驚悸，加茯神酸棗仁炒柏子仁遠志石菖蒲。○如咽乾及酒者加葛乾天花粉。○如飲食或傷飲食加神麯麥芽山查。○如精神短少者倍人參，夏加五味子麥冬。○如夢遺加龍骨牡蠣煅。○如頭痛加蔓荊子，痛甚加川芎。○如巔頂痛者加藁本細辛。○如腰痛加牛膝姜汁炒杜仲。○如腳弱加木瓜漢防己。○如有痰加姜製半夏[illegible]貝母。○如咳嗽夏加片芩知母麥冬。○如久嗽肺中有伏火者去人參加片芩紫菀。○如食不下胃中有寒或氣滯加木香青皮。○如腳軟乏力或痛加酒炒黃柏牛膝五加皮。○如五心煩燥加生地黃，若氣心浮亂以朱砂安神丸鎮之，固。

○朱砂安神丸

朱砂　當歸　生地　黃連　甘草

〇加味六君子湯　治中氣虛而羸弱不思食及食不生肉不長力或常微熱怯冷神疲倦怠或帶咳嗽　人參　白朮　白茯苓　甘艸　陳皮　製半夏　高根　山查肉　砂仁　加姜棗水煎

〇一論參苓白朮散藥性中和專理心脾氣弱神昏體倦多困少力飲食不進中滿痞噎心忪上喘嘔吐瀉利等症久服養氣育神醒脾益胃扶正辟邪

〇參苓白朮散　人參　白朮　白茯苓　山藥　米仁　白扁豆　桔梗　蓮肉去心　沙仁

甘艸　加姜棗水煎服

〇凡人飲食勞役起居失宜見一切火症悉屬內真寒而外假熱故肚腹喜暖口畏冷物此乃形氣病氣俱屬不足法當純補元氣為善

〇凡人元氣素弱或因起居失宜或因飲食勞倦或因用心太過致遺精白濁自汗盜汗或內熱晡熱潮熱發熱或口乾作渴喉痛舌裂或胃乳臆脹脇肋作痛或頭頸時痛眩暈目花或心神不寧寤而不寐或小便赤澀莖中作痛或便溺餘滴臍腹阴冷或形容不充肢體畏冷或鼻氣急促或更有一切熱症皆是無根虛火但服前湯固其根本諸症自息若攻其風熱則誤矣

〇大凡大病後谷消水去精散衛亡多致便利枯竭宜當補中益氣為主蓋為中州浇灌四旁與胃行其津液者也況大腸主津小腸主液亦皆稟受於胃胃氣一充津液自行矣燥甚者別當以辛潤之以苦泄之

虛損　脉氣虛脉細或緩而無力右手弱血虛脉大或數而無力左手弱陽虛脉遲陰虛脉弦真氣脉緊男子久病氣口脉強則生弱則死女人久病人迎脉強則生弱則死

夫人之正氣不足曰虛，復縱嗜慾曰損。致病之因有六焉：一曰氣，二曰血，三曰精，四曰神，五曰胃氣，六曰七情憂鬱。六氣委和則各司其職，曰無病；失養違和，陰陽偏勝，赴剋則諸病生焉。夫氣乃肺主之，血乃肝藏之，神乃心主之，飲食乃脾胃主之，七情則七神主之。喋談朗誦、飢而多言則傷氣，縱慾相思則傷精，應事太繁則傷神，久行傷筋，久立傷骨，久坐傷肉，久視鬱怒則傷肝，飲食勞倦則傷脾，此五勞七傷之屬也。

痰飲

稠則曰痰，稀則曰飲

痰者，病名也，生於脾胃。然脾胃氣盛，飲食易剋，何痰之有？或食後因之氣惱、勞碌驚恐、風邪，致飲食之精華不能傳化而成痰飲矣。有流於經絡皮膚者，有鬱於藏府支節者，遊溢遍身，无所不至。痰氣既盛，客必勝主，或奪於脾之大絡也，氣則倏然仆地，此痰厥也。升於肺者則喘急咳嗽，迷於心者則怔忡恍惚，走於肝則眩暈不仁、脇肋脹滿，關於腎則喝而多痰唾，流於中

脘則嘔渴而作寒熱注於胸則咽膈不利肩稜骨痛入於腸則漉漉有声散於胃背則揪觸一点疼痛

或寒如手足或背痺一边散則有声聚則不利一身上下变化百病治當各法所因是以虚補（宜）

之火宜降之氣宜順之鬱宜開之食宜導之風寒湿热宜發散清燥以除之故曰必求本其

大槩宜以二陳湯加減療之

○二陳湯

痰乃脾胃津液周流運用血氣由之如道路然不可无者湿盛痰多加以外感因滞於中

斯為患耳痰不盛者有感亦輕風寒客之熵以相火則上攻心目而為暗風痰厥暑湿來

之血氣相看附于筋骨而為腫毒癰患怒火迷竅則為顛狂十病九痰誠哉斯言總括一身之痰如

要上行加引上藥柴胡升麻之類如要下行加引下藥木通防己之類惟酒痰燥痰不宜

陳皮 二兩和脾消痰利氣　半夏 製一兩燥湿豁痰温中血虛燥痰 須用姜汁製半夏麴　白茯苓 八錢行水滲湿利中

甘草 四錢健脾消火温中　生姜三片水煎温服　氣虛合四君子湯　血虛合四物湯

○風痰加枳殼殭蚕天麻天南星白附子猪牙皂莢之類氣虛加竹瀝氣實者加荊瀝俱用姜汁和

○湿痰盛者身軟而重加蒼术白术

○寒痰痞塞胸中倍加半夏甚者加麻黄细辛氣嗽加杏仁紫蘇痰厥頭疼亦加半夏

○热痰加黄芩黄連○痰因火盛逆上降火為先加黄芩黄連白术軟石膏之類○眩暈嘈雜者

火動其痰也亦加黃芩黃連黑山梔 ○痰因火動降火為先火因氣逆順氣為要

○食積痰加神麴山查麦芽枳实炒黃連以消之甚者必用攻之宜丸藥兼血虛者用補血藥送下中焦有痰者食積也胃氣亦賴所養卒不便虛若攻之盡則虛矣 ○噫氣吞酸此係食積而鬱有熱火氣動上加天南星

○老痰用半夏瓜蔞仁連翹香附海石之藥 ○五倍子佐他藥大治頑痰宜在丸藥中用 ○喉中有物咯不出嚥不下此痰結也用藥化之加鹹藥軟堅之類宜瓜蔞仁杏仁海石桔梗連翹香附少佐朴硝姜汁煉蜜為丸噙化之 ○脉澁者卒難得開必費調理 ○氣实痰熱結者吐難得出或成塊吐咯不出氣滞者難治

○血虛有痰加知母天門冬瓜蔞仁香附米竹瀝姜汁帶血者更加黃芩白芍桑皮血滞不行中焦有飲者服竹瀝生姜汁韭汁十三数五盏必胃中煩躁不寧後愈

○氣虛有痰加人參白朮脾虛者宜補中氣以運痰降下加白朮白芍神麴麦芽兼用升麻提起内傷夾痰加人參黃芪白朮之類姜汁傳送或加竹瀝尤妙

○痰在膈上必用吐法瀉亦不去膠固稠浊者必用吐脉浮者宜吐痰在經络間非吐不可吐中就有發散之義凡用吐法宜用升提其氣便吐如防風桔梗川芎茶葉并生姜韭汁之類或瓜蒂散凡用吐布緊勒肚於不通風处行之

○痰在腸胃間可下而愈枳实甘遂巴豆芒硝大黃之類凡痰用利藥過藥多脾氣為虛則痰易生而多

○痰在脇下非白芥子不能達

○痰在皮裏膜外非竹瀝姜汁不可及在四肢非竹瀝不開在經络中亦用竹瀝必佐以生姜韭汁膈間有痰或顛狂或健忘或風痰俱用竹瀝與荊瀝二瀝同功氣虛少食用竹瀝氣实能食用荊瀝

凡人身上中下有塊是痰也問其平日好食何物吐下後方用藥
凡人頭面頸頰身中有結核不痛不紅不作膿者皆痰注也宜隨處用藥消之
凡核。痰也。之為物无處不到為隨氣升降故也
竹瀝大治熱痰及能養血清熱有痰厥不省人事或死者竹瀝灌之遂甦
荊瀝亦治熱痰

火之為病其害甚大其變甚速其勢甚彰其死甚暴何者蓋火能燔灼焚焰飛走狂越消爍於物莫能禦之遊行乎三焦虛實之兩途曰君火也人火也相火也龍火也火性不妄動生存之机矣夫人在氣交之中多動少靜其火隨起蓋火怒則起於肝醉飽則起於胃房勞則起于腎悲哀則起于肺心為君主自焚則死矣痰因火而生隨火上下行痰必須瀉火尋火痰分多少治之无不愈者凡痰有熱則以涼藥清其火或用吐藥下痰為主大抵痰皆由火而致者雖多然亦濕痰者有寒痰者有過食醇酒厚味而生痰者有勞役而生痰者當詳其脉理火痰則脉而洪數相兼濕痰者脉濇而緩寒痰者脉浮而緊食積痰者脉伏而細勞役而生痰者脉弦而微火者降之濕者升提之寒者溫之勞者補之食積者消散之不

可一概而治也

治法　痰生於脾胃宜实脾燥湿又随氣而升宜順氣為先分導次之又氣升屬火順氣在於降火熱痰則清之湿痰則燥之風痰則散之鬱痰則開之頑痰則軟之食積痰則消之在上則吐之在中者下之又中氣虚者宜固中氣以運痰若攻之太重則胃氣虚而痰愈盛矣

○半夏南星湯　治諸痰証

半夏　陳皮　白茯苓　甘草　天南星　貝母　知母　黄芩

姜三片水二鍾煎七分食前温服

○滚痰丸　治湿熱食積痰

大黄酒蒸四两　黄芩四两　沉香二钱半　青礞石火煅二钱半

右為细末搗生姜汁煉蜜為丸如菉豆大每服二三十丸白湯下

咳嗽　凡治嗽先要發散寒邪然後服順氣化痰止嗽之藥　○肺傷於寒者必散寒邪细辛是也傷於熱者必泄壅滞葶藶子是也更有五味子烏梅子之酸可以收斂肺氣亦治

咳嗽之要藥也○凡治嗽以五味子為君有痰者半夏為佐有喘者阿膠為佐有熱无熱黄芩為佐但多少不同耳

○清肺飲子

欬謂有声肺氣不清嗽謂有痰脾湿動而生痰欬嗽者因傷肺氣而動脾湿也病本雖分六氣五藏之殊而其要皆主於肺蓋肺主氣而声出也治法雖分新久虚实新病風寒則散之火熱則清之湿熱則瀉之久病便屬虚屬鬱氣虚則補氣宜加四君子湯血虚則補血宜加四物湯鬱則開鬱宜加撫芎香附燕痰則消痰宜加半夏茯姜仁滋之潤之斂之降之此治嗽之大法也

杏仁　白茯苓　橘紅　桔梗　甘草　五味子　貝母　加生姜水煎食遠服

凡嗽春多上升之氣宜潤肺抑肝加川芎白芍半夏麦冬知母黄芩○春若傷風咳嗽鼻流清涕宜辛涼解散加防風紫蘇薄荷麦冬炒黄芩○夏月多火熱炎上最重宜清金降火加桑皮知母麦冬黄芩石膏○秋多湿熱傷肺宜清湿瀉熱加黄芩山梔蒼术防風桑皮○冬風寒外感宜解表行痰加防風桂枝麻黄半夏生姜乾姜○肺經素有熱者再加酒炒黄芩知母若發熱頭疼鼻塞声重再加川芎藁本前胡柴胡○有痰加半夏南星枳实○湿痰脾困少食再加蒼白术○有痰而口燥咽乾可用半夏南星宜加知貝母瓜蒌仁黄芩○若夏月熱痰或素熱有痰加芩連知母石膏○上半日嗽者胃中有火加貝母石膏黄連○五更嗽者加同上○午後欬者屬阴虚即昔嗽也宜補陰降火加四物湯黄柏知母天門冬瓜蔞仁竹瀝姜汁傳送此專補阴血而降火也○黄昏嗽者火浮於金不可正用寒涼藥宜加五味子五倍子訶子皮斂而降之○欬嗽日久肺虚宜滋氣補血加人參黄芪當歸酒炒白芍阿膠天冬冬花馬兜鈴之類 肺熱喘咳去参用沙参 此兼

補氣血也 ○火鬱欬謂痰鬱火邪在中宜開鬱消痰用訶子皮香附瓜蔞仁半夏神麯海石青黛黄芩等分為
末蜜丸噙化仍服前補陰降火藥所加藥共治則成劳 ○痰積食積作欬嗽用香附瓜蔞仁貝母海石青黛半夏
麯軟石膏山查枳實姜汁炒黄連各等分為末蜜丸噙化 ○劳嗽見血加當歸芍藥阿膠天冬知母桑皮亦於前
肺脹欬二條參用大抵咳嗽見血多是肺受熱邪氣得熱而變為火火盛而陰血不得安寧從火上升故致
妄行宜瀉火滋陰忌用參芪甘温補氣之藥 然亦有氣虛而欬血者則宜用參芪款花等藥但此不同耳
○因欬而有痰者欬為重主治在肺 因痰而致欬者痰為重主治在脾 但是食積成痰痰氣上升以致
咳嗽只治其痰消其積而欬自止不必用肺藥以治嗽也 ○喘咳遇冬則發此寒包熱也 解表熱自除喘嗽
嗽亦止 防風 紫蘇 枳殼 陳皮 桔梗 麻黄 杏仁 木通 黄芩 加生姜三片 水煎服 冬寒鬱於肺夜嗽宜此方

○

蘇陳九宝飲 紫蘇 陳皮 杏仁 桑皮 薄荷 大腹皮 甘草 麻黄 肉桂官

嘔吐 有声无物謂之嘔 有物无声謂之吐 有声有物謂之嘔吐 ○欬吐即嘔也 ○嘔噦相似

嘔吐者飲食入胃而復逆出者也 胃氣有所傷也 中氣不足所致 有外感寒邪者 有内傷飲
食者 有氣逆者 三者俱以藿香正氣散加減治之 有胃熱者 欲知胃熱手足心皆熱者是 清胃保
中湯 有胃寒者 附子理中湯 有嘔噦痰涎者 加減二陳湯 有水寒停胃者 茯苓半夏湯 有久
病胃虛者 比和飲 宜審而治之

○

藿香止氣散　治諸嘔吐。　藿香　紫蘇　大腹皮　陳皮　桔梗　甘艸　白茯苓　半夏
厚朴　白朮　白芷　姜棗水煎服。
外感寒邪嘔吐者依此方　○內傷飲食嘔吐者加砂仁山查神麯
○氣逆嘔吐者加木香砂仁白豆蔻

泄瀉

夫泄瀉屬濕屬胃氣虛　有濕瀉　有胃氣虛瀉　有火瀉　有寒瀉　有痰瀉　有元氣（有食積瀉）
下脫瀉　有土敗木賊瀉　有虛寒滑脫久瀉不止者　有脾瀉　有腎瀉　有交腸瀉　○凡瀉如水傾下
腸鳴身重腹不痛者濕也　○飲食入胃不住完穀不化者胃氣虛也　○瀉水如熱湯肚痛一陣
瀉一陣者火也　○惡寒肚痛四肢冷者寒也　○或瀉或不瀉或多或少者痰也　○未瀉痛甚
瀉後痛減臭如抱壞鷄子噫氣作酸者食積也　○傷食腹痛得瀉減（痛）今瀉而痛不止土敗木
賊也　○氣弱易飽常常稀溏脾泄也　○五更泄者腎泄也　○　脾泄腎也　○大小便易
位而出者交腸瀉也　○宜分別而治也　大概泄瀉因濕傷其（脾者）虛多以胃苓湯加減主之

五泄

與雜經相同

脾泄者腹脹滿泄注食即嘔吐逆
胃雖爲熟水谷清濁已分今脾虛受邪因而腹脹不能散胃之精氣於五藏六府只留在胃中胃中氣滿故

泄瀉

食下而隔逆使其精氣混合穢濁糟粕同歸大腸而泄下也是為脾泄

胃泄者飲食不化色黃 胃主腐熟水谷以分清濁輸其精氣於脾乃散於五藏六府穢濁糟粕而歸大腸今胃氣弱因受寒邪不能腐熟水谷乃注傳於投大腸故色黃泄米谷皆完出而不化也是為胃泄

大腸泄者食已窘迫大便色白腸鳴切痛 窘迫謂逼迫之意大腸肺之府故色白腸虛則鳴腸切痛大腸有寒邪之氣所以食未畢而速急器大便而泄白色腸鳴而劇痛也是為大腸泄

小腸泄者溲而便膿血少腹痛 溲小便也小腸心之府心主血故小便利而大便泄膿血在小腸少腹既受寒邪則少腹而痛也是為小腸泄

大瘕泄者裏急後重數至圊而不能便莖中痛此五泄之證也 瘕者聚也圊廁也水谷糟粕皆從大腸而傳送大腸下口則廣腸與膀胱也大腸糟粕傳送於廣腸水液則施化於膀胱今大腸有寒邪則裏急欲速傳糟粕於廣腸廣腸有熱氣瘕聚遂隱閉穢濁則後重雖數欲去大便而穢濁不能出肛門也大腸廣腸俱受病近於膀胱致水液出少莖中因澁而痛也是為大瘕泄即痢也然分赤白二症赤者熱白者寒謂大腸受寒邪之甚大腸肺之府故色白廣腸受熱氣之極熱主火故色赤寒邪熱氣俱盛甚則赤白相雜是皆寒熱之邪氣腸中相搏而成也。

泄五般惟大瘕泄名曰痢

五瀉

濡瀉 即濕瀉如水傾下腸鳴身重腰不疼

腸垢 即熱瀉

鴨溏 即寒瀉惡寒身痛腹脹切痛雷鳴鴨溏清冷完谷不化甚則脾敗肢冷

虛瀉 困倦無力脾虛飲食所傷有遇飲食即瀉者

滑瀉

又

風瀉 惡風自汗或帶清血即太陽發泄久其所食積狀由春傷風寒夏

盛冷濕發動故其瀉暴一方長幼相似不可温澁以致変為痢脹　暑瀉如水煩渴尿赤　食積瀉未瀉痛甚瀉後痛減臭如抱壞

要知の李脾受風濕亦名飧瀉

鷄子壹氣作酸須先消渴起所傷之物　七情瀉腹常虛痞欲去不去去不通泰　痰瀉或瀉或不瀉或多或少　火瀉实火口渴喜冷痛一陣瀉一陣肛門焦痛其來

集遺　桐粘　交腸瀉大小便易位而出　有停蓄飲食數日乃瀉腹脹者名滚瀉　○瀉久不止大孔如竹筒直出无禁　○寫与痢大同

○凡瀉溏泄年遠肉食油物生冷犯之即作痛服調脾升提止澁諸藥入腹則泄反甚此乃脾胃久傷冷積凝滯所致王太僕所謂大寒凝内久利溏泄愈而復發綿歷歲年者法當以熱下之則寒去利止

方

胃苓湯　治泄瀉主方　平胃散合五苓散　治中暑傷濕停飲夾食脾胃不和腹痛泄瀉作渴小便不利水谷不化陰陽不分者濕也

厚朴　陳皮　蒼朮　甘草　白朮　白茯苓　猪苓　澤瀉　肉桂少許　加白芍

生姜三片　黑棗二枚　水温煎服

有熱者加酒炒黄連　○有寒者加炒黑乾姜　○暴泄水瀉加滑石　○食積加查麹　○泄瀉久加升麻

○氣惱加木香　○暴痢赤白相雜腹痛後重去桂加木香檳榔

○益氣健脾湯 治泄瀉飲食入胃不住完谷不化者胃虚也

陳皮 蒼术 乾姜黑炒 柯子 肉果 人參 白术 白茯苓 甘草 白芍 升麻 腹痛加桂 足油膩 姜枣煎

○劉草窻痛瀉要方 傷食腹痛得瀉便減今瀉而痛不止故責之土敗木賊也

白术 白芍 陳皮 防風 水煎温服

○扶脾散 治泄瀉氣弱易飽常常稀溏者此脾泄也

白术 白茯苓 陳皮 麥芽 蓮肉去心不去皮

共為細末每服二錢白沙糖二錢滚白水送下補脾助元氣令人能食止瀉

○八桂散 治滑瀉日夜无度腸胃虚寒不禁

人參 白术 肉果 訶子 粟殼 大附子炮去皮臍 熟姜煨去 甘草 乾姜炒 姜一片烏梅一个灯心一團水煎温服

○補脾丸

人參 白术 白芍 山藥 陳皮 木香 乾姜 甘草 蓮肉去心

為細末稀粥神麯末作糊為丸梧桐子大每服百丸空心淡姜湯下

○專治老人弱人脾泄飧泄殊甚

○二神丸

破故紙炒四兩 肉荳蔻二兩生用

○附子理中湯 治泄瀉肚腹疼痛四肢厥冷者寒也 白朮 白茯苓 人參 乾姜炮 砂仁 厚朴 熟附子
蒼朮 甘草 生姜水煎服

○香砂平胃散 治泄瀉腹痛甚而泄瀉、後痛減者食積也 香附 砂仁 厚朴 陳皮 蒼朮 白朮
甘草 白茯苓 白芍 半夏 神麴 生姜煎服

○加味四苓散 治泄瀉腹痛瀉水如熱湯痛一陣瀉一陣者火也 白朮 白茯苓 豬苓 澤瀉 木通
白芍 山梔 黃芩 甘草 加燈心十莖水煎空心服

○加味二陳湯 治泄瀉腹痛甚而泄瀉或多或少或瀉或不瀉者痰也 半夏製 白茯苓 陳皮 甘草 白朮 蒼朮
厚朴 砂仁 山藥 車前子 木通 生姜三片烏梅一个燈心十莖水煎溫服

一論泄瀉脾腎虛弱侵晨五更作瀉或全不思食或食而不化大便不實者此腎瀉也凡飯
後隨即大便者蓋脾腎交濟所以有水谷之分脾氣雖強而腎氣不足故飲食下咽而六府

為之脾泄也　治法用二神丸主之　方在六　乃破故紙四兩炒　肉豆蔻二兩生用　右為細末　用大紅棗四十九個　生姜四兩切碎　同棗用水煎煮　熟去姜　取棗肉和為丸　如梧子大　每服五十丸　空心鹽湯下　○以本方加吳茱萸泡炒一兩　五味子二兩　名四神丸　治泄年久腎不止者神効

一人善飲便滑　溺濇食減胸滿　眼足漸腫　此屬脾胃虛寒　以金匱腎氣丸（腎氣丸即八味地黄丸）　食進腫消　更用八味丸　胃強脾健而愈

一人病瀉每至五更輙即利　此腎泄也　用五味子散數服而愈　因起居不慎　泄復作　年餘不瘥　此命門火虛　不能生脾土　法當補其母　火者土之母也　遂用八味丸補其母　瀉即止　食漸進　東垣云　脾胃之氣盛　則能食而肥　虛則不能食而瘦　全賴命門火為生化之源　滋養之根也　故用八味丸奏効　亦用六味丸亦可

一論大便滑利　小便閉濇　或肢体漸腫　喘嗽唾痰　為脾胃氣血俱虛　宜用十全大補湯送下四神丸

一論腎虛久瀉不止　用六味地黄丸加五味子　破故紙　肉豆蔻　吳茱萸

大抵久瀉多由泛用消食利水之劑損其真陰元氣不能自持遂成久瀉若非補中益氣湯四

神丸滋其本源後必胸痞腹脹小便淋澀多致不起

一人患泄瀉日久不止以致元氣下陷飲食入胃不住完穀不化肌肉消削肢体沉困面目兩足

腫滿上氣喘急此元氣脾胃虛之甚也宜用補中益氣湯内減當歸加酒炒白芍白茯苓澤瀉

山藥蓮肉木香炒黑乾姜止泄瀉之良方也

一泄瀉因内傷勞倦飲食化遲作瀉及脾胃素蘊湿熱但遇飲食勞倦即發而肢体酸軟沉

困泄瀉者以補中益氣湯去歸加酒炒白芍白茯苓蒼朮澤瀉姜棗煎服

一人食下即响响而即瀉不敢食一些些食之即瀉諸藥不効以生紅柿一枚紙包水湿灰火燒熟食之

不三四箇即止

一治暴泄不止小便不通車前子炒為末每服二錢米飲調下其根葉亦可搗汁服此藥利水道

而不通動元氣

一治泄瀉手足冷不渴腹痛用人參白朮乾姜甘草水煎熱服中寒重者加附子

○三白散 治一切泄瀉 白朮炒 白茯苓 白芍炒 澤瀉 厚朴姜汁炒 黃連炒 乾姜炒

烏梅肉 兼傷食加炒神麯炒麥芽 姜三片水煎食前服

○衛生湯 人參 白朮 白茯苓 山藥 米仁 澤瀉 陳皮

黃連 甘草 水煎服

○啟脾丸 人參 白朮 白茯苓 山藥 蓮肉 澤瀉 陳皮 山查 甘草 為末蜜丸彈子大每

服一丸空心米飲化下或為散服亦好○治大人小兒脾積五更腸消宿黃脹定腹痛常服壯氣健脾益胃

○二白丸 白朮 白芍 神麯 山查 半夏 黃芩 為末荷葉包飯煨熱搗丸桐子大空心白湯

下○治奉養太過飲食傷脾常瀉或痢

○白朮茯苓湯 白朮 白茯苓 水煎溫服 治濕瀉食積

○白朮芍藥湯 白朮 白芍 甘草 水煎服 治脾濕水瀉體重腹滿困弱不食暴瀉無數水谷不化

二方和中除濕利水三白之妙用如此凡瀉之要藥也 白芍以能收斂濕熱和血而脾之正 除自斂

○加味胃苓湯 治泄瀉依後加減用 蒼朮鹽水炒 陳皮 甘草 豬苓 澤瀉 白朮炒 赤茯苓

桂少許　白芍酒炒　半夏姜製　黄芩　黄連姜汁炒　加生姜三片灯心三根空心温服

○泄瀉注下如水倍蒼术白术加車前子〻○湿熱甚肛門如热湯者合桂倍黄芩加滑石木通山梔○腹中痛下泄清冷喜热手湯熨口不燥渴者乃寒瀉也三倍桂加面煨肉果病甚者加丁香製附子○如久瀉谷道不合或脱肛此元氣下陷及大腸不行收令故也用白术白芍神麯陳皮肉豆蔻訶子肉烏梅五倍子防风升麻○如食積時常腹痛瀉積先以木香檳榔丸或枳实导滞丸推逐之然後以四苓散加厚朴蒼术神麯麦芽服以安胃氣○如留水腹不痛者属氣虚四君子湯倍白术加黄芪白术升麻柴胡防风補而提之

○凡水瀉以白术白茯苓為君白芍甘草為佐

諸氣脉　下手脉沉便知是氣沉極則伏濇弱难愈其或沉潛氣兼痰飲病也人禀天地陰陽之氣以生藉血肉以成其形一氣周流于其中以成其神形神俱備乃為全人故氣陽而血陰灌溉周身而无一毫之間斷也血則隨氣而行氣載乎血者也有是氣必有是血有是血必兼乎是氣二者行則俱行一息有間則病矣今之人不知忿怒驚恐悲哀而損其身憂愁思慮以傷其氣故人之疾多從氣而生致有中滿腹脹積聚喘急五膈五噎皆由于氣也

○一論男子婦女一切氣不和多因憂愁思慮忿怒傷神或臨食憂戚或事不隨意使抑鬱之氣留滞不散停於胸膈之間不流暢致心胸痞悶脇肋虚脹噎塞不通噫氣吞酸嘈雜惡心頭目昏眩四

妝摻悤白色痿黃，口舌乾苦，飲食減少，日漸羸瘦，或大腸虛閉，或因病之後，胸中虛痞，不思飲食，分心氣飲並皆治之。

○分心氣飲

青皮（去穰） 陳皮 半夏（姜製） 白茯苓 大腹皮 紫蘇葉 木通 桑白皮 羌活 赤芍 官桂 甘草

加生姜三片，棗二枚，燈心十根，水煎服。

○性急加柴胡 ○多怒加黃芩 ○食少加砂仁神麴 ○咳嗽加桔梗半夏 ○胸膈痞悶加枳實香附 ○三焦不和加烏藥 ○氣閉加蘿卜子枳殼 ○氣滯腰疼加木瓜枳殼 ○上焦熱加黃芩 ○下焦熱加梔子 ○翻胃加陳倉米服 ○水氣面目浮腫加豬苓澤瀉車前子木瓜葶藶子麥門冬 ○氣塊加三稜莪朮 ○一方去羌活赤芍加枳殼桔梗木香檳榔香附莪朮藿香，治憂思鬱怒諸氣 ○一論七情之氣結成痰涎，狀如破絮，或如梅核，在咽喉之間，咯不出，嚥不下，或中脘痞悶，氣不舒快，或痰涎壅盛，上氣喘急，或因痰飲惡心嘔吐，並宜加味四七湯主之。

●加味四七湯

半夏（湯泡） 白茯苓（四兩） 厚朴（薑汁炒） 紫蘇（二兩） 桔梗（二兩） 枳實（麩炒） 甘草（一兩）

加生姜七片，棗一枚，水煎熱服。

一方治梅核氣加枳殼。

●嘈雜

夫胃為水穀之海，無物不受，若夫濕麵魚腥水果生冷以及煎熬餅和粘滑難消之物，恣食無節，卻傷脾胃，損而成清痰稠飲，滯于中宮，故謂嘈雜噯氣吞酸痞滿，甚則為膈噎翻胃，皆此之由也。夫嘈雜之為病也，似飢非飢，似痛非痛，而有懊憹不自寧之況者是也。其症或兼噯氣，或兼痞滿，或兼惡心，漸至胃脘作痛，蓋痰火之為患也。治法以南星半夏橘紅之類以消其痰苓連梔子知母石膏之類以降其火，蒼白术芍藥之類以健脾行濕，壯其本元，大當忌口節欲，无有不安者也。

○化痰清火湯　治痰因火動而作嘈雜

天南星　半夏　陳皮　黄連　黄芩　梔子　知母　石膏　蒼术　白术　白芍　甘草　生姜水煎服

○養血四物湯　治因血虛而作嘈雜

當歸　川芎　白芍　熟地姜炒　人參　貝母或去參加香附　果(?)　白茯苓　甘草　半夏　黄連　梔子　加生姜水煎服

噯氣

夫噯氣者，胃虛火鬱之所成也。因胃中有火，治療之法，虛則補之，熱則清之，氣則順之，氣順則痰消也。

○實噯氣盛，食罷噯轉腐氣，甚則物亦噯，多傷食濕熱所致。○虛噯不因飲食常噯者虛也，蓋胃有濁氣，膈有濕痰，俱能發噯。

○星半湯　治噯氣善胃中有鬱火，膈上有稠痰故也

天南星姜製　石膏　香附　梔子炒黑　半夏製　生姜水煎服

○導痰湯　治噯氣吞酸(?)閉於外，因食胃脘悶有痰，吞黑(?)乃痰之征也

陳皮　製半夏　白茯苓　甘草　水姜仁(?)　白术　香附　沙仁　青皮　黄芩　黄連　生姜水煎服

○

破鬱丹　治婦人嗳氣胸緊，連嗳十餘聲不盡，嗳出氣心頭略寬，不嗳即緊。　香附一斤醋製　栀子仁一兩炒黑　黄連七分姜汁炒

枳實二錢半麸炒　檳榔一錢半　莪术一錢半醋炒　青皮二錢半去穰　瓜蔞仁一錢半　蘇子一錢半

共為末，水丸梧子大，三十丸，食後滚水下。

水腫　病水腫者，凡飲食宜喫淡，忌食鹽。

醫學入門　陽水多外因涉水冒雨，或兼風寒暑氣而見陽症；陰水多内因飲水及茶酒過多，或飢飽勞役房慾而見陰症。陽水先腫上体肩背手膊手三陽經；陰水先腫下体腰腹脛胕足三陰經。故男從脚下腫起，女從頭上腫起者，皆為逆。陰陽微妙如此。○人身真水真火消化万物以養生，脾病水流為濕，火炎為熱，久則濕熱鬱滞經絡，盡皆濁腐之氣，津液與血亦化為水。初起目下微腫如卧蚕，及至水溢膜外則為實脹，流下焦則為胕腫，手按隨手而起，如裹水之状，以指畫之成字者名燥水，不成字者名濕水；有按之作聲者，乃氣窒不能不能宣泄，久成

水瘕 ○治與水証湿症大同 ○大法腰已上腫宜汗腰已下腫宜下

○五皮飲 治風湿凝滞脾經面目虛浮四肢腫滿心腹膨脹上氣喘急忌生冷油膩堅硬之物

陳橘皮 茯苓皮 桑白皮 大腹皮 生薑皮 水煎服

○加味五皮散 一滿腫滿上氣加五皮併四肢腫滿 不問陽水陰水此方皆可服

五加皮 地骨皮 大腹皮 茯苓皮 生薑皮 水煎服

○治一切水腫單腹脹蠱脹氣虛中滿神効煎方

木通皮 木瓜皮 大腹子 車前子

茯苓皮 草果皮 五加皮 大腹皮 甘松皮 牡丹皮 地骨皮 生姜皮 萊菔子

兔絲子 紫蘇子 水煎服 如要斷根者將十五味皆分為細末各一兩中將指頭一大小下水者先煎温水更一滚用竹尖鎖孔數个入藥在內裏

猪肚切片搗蒜蘸食之 不過一二个永不發

○麥門冬飲

麥冬 五十枚去心 姜汁炒 糯米 炒五十

水出高源故此方主之 ○肺非无為也主降下之令當凡人飲食於胃之時脾氣散精上輸於肺

肺熱失其降下之令不能通調水道下輸膀胱漬于高源淫于皮膚則作水腫諸醫罕明乎此實土導水皆不能愈故用麥門冬清肺以開其降下之源糯米益脾而培乎金之母氣此治病必求其本也

或問此症何以辨之曰肢體皆腫少腹不急初病便有喘滿此其候也

喘脹

喘與脹二症相似因必皆小便不利喘則必生脹脹則必生喘但要識得標本先後先喘而後脹者主於肺先脹而後喘者主於脾何則肺金司降外主皮毛經曰肺朝百脈通調水道下輸膀胱又曰膀胱者州都之官津液藏焉氣化則能出矣是小便之行由於肺金之降下而輸化也若肺受邪而上喘則失降下之令故小便漸短以致水溢皮膚而生腫滿焉此則喘為本而脹為標治當清金降氣為本而行水次之脾土惡濕外主肌肉土能剋水若脾土受傷不能制水則水妄行浸漬肌肉水既上溢則邪反侵肺氣不得降而亦生喘矣此則脹為本而喘為標治當實脾行水為主而清金次之苟肺病而用燥脾之藥則金得燥而喘愈加脾病而用清金之藥則脾得寒而脹愈甚矣近世治喘脹者但知實脾行水而不知分別脾肺二症故為發明之

結核

結核者火因痰注而不散鬱結堅硬如果中核也或在頸或在領項或在臂在腋在脇在手

足如腫毒不紅不痛不作膿，不必潰發，但令熱氣散，大法宜二陳湯加竹瀝多服爲効。

痰核、氣核、痄腮、瘰癧、吃乳等証

荆芥　防風　前胡　柴胡　羌活　独活　桔梗　枳殼　薄荷

南星　半夏　陳皮　白茯苓　甘草　黄芩　香附　連翹　赤芍　射干　牛蒡子　蘇子

當歸　川芎　白芷　白芥子　貝母

便血　腸風下血挾者，其血鮮泠者；其血青黑或成塊。○一論下血者，大便出血也，乃臟府蘊積湿熱之毒而成，或因氣鬱、酒色過度，及多食炙煿熱毒之物，或風邪之自感，或七情六淫而傷，使血氣逆乱，榮衛失度，皆能令人下血。此解毒四物湯治大便下血，不問糞前糞後，併腸風下血皆治。

○解毒四物湯

當歸八分 酒洗　川芎五分　白芍六分 炒　生地一錢　黄連一錢 炒　黄芩八分 炒　黄柏七分 炒

梔子七分 炒黑　地榆八分 炒　槐花五分 炒　阿膠六分 炒成珠 加苦参六分　側柏葉六分 即扁柏樹

右剉一劑，水煎空心温服。○腹脹加陳皮六分。○氣虛加人参、白朮、木香各三分。○腸風下血加荆芥五分。○氣下陷加升麻四分。○心血不足加白茯苓六分。○氣寒加炒黑乾姜五分。○一論腸風下血者，血必在糞前，名近血也，色青而鮮，其脉必浮，宜人参敗毒散。

○人参敗毒散　依本方加黄連

○一論臟毒下血者，血必在糞後，名遠血也，宜用八宝湯。

○八宝湯　黄連　黄芩　黄柏　梔子　連翹　槐花各等　細辛　甘草各四分　水煎空心服

○一論大便下血者，大腸痛不可忍，肛門腫起，此下焦熱毒盛也，宜用加味解毒湯。

○加味解毒湯　大黄　黄連　黄芩　黄柏　梔子　赤芍　連翹　枳殼　防風　甘草　水煎空心服

○一患腸風下血者，何也？人腸皆有脂裹之，厚則腸風胃而安。腸中本无血，緣有風或有熱，以消其脂，腸遂薄，滲入身中血出。患者必服冷藥而愈，服之過者，則腸寒而脂愈不生，其血必再作。凡熱者其血鮮，冷者其血青黑。察其冷熱用藥可也。冷者用斷紅丸（鹿茸　大附子　當歸　續斷　黄芪　側柏葉　阿膠　白礬）。熱者用四物湯合黄連解毒湯加苦參、槐角、地榆、側柏葉。

○腸胃濕熱，則肛門暴腫，用蝸牛細研塗之。

一人素善飲酒，不時便血，或在糞前，或在糞後，食少体倦，面色痿黄，此脾氣虚而不能統血，以補中益氣湯加吴茱萸、黄連。

大便秘結脈　脈多沉伏而結，脾脈沉數，下連如尺，為陽結；二尺脈虚或沉細而遲，為陰結；右尺脈浮為風結；老人虚人脈結。脈雀啄者不治。○秘結之証，有虚实二者，或因風邪寒從外入，或因七氣火自内起，此是濕熱怫鬱燥結，有時乃為实也。实宜蕩滌腸胃，開結軟堅，如大黄、芒硝、枳实、厚朴

朴承氣湯之類或因病久飲食少進或因年高將息失宜此是血液枯涸燥結无時乃為虛也
虛則宜滋補○陰蒼血潤燥散結如當帰地黄桃仁條芩之類凡結病若不審虛实而輕用藥死
生如反掌耳　○夫秘結大便不通也内經云北方黑色入通於腎開竅於二陰藏精於腎又云
腎主大便故大便难者取足少陰夫腎主五液而津液潤則大便如常若飢飽失節勞役過度損
傷胃氣及食辛热味之物而助火邪伏於血中耗散真陰津液虧少故大便燥結之物不一有热
燥有風燥有陽結有陰結又有年老氣虛津液不足而結燥者經云腎惡燥急食辛以潤之
結者散之如少陰不得大便以辛潤之足太陰不得大便以苦瀉之陽結者散之陰結者溫之仲景
云小便利而大便硬不可攻下以脾約丸潤之食傷太陰腹滿而食不化腹响而不能大便者以苦泄
之如血燥而不能大便者以桃仁酒製大黄通之風結燥者以麻仁大黄利之如風滞而不通者以
郁李仁枳实皂角仁潤之大抵治病必究其原○不可一概用巴豆牽牛之類下之○損其津液○結

燥愈甚，復下復結，極則以至導引於下而不通，遂成不救。噫！可不慎哉？

治凡藏府之閉，不可一例治，須有虛實之分。胃實而閉者，能飲食，小便赤澁，當以利氣丸、三黃丸、脾約丸之類下之；胃虛而閉者，不能飲食，小便清利，厚朴湯主之。蓋實閉物也，虛閉氣也。

○大黃飲子　治身熱煩躁不通大便

大黃　杏仁　升麻　枳殼　黃芩　梔子仁　生地　甘草　人參

姜三片　棗豉一勺　水煎服

○脾約丸　治脾胃熱燥，大便秘結

麻仁　杏仁　厚朴　枳實　大黃　赤芍

右為末，煉蜜為丸，桐子大，每服二三十丸。

○東流飲　治大便實熱閉結

細茶一撮　生芝麻一撮　生桃仁七枚　大黃一錢或二錢 三錢　甘草

用長流水生擂碎服，立效。

咽喉

咽進飲食，通胃脘；喉進氣，通肺管。

咽喉氣之呼吸食之出入乃人身之門户也一十八種雖後殊名亦不可不知　○一左單蛾風　○二右單蛾風二者形圓如小筋頭大生於咽喉關上可治生於關下不見者難治　○三雙蛾風兩邊生於喉間關下難治　○四蟬舌風舌下再生兩舌　○五牙咬風牙齦腫毒成瘡　○六木舌風舌腫大如煮熟豬舌不能轉動　○七舌黃風舌上腫痛黃色　○八魚口風口如魚吸水不治　○九塞喉風喉痺聚毒泥咽撥實而發寒熱關上可治關下難治　○十懸旗毒蠱風上腭腫水食不下形腫如雞卵　○十一搶食風因食鯉鱠惡物發泡　○十二猫頭風腮結頰腫中含虛腫破　○十三纏喉風自頤纏繞赤色寒熱　○十四松子風口内滿喉赤如豬肝張口吐物則氣逆閉關飲食不能　○十五崩沙甘口風自舌下牙齦上腫赤口内作臀如湯熱牙齦漸爛不能脱齒　○十六連珠風自舌下起初一又起一个甚者三五七九个連珠生起　○十七蜂子毒或在臉腮漸爛或在喉關舌下作瘡色黄如蜂　○十八走注瘰癧風頷項結起五七个皮膚赤腫作寒熱

●尋常咽瘡痛者多是虛火噎種類雖繁同歸於火蓋少陰君火少陽相火二脈並络於咽喉君火勢緩則熱結而為疼為痛相火勢速則腫甚不仁為而痺痺甚不通而痰塞以死矣故曰一陰一陽結謂之喉痺一陰肝與心胞一陽膽與三焦四經皆有相火火者痰之本痰者火之標故言火則痰在其中矣言咽喉則牙舌亦在其中矣　瘣音懷腫起也

○單乳蛾　○雙乳蛾　○單喉閉　○子舌脹　○木舌脹　○纏喉閉　○走馬喉閉　○蓋因熱氣上行故結於喉之兩旁近外腫作以其形似是蛾謂乳蛾一爲單二爲雙其比乳蛾差小者名單喉閉若結於舌之下復生一小舌子名子舌脹熱結於舌之中舌為之腫名木舌脹木者強而不柔和也熱結於咽喉腫達於外且麻且痒腫而大者名纏喉風喉痺暴發暴死者名走馬喉風喉痺之症其人胸膈素有痰涎或因飲酒過度或因忿怒失常或因房事不節而發作也何則飲酒過度是胃火動也忿怒失常是肝火動也房事不節是腎火動也火動痰上而為痰熱燔灼壅塞於咽喉之間所以内外腫痛而水漿不入也治療之法急則治標緩則治其本治標則用丸散以吐痰除熱治本用湯藥以降火　纏喉風喉痺　治喉風專取吐痰為主次用藥吹補瀉實

（脉）兩寸脉洪浮而溢者喉痹也脉微而伏者死　○咽喉者為一身之總要與胃相接呼吸之所從出若胃腸之間痰積熱毒致生風痰壅滯不散發為咽喉之病喉内生瘡或伏於肉腐為腫為痛塞窒不通吐咳不下甚則生出重舌治之尤宜急於風痰以通咽膈然後解其熱毒衝于上膈而生瘡謂之懸癰及府寒亦能令咽閉吞吐不利臨病宜詳審其証治之○

（病）夫咽以嚥物喉以候氣咽則通水穀接三脘以通胃喉有九節通五臟以繫肺並行兩異氣谷攸分諸臟熱則腫塞不通諸府寒則縮而硬如有物常欲痒痛多涎唾留使喉閉風燥亦然若夫卒然腫痛水漿不入語言不通死在須臾誠可驚駭其會厭兩旁腫者（會厭咽喉之所也）俗謂之双乳蛾若治會厭一邊腫者謂之单乳蛾難治古方通謂之喉痹皆相火之所沖逆耳

（治）治宜先大壅（湧）其痰或以針（刺）其腫處出血（治喉痹用針出血最為上策但用針而有針創者宜搗生姜一塊調以熱白湯時時呷之則創口易合內經云火鬱則發之發謂發汗咽喉中豈能有汗○故出血者乃發汗之一端也）此急治其標之法也而當從治而以甘草桔梗玄參升麻羌活防

風荆芥人參白朮白茯苓之類，如加乾姜黑附子等藥，爲咽道徐徐嚥服，不可頓飲，切不可驟用寒

涼之藥，而止治之非法，无益而且促其死矣

○方治一切喉痺危急，死在須臾，牙關緊閉　以病人手大指外邊指甲下根離一韭葉許，不問男女

左右，只用布針針之，令血出即效，如大段危急，兩手大指俱針之，其功甚捷，蓋喉咙者肺之

系，所針之處，乃少商穴也，爲肺之井穴，故出血而愈

○青龍膽方　治咽喉閉塞腫痛雙蛾單蛾神效　用好鴨嘴膽礬，盛於青魚膽内，陰乾，爲末吹入喉中

○經驗方　治喉痺　龍含珠　俗名鉄涼傘　以米泔擂服，空心吐出懷血即愈

○吹藥　山荳根　射干花根　爲末吹入喉中神效

○霜梅散　治喉痛含藥　硼砂　膽礬　僵蚕　爲末，以鹽霜梅和噙

○奪命箭頭散　治急喉閉咽喉腫痛噎塞，氣不得通欲死者　草烏四分　綠礬五分　雄黃一錢　膽礬　一方加白礬二錢

為末用一筯頭點上咽喉内急吐沫立愈次以大黄甘草等分煎服 化乳香一粒温服 忌热物再發

二黄硼砂散 治喉痺腫痛湯水不下死在須臾 用此一吹即活 牛黄二分 雄黄三分 硼砂半 為細末 每用一分五厘 吹入喉内

治喉痺單双乳蛾風腫吐嚥不下死在須臾治一切喉痺之總司也山豆根為末用熊胆汁和為丸如[illegible]兼大用鷄肫皮陰乾研末為衣每用一丸放舌上徐徐嚥下立愈

治喉閉風閉难治者猪牙皂角一條切片用蜜調和水煎如急立服緩則露一宿服尤妙倘口噤者撬開灌之將危者即甦

治喉風危急用大黄為末竹筒盛之安青魚胆七个在大黄末内待乾研末吹用通患喉痺吹入鼻中或喉中立効

治喉痺壅塞不通者用红蓝花搗激取汁一小中服之以瘥為度 如無濕花可浸乾者濃绞取汁如前服効

治喉纏風腫痛用猪牙皂角為末米醋調塗外頸上乾則易其乳蛾即破而愈

治喉風腫痛不可忍者鹽霜梅五七个去核白礬一両研爛用好米醋一碗入藥同煮以礬化為度待温用快扎綿蘸激牙齒上下至喉先激牙外自外而激至舌下舌下又激至舌上激至喉其痰則其喉自湧出痰帶